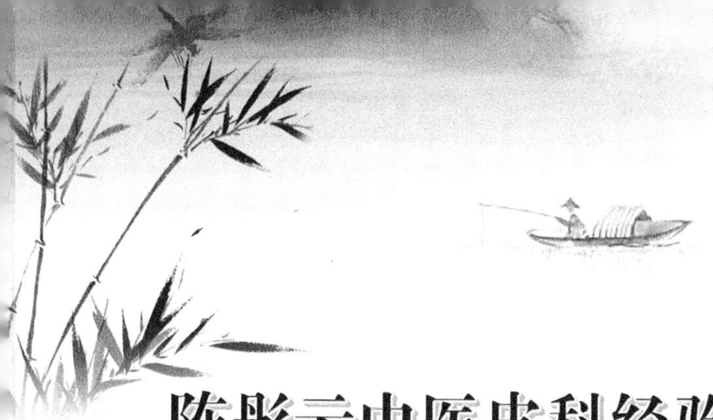

陈彤云中医皮科经验集要

审　定　陈彤云

主　编　曲剑华　刘　清

副主编　杨　岚　王　倩

编　委　刘　清　杨　岚　曹　洋　李伯华
徐景娜　王　倩　曲剑华　陈　勇
朱慧婷　蓝海冰　徐　佳　孙丽蕴
马一兵　张　凡　曾倩玉　尚宝令
李　珊　桂　洁

人民卫生出版社

图书在版编目（CIP）数据

陈彤云中医皮科经验集要/曲剑华，刘清主编. —北京：人民卫生出版社，2016

ISBN 978-7-117-23274-6

Ⅰ. ①陈… Ⅱ. ①曲… ②刘… Ⅲ. ①皮肤病—中医学—临床医学—经验—中国—现代 Ⅳ. ①R275

中国版本图书馆 CIP 数据核字(2016)第 217851 号

人卫智网	www.ipmph.com	医学教育、学术、考试、健康，购书智慧智能综合服务平台
人卫官网	www.pmph.com	人卫官方资讯发布平台

陈彤云中医皮科经验集要

主　　编：曲剑华　刘　清
出版发行：人民卫生出版社（中继线 010-59780011）
地　　址：北京市朝阳区潘家园南里 19 号
邮　　编：100021
E - mail：pmph @ pmph. com
购书热线：010-59787592　010-59787584　010-65264830
印　　刷：北京九州迅驰传媒文化有限公司
经　　销：新华书店
开　　本：850×1168　1/32　　**印张**：12
字　　数：301 千字
版　　次：2016 年 12 月第 1 版　2024 年 3 月第 1 版第 8 次印刷
标准书号：ISBN 978-7-117-23274-6/R・23275
定　　价：36. 00 元
打击盗版举报电话：010-59787491　E-mail：WQ @ pmph. com
（凡属印装质量问题请与本社市场营销中心联系退换）

路　序

中华民族五千年的繁衍生息，中医药的作用功不可没。传承国家级名老中医的经验是发展中医的前提和基础。

陈彤云教授出生于中医世家，少读私塾、女子中学，毕业于辅仁大学，国学修养深厚，中医家学渊源。其父陈树人业内科、系温病大家，她自幼耳濡目染、背诵中医方剂等；结婚后又深得翁公哈锐川和师叔赵炳南先生亲授真传，哈锐川、赵炳南皆丁庆三先生之高足，乃皮外科名医；她先后又师从秦伯未、任应秋、陈慎吾、赵绍琴、宗维新等中医大家，理论扎实，临证丰富。

自 20 世纪 50 年代初，我与陈彤云教授相识。国家大力发展中医药事业，我在卫生部医政司中医科，与北京市一道筹办北京中医药学会和北京市中医药进修学校。1950 年哈玉民先生（其爱人）作为著名中医药专家受邀负责筹备工作，他们夫妇以极大的热情投入工作，将自己家的三层楼腾出一层，作为北京中医学会的办公地点；1951 年筹建北京市中医药进修学校，哈玉民先生任副校长，其间工作异常繁重，陈老亦到学校担任教务长；1956 年北京中医学院（北京中医药大学前身）成立，并招收首届学生，这期间他们二人付出了大量心血，为国家培养了大批中医药人才。

20 世纪 80 年代，随着国家改革开放，许多海外侨胞特地来京求名老中医看病。1985 年由北京中医学会和全国侨联华侨文化福利基金会联合创办了北京中医华侨咨询部，陈老出任咨询部主任，组织开展疑难病症诊治和养生健身指导，同时为海外中医师举办多期培训班和学术讲座。当时一起工作的除陈老和我，还有关幼波、董建华、赵绍琴、祝谌予、董德懋等20余位名医专家。陈老热心公益，早来迟退，任劳任怨，接待病人满腔热忱，工作细致周到，大家团结合作，强烈的服务意识和弘扬中医责任感，使我们在海外侨界不仅获得赞誉口碑，作为面向海外第一间中医门诊部，更是向国际传播中医药文化技术瑰宝的窗口和桥梁。

时值2000年初，年愈八旬的陈老在工作岗位上退而不休，荣获全国名老中医药专家学术经验工作指导老师，成立“陈彤云全国名老中医传承工作室”，将中医仁术、特别是皮外科的学术经验毫无保留地倾囊传授，培养子女及入门弟子、学生20余人。

陈老现已94岁高龄，仍活跃于临床一线。今逢陈老行医65周年之际，其所编《陈彤云中医皮科经验集要》即将付梓，索序于予，得以先睹为快，深感内容广博，临证丰富。她医德高尚、医术精湛，倡导辨证与辨病结合，重视脾胃，内外兼治，师古不泥，传承创新，积极改进中药剂型，开发研制特色制剂，深受广大患者的喜爱。为学生能及时全面总结陈老的临床经验而欣慰。

全书共分四部分：第一医案篇，收录皮肤疾病20种，均附医案，真实地反映陈老的临证特点；第二经验效方篇，总结陈老临床常用的41方；第三医话医论，共17篇，为陈老的读书体会、用药心得及行医感悟等，其言发自肺腑，感受到陈老内心深处的一颗“中医心”；最后附其成才之道，详细介绍了陈老学医从医生涯、其学术思想形成及成才经验。

本书由首都医科大学附属北京中医医院皮肤科陈教授的弟子及“陈彤云全国名老中医传承工作室”的全体人员共同完

成。它对传承名老中医的学术思想与经验，指导临床医师诊治皮肤疾病，造福于广大患者，将发挥极其重要的作用，乐为之序。

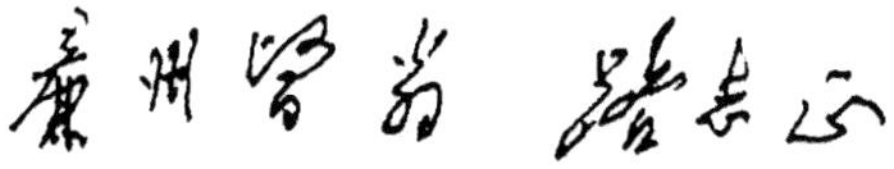

乙未年端午于北京怡养斋

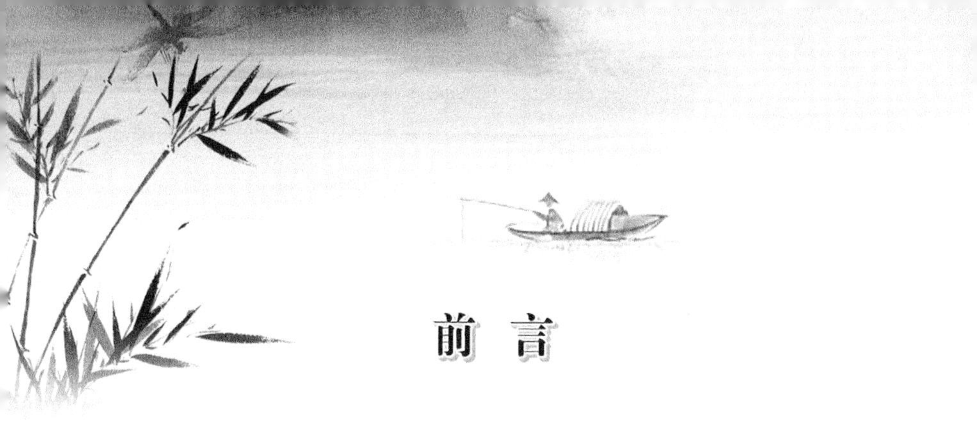

前言

陈彤云，1921 年出生于北京的一个中医世家，父亲陈树人先生以善治温热病而享名。受家庭熏陶，陈彤云自幼爱好中医，喜欢旁听父亲带徒时讲解中医四部经典、本草汤头。入辅仁大学后，每遇闲暇假日，仍随父临证抄方。婚后又随公公哈翁锐川攻习皮外科。哈翁医道超群，名满京津。每日哈翁应诊，陈老必伺其左右，力学数载，尽得真传。不仅全面掌握了皮外科的辨证论治和用药特点，还学到了不少秘方的制备技术。建国后又得中医皮外科专家赵炳南指点，深得哈、赵学术精髓。现陈老从医已 65 年，积累了丰富的临床经验，深受广大患者爱戴。

1951 年陈彤云老师毅然放弃了繁忙的门诊，积极投入到中医教育教学工作中，以传道授业解惑，为国家培养了大批中医人才。1966 年陈彤云老师调至北京中医医院外科，从事临床工作。当时感染性疾病较多，如乳腺炎、背痈、淋巴结核、淋巴结炎等。陈彤云老师遵古不泥，勇于创新，在继承哈老、赵老大夫治疗经验的同时，结合当时疾病的发病特点，创立以散结消肿为主、助以扶正的治疗原则。有时在不应用抗生素的情况下，亦取得了满意的疗效。

20 世纪 80 年代以来，陈彤云老师多次应邀出国进行学术交流，参加国际自然医学研讨会、皮肤病及皮肤美容保健国际学术研讨会。发表论文数十篇。主编了《燕山医话》、《常见皮肤病性病的中西医防治》和《脾胃论·刘涓子鬼遗方译注》，审定《陈彤云治疗痤疮经验》、《中国现代百名中医临床家丛书——陈彤云》等，并参与编写了《简明中医皮肤病学》和《中西医结合皮肤性病学》。在中医皮外科领域具有深厚的理论造诣，且临床疗效突出。近年来陈彤云老师重点研究和治疗神经性皮炎、荨麻疹、湿疹、黄褐斑、痤疮、扁平疣、脂溢性皮炎、带状疱疹等病，尤其对治疗颜面损美性皮肤病有独到的见解。1993 年由其组方研制的中药“祛斑增白面膜”获北京市中医管理局科技成果一等奖。作为国家级名老中医已带徒弟 4 名。曾获北京中医药学会中医药工作贡献奖、《北京中医》第二届编委会委员贡献奖、北京市科学技术协会最佳理事长、第二届“首都国医名师”。

陈彤云曾历任《北京中医》第二届编委会副主编，中医杂志第二、三届编委会委员及顾问，中华中医药学会第二届理事会理事、副理事长，北京中医药学会秘书长、副会长、理事，中国中医药学会外科分会副主委，《中医杂志》编委，国家自然科学基金会评审委员，北京中医学院名誉教授、北京市鼓楼中医院技术顾问、《中华老年多器官疾病杂志》第二届顾问编委、北京中医学会第七、八届理事会顾问、北京中医医院专家咨询委员会委员、北京市卫生局药品审评委员会委员、中国中医药文化博览会专家委员会中医外科组委员、马王堆汉墓出土医书研究课题评审委员、现代中医临床免疫研究所临床免疫学术委员、中央人民广播电台医学宣传顾问、中华医学会医疗事故技术鉴定专家库成员、香港保健协会教授。

在 65 年的临床实践中，陈彤云老师一贯治学严谨、好学深思，对医术精益求精，兢兢业业，带徒时循循善诱、诲人不倦。坚持治病求本的原则，以中医的精髓——辨证论治为指导思想，重视内治，善于师法前人，又乐于接受现代医学的新观点、新成果、新技术和新方法，用药博采众长。在临床、教学和科研中不断总结提高，逐步形成了独具一格的学术思想与学术风格。

一、辨证论治，整体合一

陈彤云老师常讲："辨证论治和整体观是祖国医学的精髓，《内经》云'有诸内必形诸外'。故不要把皮肤病看成是简单的皮肤损害，外在的皮损往往是由内因造成的，是脏腑气血阴阳失调的外在表现。"陈彤云老师在治疗皮肤病时，强调辨证准确，注重外病内治，常通过内服药调整脏腑阴阳气血而获效。

如神经性皮炎，陈彤云老师认为此病多因情志内伤，风邪侵扰以致营血失和，经脉失疏；或有脾湿不运，复感风邪而发病；或内衣领口摩擦；或机械性刺激，反复搔抓所致。如症见皮损色红，伴心烦易怒、精神抑郁、失眠多梦、口苦咽干、舌质红、脉弦等症，陈彤云老师以为证属情志内伤、肝郁化火。陈老治以疏肝解郁、凉血疏风泻火为法。若症见皮损淡褐，肥厚粗糙，剧烈瘙痒，大便溏薄。舌苔白腻或薄白，脉濡缓。陈老则辨为脾湿不运、外感风邪型。治宜健脾利湿、养血疏风为法则。同时告诫病人积极配合，疏导情志，生活规律，避免紧张焦虑的情绪，切勿烫洗和搔抓。

二、急则治标，缓则治本

陈彤云老师认为，在临床上应根据皮肤病的发病缓急、病程长短及局部表现，灵活运用"急则治标、缓则治本"的原则。陈彤云老师常说："标与本是相对而言的，从疾病的发生顺序来说，原发病是本，继发病是标。治标与治本，就是对证与对因的治疗原则。治病求本是医者之理想，然病情万变，其本难求。许多慢性皮肤病患者，在长期的治疗过程中，可能会出现复杂的变化，当出现新发病时必须'急则治标'。在患者万分痛苦之时，病情十分危急之际，不可不思以救急之法。先解除痛苦，缓解病情，再徐图调养之道。”如在治疗急性刺激性接触性皮炎时，由于这些疾病病发迅速，局部红肿糜烂明显，有时控制不及时可波及全身，此时陈彤云老师常用重剂清热凉血解毒之品，独治其标。若皮损肿胀、糜烂、色红、渗出多时，则采用中药煎水冷敷局部以救急，同时积极寻找并去除致敏原。此时可不必顾及其素体的强弱虚实。而有些老年体弱者患带状疱疹，在疱疹消退后常遗有神经痛，陈彤云老师在治疗这些病人时认为：虽然疼痛是由于余毒未清，气虚血滞所致。但其根本原因是老年人体弱气虚，不能祛邪外出，故必以扶正补虚为主，重用补气药，以培中气，缓则治本，往往收到奇效。

三、四诊合参，尤重舌诊

陈彤云老师诊病，重视望闻问切四诊合参，但也抓住重点。陈彤云老师在辨证时尤重舌诊。中医学常言：“舌为心之苗，又为脾之外候，苔是胃之气。”她认为观舌可判断外邪之轻重、正邪之消长和病势的进退以及胃气的存复情况。

如湿热证初起见薄白、白滑或白腻苔时，说明湿重热轻；舌苔黄腻、黄滑，表明湿热并重；黄腻而燥，则为湿热化燥。察舌质的变化，以红、绛、光、裂、淡、嫩和燥润来区分热、燥、津伤的程度及脏腑气血的盛衰。尤其是肠胃疾患，很能从舌诊上反映出来，像黄苔主脾胃病、热证、里证；苔白厚腻为中阳不振，以致饮食停滞或湿浊郁积，上溢于苔。

四、辨证辨病，互为补充

随着现代工业、科技的飞速发展以及环境、资源等问题的日益突出，皮肤病逐渐增多，也出现了一些前人没有遇到过的新问题、新病种，如染发剂造成的皮炎、化妆品皮炎、放射性皮炎、激素依赖性皮炎、艾滋病的皮肤症状等。陈彤云老师认为在辨证的同时还要结合现代病的特点，对疾病做出明确的诊断，辨证与辨病二者同等重要，互为补充。辨证是宏观的、针对疾病的性质而言；辨病则相对是微观的，指疾病的病理形态、病因而言。在临床上陈彤云老师辨证与辨病结合，相辅相成。治疗上陈彤云老师也很重视辨证论治与中草药的现代药理研究成果相结合，常根据文献报道，改进用药，取长补短，有的放矢。如治疗寻常型痤疮时，她在辨证分型用药的同时，还注意结合应用现代药理研究证实有抗痤疮丙酸杆菌作用的清热解毒的中药。

五、师古创新，灵活运用

荨麻疹是常见的皮肤过敏性疾病，中医称“隐疹”、“赤白游风”。《诸病原候论·风瘙身体隐疹候》指出：“邪气客于皮肤，复逢风寒相折，则起风瘙隐疹。”陈彤云老师认为本病总由风邪郁于皮毛腠理之间所致。因禀赋不耐，又食鱼虾等腥荤动风之品；或素体虚弱，卫表不固，又感风热、风寒之邪。临床如见荨麻疹起病急骤，皮疹色赤，剧痒灼热者，陈老辨为风热袭表，治以辛凉透表、宣肺清热，方以银翘散加减；如皮疹色淡，遇风冷加重，得热则轻。则证属风寒束表，当辛温解表、宣肺散寒，以麻黄汤、桂枝汤加减。麻黄汤、桂枝汤、银翘散均为治疗外感发热的名方，三方作用的共同点是疏散表邪，正是抓住了这一关键，陈彤云老师才大胆“拿来”，将这三方用于治疗荨麻疹。正如她所说：“不拘时方经方，只要对证即可应用。”

六、中焦为枢，重视胃气

脾胃为后天之本、气血生化之源。祖国医学极为重视脾胃在生理病理中的重要意义。陈彤云老师对《内经》关于“有胃则生，无胃则死”；“得强则生，失强则死”的理论有深刻的体会。临证十分重视患者的年龄和体质，尤其针对老年和幼儿患者的生理特点，在应用清热苦寒药物的同时，常酌情加入培补脾土、健脾渗湿、燥湿利湿之品，以顾护中焦，扶正祛邪。

在皮外科疾病中正虚邪实者辨治最难。如对年高体弱的蜂窝组织炎的病人，出现漫肿久不溃破或出脓较少者；气血虚亏的淋巴结核、深部脓肿、下肢溃疡、深静脉炎、雷诺病、硬皮病、硬结性红斑、皮肌炎、慢性湿疹、异位性皮炎等病，陈彤云老师必以扶正为主，祛邪为辅。临证时常告诫医者要注意培补脾土，脾胃健运，中气复旺，四旁得溉，气血阴阳得和，正气足，邪乃去。

七、巧用外治，改进剂型

随着社会的发展，人们生活工作的节奏加快，精神压力越来越大，加之环境污染等因素，使有损于颜面美容的皮肤病日益受到重视。近年来，陈彤云老师凭借自己多年的临床经验，筛选出一批对常见损容性皮肤病有独特疗效的中药，并对外用剂型作了大胆的改革。研制出“祛斑粉”、“祛斑霜”、“祛斑增白面膜”、“痤疮面膜”、“痤疮霜”及中药洗面奶和防晒霜等系列药品。其中“祛斑增白面膜”获 1993 年北京市中医管理局科技成果一等奖。这些疗效明显，使用方便，顺应潮流的制剂，深受广大中青年患者的欢迎。正如陈老强调的“外病内医，不忘外调。”外用制剂简单方便实用，可直达病所。内外结合，协调统一，阴阳和，精血充，气血调，经络通。

八、健康为本，重视养生

陈彤云老师虽已九十四岁高龄，然思维清晰、步伐轻健，现仍坚持每周出专家门诊。其一贯主张“生命在于运动，健康才是根本”。陈老严于律己、淡泊名利，平素饮食清淡、生活规律，常年坚持锻炼，有时做保健操，有时用健身器械，有时散步。现每天用走步机自测，坚持每日走3000步，从不间断，对生活积极乐观充满爱心。其自身即是健康养生的典范。

九、脏腑辨证与损美性皮肤病

陈老近些年着重于诊治颜面损美性皮肤病，并以脏腑辨证治疗此类疾病，积累了丰富的临床经验。脏腑辨证是根据脏腑生理功能的失常和临床上所表现的特殊指征来分别判断皮肤病的重要所在和皮肤病与脏腑的关系。陈老认为人体是一个有机整体，人体的各部分在结构上不可分割，在功能上相互协调、相互为用，在病理上相互影响，这种相互关系以五脏为中心，通过经络的联络作用而实现。陈老推崇有"有诸内者，必形诸外"的论述，故称头面部为五脏之镜。若五脏的功能活动正常，就可通过经络将气血津液输送和敷布于头面部，皮肤得以滋养，亦可抵御外邪，故面部红润细腻，毛发光泽，五官正常。相反，则面无光泽，皮肤干涩粗糙，毛发干枯，五官不端等。因此陈老认为五脏的功能盛衰及病理变化直接关系到人的容貌美。

十、辨证论治原则在皮肤病治疗中的灵活应用

在临证治疗皮肤病的过程中，陈老始终强调辨证论治的治疗原则。陈老时常提醒学生，中医治病辨证最关键，辨证是将望、闻、问、切四诊所获得的资料，用中医的理论加以归纳总结与分析，运用八纲（表、里、寒、热、虚、实、阴、阳）来认识疾病的性质、部位、发病趋势及体质强弱等情况。而皮肤病的辨证，还包括肉眼观察到的皮肤表面的变化。

在皮肤病的辨证过程中，陈老认为：一般急性、泛发性、瘙痒剧烈、变化快的皮肤病，多伴有口干渴、小便黄、大便秘、心烦、发热、面红等，脉多浮、洪、滑、数、有力，舌质

多红或舌尖红，舌苔多黄白腻等。此证多属阳证、表证、热证、实证。反之，一般慢性、湿润性、肥厚性、自觉症状轻或不明显的皮肤病，多伴有口黏淡、纳呆、大便不干或溏泄、腹胀满，脉多沉缓、沉细或迟，舌质多淡，舌体胖大，或有齿痕，舌苔白滑或白腻等，此证多属阴证、里证、虚证、寒证。

如皮科常见的神经性皮炎，陈老认为此病多因情志内伤、风邪侵扰以致营血失和，经脉失疏；或有脾湿不运，复感风邪而发病；或内衣领口摩擦；或机械性刺激，反复搔抓所致。如症见皮损色红，伴心烦易怒、精神抑郁、失眠多梦、口苦咽干，舌质红、脉弦等症，陈老辨此证为情志内伤、肝郁化火，治以疏肝解郁、清肝泻火、凉血疏风为法，用药以丹栀逍遥散合龙胆泻肝汤加减治疗；若症见皮损淡褐，肥厚粗糙，剧烈瘙痒，大便溏薄，舌苔白腻或薄白，脉濡缓，则陈老辨证为脾湿不运、外感风邪，治宜健脾利湿、养血疏风为法；如皮损色淡或灰白，肥厚粗糙，素体虚弱、心悸怔忡，气短健忘，或月经不调等，舌质淡，脉沉细，陈老辨为血虚风燥、肌肤失养，治以养血疏风、润肤止痒。

十一、清热八法

陈老在临床实践中认识到，现代人生活水平逐渐提高，饮食结构和习惯也有了很大变化，人们如果饮食不节，酒酪为浆，日久则生痰化热。正如《内经》云："高粱之变，足生大丁，受如持虚。"由此导致的皮肤病早期多为实热证，故陈老善用清热之法。如清热凉血、清热解毒、清热疏风、清热养阴、清热安神、清热渗湿、清热利湿、通腑泻热等，这些都是临床实践中陈老应用较多的方法。常用中药如金银花、连翘、栀子、黄芩、黄连、黄柏、生地、赤芍、牡丹皮、生石膏、知母、白茅根、夏枯草、紫草、茜草、丹参、龙胆草、藿香、佩兰、薏苡仁、茯苓、猪苓、白术、白扁豆、金钱草、滑石、车前子、车前草、白鲜皮、地肤子、茵陈、萹蓄、瞿麦、生大黄等品。

陈老喜用生大黄，取其清热泻火、通腑泻下、消脂导积之力，对肺胃积热者，用生大黄可使热毒下泄，开导有形之邪，还可深入血分、活血化瘀以散结消肿。

陈老通过多年的临床经验总结出大黄治病的范围极为广泛：首先其有清热解毒的作用，善解疮疡热毒，攻毒尤有特效；主下瘀血，行气消胀；下肠胃宿食，利肝胆之热；止吐衄，化无形之痞满。是一味可使“一窍通诸窍皆通，大关通而百关皆通的要药”，为逐邪之要药。上能止呕，下可止痢，可缓可峻，能温能清，泻下攻积泻火；清化湿热利水；并能活血化瘀、消脂散结。

陈老认为现代人生活条件相对较好，衣食无忧，往往嗜食膏粱厚味，以致积滞实证、湿热、实火及热性之症居多，故陈老每遇适症必用大黄以荡涤肠胃积热、清热泻火解毒、活血祛瘀散结、清导湿热除脂。

十二、祛湿八法

陈老在皮肤科临床上经常运用祛湿的方法，现归纳总结如下：

（1）健脾燥湿法：适用于脾虚湿盛之证。临床应用于带状疱疹、慢性及亚急性湿疹、神经性皮炎、皮肤瘙痒症、银屑病以及其他疱疹性和渗出性皮肤病等。

代表方剂：除湿胃苓汤。方药有：苍术 6g、厚朴 6g、陈皮 9g、滑石块 12g、炒白术 12g、猪苓 12g、炒黄柏 12g、炒枳壳 9g、泽泻 9g、赤苓 12g、炙甘草 9g。

（2）利水化湿法：适用于水湿壅盛、小便不利者。临症用于亚急性及慢性湿疹、盘状湿疹、阴囊湿疹、下肢溃疡、女阴溃疡、糜烂性龟头炎以及脂溢性脱发等。

代表方剂：健脾除湿汤。方药有：生薏米 15g、生扁豆 15g、山药 15g、芡实 9g、枳壳 9g、萆薢 9g、黄柏 9g、白术 9g、茯苓 15g、大豆黄卷 9g。

（3）利湿清热法：偏于湿热而湿重于热者。临床适应于疱疹样皮炎、天疱疮、亚急性湿疹、脂溢性皮炎、接触性皮炎、脓疱疮等。

代表方剂：清脾除湿饮。方药有：茯苓 9g、白术 9g、苍术 9g、生地 30g、黄芩 9g、麦冬 9g、栀子 9g、泽泻 9g、生草 6g、连翘 15g、茵陈 12g、元明粉 9g、灯心 3g、竹叶 3g、枳壳 9g。

（4）温化寒湿法：适于寒湿之证。

代表方剂：苓桂术甘汤。药物有：茯苓、桂枝、白术、炙甘草。

（5）芳香化湿法：用于湿浊不化者。

代表方剂：藿香正气散。药物有：藿香、紫苏、苦桔梗、白芷、厚朴、大腹皮、陈皮、白术、半夏曲、甘草、茯苓、姜、枣。

（6）除湿疏风法：应用于内有蕴湿兼有外感风邪者。临床适于慢性荨麻疹、慢性湿疹、皮肤瘙痒症等。

代表方剂：多皮饮。药物有：地骨皮 9g、五加皮 9g、桑白皮 15g、干姜皮 6g、大腹皮 9g、白鲜皮 15g、粉丹皮 9g、赤苓皮 15g、鲜冬瓜皮 15g、扁豆皮 15g、川槿皮 9g。

（7）健脾渗湿法：用于脾肺气虚夹湿者。临症用于手足汗疱疹、静脉炎、慢性湿疹等皮肤病的辅助治疗。

代表方剂：参苓白术丸。药物有：白扁豆、人参、茯苓、白术、甘草、山药、莲子、桔梗、砂仁、苡仁米。

（8）健脾化湿法：用于水湿浸渍之水肿。

代表方剂：五皮饮。药物有：桑白皮、陈皮、生姜皮、大腹皮、茯苓皮。

十三、调脾六法

陈老应用补脾、健脾、运脾、醒脾等方法治疗皮肤病作如下一些归纳总结。

（1）健脾（补脾、益脾）：是治疗脾虚而运化功能减弱的方法。临床可见患者面色萎黄，疲倦无力，饮食减少，胃痛喜按，进食后痛减，大便稀薄，舌质淡苔白，脉濡弱，陈老惯用党参、白术、茯苓、山药、薏苡仁等药健脾、补脾、益脾。

（2）运脾：是治疗湿重困脾的方法。湿重表现为胃部饱胀，饮食无味，恶心欲吐，口中淡而黏，头昏身倦，大便泄泻，或腹胀，四肢浮肿，小便少，舌苔白腻，脉濡。陈老喜用藿香，佩兰，茯苓，厚朴，陈皮，苍术，白蔻仁，泽泻等药芳香祛湿以运脾。

（3）醒脾：是治疗脾气虚寒运化无力的方法。脾气虚寒，表现为食欲不振，食物不消化，有时嗳气，大便溏，有时腹隐痛喜热按，舌质淡，脉弱等。陈老擅用醒脾散（党参、白术、茯苓、炙甘草、草果、木香、陈皮、厚朴、苏梗各等分，为散，每服三钱，加生姜一片，大枣一枚，水煎服）以健脾温中，促进运化而增强食欲。

（4）培土：指培补脾土，促使脾的运化机能恢复正常。凡脾虚而有饮食减少，大便泄泻等症，即须培土，也即“健脾”、“补脾”、“益脾”的总称。

（5）健脾疏肝（培土抑木）：是治疗肝气郁结，影响脾的运化功能（肝旺脾虚，即木克土证）的方法。肝旺脾虚，症见两胁胀痛，不思饮食 ，腹胀肠鸣，大便稀溏，舌苔白腻，脉弦。培土陈老常用茯苓、白术、薏苡仁、山药等；抑木陈老用柴胡、青皮、木香、佛手等。

（6）补脾益肺（培土生金）：用培补脾土的方法，使脾的功能强健，恢复正常，以治疗肺脏亏虚的病症。例如肺虚久咳，痰多清稀，兼见食欲减退，肚腹作胀，大便稀溏，四肢无力，甚至浮肿，舌质淡苔白，脉濡细。陈老多用党参、茯苓、白术、山药、木香、陈皮、半夏等。

陈老现已九十四岁高龄，但仍坚持每周门诊为广大患者服务。且笔耕不辍，主编出版了《燕山医话》、《常见皮肤病性病的中西医防治》等书。还坚持为《北京中医》等刊物审稿，始终保持着充沛的精力和饱满的工作热情。在抗击 SARS 期间，亲自上街为纠正陋习而做劝导工作，并出资为白衣天使捐赠痱子粉上万袋。表现出医务工作者崇高的医德和风范。

主编　曲剑华　刘　清

2015 年 8 月

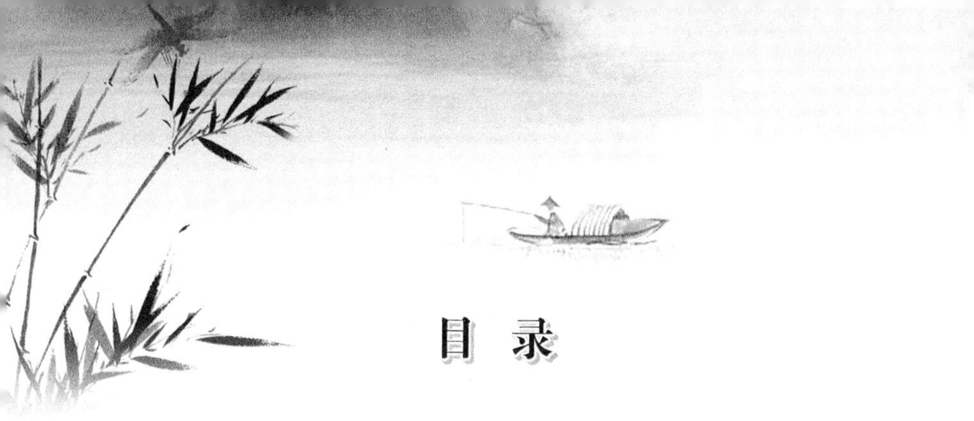

目 录

上篇 医 案 篇

一、黧 黑 斑

【概述】 黧黑斑是发生于面部、呈对称性分布的淡黄褐色或深褐色的斑片，多见于女性，尤其是孕妇，未婚女性及男性也有发病。类似于西医的“黄褐斑”。

中医学对本病记述较早，从晋代起有“皯黯”、“面黑皯”、“面皯”等称谓，到明《外科正宗》始称“黧黑斑”。后世亦有据其颜色、形状特点以及病因病机等命名为“褐黄斑”、“蝴蝶斑”、“妊娠斑”、“肝斑”等。

国家级名老中医陈彤云教授辨证论治黧黑斑的经验独到，疗效显著。

【病因病机】 陈彤云教授认为黧黑斑的病因病机，在脏主要是肝、脾、肾三脏功能失调；在气血则主要是受肝、脾、肾脏腑功能失调影响导致的气血瘀滞或运行滞涩。因此她强调“有斑必有瘀，无瘀不成斑”，同时根据“久病入络”的中医理论认为“久病必瘀”，气血瘀滞、运行滞涩是黧黑斑病机的关键。

【辨证论治】 陈彤云教授基于她对黧黑斑病因病机的认识，在辨证上，主要是运用脏腑辨证的方法来确定黧黑斑发病在肝、脾、肾三脏的脏腑定位。治疗上，主要根据运用中医脏腑辨证的方法取得的辨证结果，将黧黑斑分为五个证型加以辨证论治。在此基础上她特别重视针对黧黑斑的病机关键——即气血瘀滞、运行滞涩加以治疗，无论病在何脏，都注意运用活血化瘀、益气活血、养血活血等方法治疗，强调“治斑不离血”。在辨证论治的基础上，常用当归、川芎、红花、桃仁、赤芍、泽兰、坤草、莪术、香附、郁金等活血、化瘀的药味。陈彤云教授治疗本病还特别重视对女性的月经调治，这也是历代医家都十分重视的问题。陈老认为妇女的月经量过少，如点滴即净或不足两天，主要是脾失健运，气血生化不足，气虚血亏、运行滞涩。同时还应该注意另外两方面的问题，一是血虚，由于大病或久病消耗，致使营血亏虚，则常伴有眼花、头晕、心悸、脉细、舌淡等，用药时应加白芍、熟地、阿胶等。二是肾虚，禀赋素弱或多产（包括多次人工流产）以致肾气不足，精亏血少，则常伴腰酸乏力。用药时应加山萸肉、枸杞、杜仲等；脾、肾气虚，阳气不足，还要注意温阳散寒。

1. 肝郁气滞证

辨证要点：面部色斑呈浅褐色或青褐色，界清，斑色密实；常伴有烦躁、易怒，情绪激动或精神抑郁；妇女月经前后不定期（月经提前或错后均在 7 天以上，且连续 3～4 个周期），经前常伴有双乳胀痛；纳食可或易呃逆，眠多梦，大便干燥或不规律。舌质暗红，舌苔薄白或薄黄，脉弦或弦细。

陈彤云教授认为：肝藏血、主疏泄、司血海。肝为将军之官，性刚强故欲疏泄条达，以柔和为顺。该证型患者由于肝气郁结，情志抑郁，肝气失于条达，如疏泄不畅，则血海难以按时满溢，气血失调则月经后期；如肝郁气滞，郁而化火，肝火旺盛，迫血妄行则月经先期而至。情志不遂、气机不畅、气机紊乱、气血运行不畅而生斑。正如《医宗金鉴》所说：“本病由忧思抑郁，血弱不华，火燥结滞而生于面上，妇女多有之”。

治疗宜疏肝理气调经，方用逍遥散加减。主要药物有柴胡、白术、茯苓、当归、白芍、甘草、薄荷等，重在疏肝、解郁。方中重用柴胡疏肝解郁；当归、白芍养血调经；同时根据中医五行理论中“木”与“土”的关系，“见肝之病，当先实脾”，而以茯苓、白术、甘草和中健脾。诸药合用，肝气得舒，脾气健旺，则月经自调，斑色消退。月经不调可加川芎、坤草养血行气活血；痛经者加乌药、元胡或者蒲黄温通止痛；月经先期、淋漓不尽可加白头翁、椿皮、秦皮清热凉血止血；月经量多、色红质稠加丹皮、栀子清热凉血；脘闷加厚朴、陈皮、木香理气。

2. 脾失统摄证

辨证要点：斑呈黄褐色，边界模糊，斑色散淡；常伴有面色苍白，头晕、倦怠、乏力，少气、懒言；月经先期、量多，白带多；纳呆，眠多梦，大便溏。舌质淡胖有齿痕，脉滑缓细弱等。

陈彤云教授认为：脾为后天之本，气血生化之源，脾主中气而统血。脾气健运，气血充盛，则血循常道；脾气虚弱、失去统摄之权，则运化不利，水湿内停，血不循常道而下溢。正如《诸病源候论》所说：“面黑皯者，或脏腑有痰饮，或皮肤受风邪，皆令气血不调，致生黑皯”。

治疗宜补中益气，摄血调经，方用补中益气汤加减。主要药物有人参、黄芪、当归、炙甘草、升麻、陈皮、白术、茯苓等。方中人参、炙甘草、白术、茯苓四君之力重在健脾益气；陈皮理气健脾；当归养血活血；黄芪、升麻补气并升提气机、统摄脾血；全方重在益气健脾，补中摄血归经。月经量少，可去升麻；如血虚加白芍、熟地、山药、川芎以加强滋阴养血之功。

3. 脾失健运证

辨证要点：斑呈黄褐色，斑色浅淡，边界欠清；常伴有月经后期，量少、色淡，点滴即停，或闭经；或见面色萎黄，头晕心悸，神疲嗜睡或失眠多梦；倦怠乏力，纳谷不香。舌淡苔白、脉细。

陈彤云教授认为：脾为后天之本，由于劳倦过度，思虑伤脾，或饮食失节，损伤脾胃，致脾失健运，不能正常受纳腐熟水谷，而纳食不香；气血生化乏源，肌肤失养而面黄神疲；脾虚气弱故神疲嗜睡，倦怠乏力；营血衰少，血海不得满溢，故月经后期，量少；血不养心而失眠多梦；气虚无以推动血行，血虚不能上荣于面，而瘀涩生斑。

治疗宜健脾益气，养血调经，方用归脾汤加减。主要药物有黄芪、人参、茯苓、白术、当归、龙眼肉、山药、远志、甘草、大枣、木香等，方中以人参、黄芪、白术、甘草甘温之品补脾益气以生血，使气旺而血生；当归、龙眼肉甘温补血养心；茯苓、酸枣仁、远志宁心安神；木香辛香而散，理气醒脾，与大量益气健脾药配伍，复中焦运化之功，又能防大量益气补血药滋腻碍胃，使补而不滞，滋而不腻；全方益气补血、健脾调经。如月经量少色淡，且伴眼花头晕心悸等血虚证明显者，可加白芍、熟地、阿胶等以滋补阴血；如月经量少色淡，且伴腰酸乏力等肾虚证明显者，可加山萸肉、枸杞、杜仲等温补肾气，调养经血。

4. 肾阴虚证

辨证要点：斑色深暗，边界清晰，斑色致密；常伴有月经量少，月经先期，手足心热，虚烦不得眠，目涩便干；舌质红，脉细数。

陈彤云教授认为：此证多因过劳或久病消耗，致肾水亏耗，阴虚火旺，虚火上炎，水不制火，阴血日耗，血虚不能华面，面络瘀滞所致。由于肾阴亏虚，精亏血少则月经量少；肾水不足，水亏不能制火，虚火上炎，故虚烦不得眠、手足心热；热迫血行而往往月经先期；肝肾同源，肾阴不足，肝血亏虚，故双目干涩；虚火上结，颜面失荣则生斑。正如《外科正宗》所说："黧黑斑者，水亏不能制火、血弱不能华肉，以致火燥结成斑黑，色枯不泽。"

治疗宜补肾养血，填精益髓，方用归肾丸、六味地黄丸加减。主要药物有菟丝子、杜仲、枸杞、山萸肉、当归、川芎、熟地、山药、茯苓等。方中熟地、山药、山萸肉、枸杞滋肾养肝；菟丝子、杜仲填精益肾；茯苓健脾和中；当归、川芎养血调经。本方重在益精养血，治肾而兼顾肝脾，使冲任得养、经水自调。阴虚火旺者去杜仲、菟丝子加丹皮、知母以滋阴清热降火。

5. 肾阳虚证

辨证要点：斑色黑褐或灰暗，边界欠清，斑色散淡；常伴有月经血暗黑，小腹冷痛，腰脊酸痛；或伴畏寒、肢冷；带下清稀；夜尿频。舌质淡暗，脉沉迟。

陈彤云教授认为：肾的元阳亏虚，阳气不足，致阴寒内盛；脏腑不得温煦，使气血生化不足，且运行无力；同时气血不得温煦而滞涩不畅，出现瘀滞而结成斑。

治疗宜温肾助阳，化瘀消斑，方用金匮肾气丸加减。主要药物有熟地、山药、山萸肉、菟丝子、茯苓、丹参、淡附片、仙茅、仙灵脾、巴戟天、补骨脂、益智仁、细辛等。方中附子、肉桂、熟地、山药、山萸肉合用，可温阳暖肾、补肾填精、补肾气、化肾水；更加仙茅、仙灵脾、巴戟天、补骨脂增强温补肾阳之功。全方在金匮肾气丸的基础上使用二仙汤、巴戟天、细辛等温肾助阳。但对于阴阳俱虚，同时伴有阴虚火旺表现的应该慎用细辛、菟丝子等。

【典型医案】

医案一

汪某，女，39岁，2002年6月4日初诊。

主诉：颜面起斑3年。

现病史：3年前妊娠时始发面部褐斑，生育后有所减轻，但未全部消退。近 1 年明显加重；伴月经前双乳胀疼、月经周期后错、经色暗、血块多；睡眠不实；纳可，二便调。

个人史：患者平素情急烦躁、易生气。

舌脉：舌质暗有瘀斑，苔薄白，脉弦细。

皮科情况：双颧、鼻背可见黄褐色斑片，边界清楚，形若蝴蝶。

辨证：肝郁化火，气滞血瘀。

治则：疏肝解郁，活血化瘀。

方药：柴胡 10g，当归 10g，川芎 10g，白芍 20g，熟地 10g，桃仁 10g，丹皮 10g，红花 10g，栀子 10g，泽兰 10g，郁金 10g，茯苓 15g，薄荷后下 5g，僵蚕 15g。21 付水煎服，早晚饭后分温服。

二诊（2002 年 6 月 25 日）：斑色变浅，范围同前，经前乳胀疼减轻，月经色暗。舌暗苔白脉弦。前方加坤草 15g 以活血调经，继服 3 周。

三诊（2002 年 7 月 16 日）：褐斑范围明显缩小，颜色变浅，边界模糊。症状改善，月经血块减少，舌脉同前。上方去薄荷，再服 3 周。

四诊（2002 年 8 月 6 日）：面部黄褐斑消退 90%以上，双颧、鼻背散在数个豆粒大小浅褐色斑点。皮肤光泽。无不适。继用上方巩固疗效。3 个月左右，黄褐斑基本消退。

【医案分析】 患者因妊娠而起黧黑斑，但分娩后自然减轻。近 1 年加重，且伴有情急易怒，经前乳胀，月经后期，色暗、血块多等证。舌暗有瘀斑，苔白，脉弦细。证属肝郁化火、气滞血瘀。方药以丹栀逍遥散为基础，以柴胡、郁金、薄荷疏肝解郁；丹皮、栀子清热除烦；熟地、当归、白芍养血柔肝；桃仁、红花、泽兰、川芎活血化瘀、调经消斑；茯苓实脾，僵蚕本为祛风通络药，《神农本草》说本药有灭黑皯作用，陈老常将二药成对使用，认为有美白祛斑的功效。

陈老治疗黧黑斑在辨证的基础上，一贯强调“治斑不离血”，重视活血化瘀消斑。在本证型的具体运用上，根据肝为将军之官，以柔和为顺的特点，以养血活血为法，养血以柔肝，配合行气解郁，使肝的疏泄调畅而有利于调经活血。桃仁、红花乃活血化瘀要药，常配以川芎，川芎乃血中气药，善走头面，引药上行。泽兰、坤草活血调经，陈老惯常用于治疗妇女血瘀气滞、行经不利。

医案二

陈某，女，40岁，2002年6月4日初诊。

主诉：颜面起斑2年。

现病史：近2年发现面部起斑，渐加重；伴月经先期、量多、色暗有血块；困倦乏力；夜寐欠安；纳食不香；大便时溏。

既往史：患者近7～8年，因失眠经常服用镇静药（安定2～3片/周）。

舌脉：舌淡嫩有齿痕，苔黄，脉缓。

皮科情况：面颊、双颧可见地图状黄褐色斑片。

辨证：脾虚失摄，气血瘀阻。

治则：健脾益气，摄血调经。

方药：黄芪15g，太子参15g，茯苓15g，白术10g，当归10g，川芎10g，郁金10g，泽兰10g，山药15g，升麻10g，大枣7枚，生谷稻芽各10g。21付水煎服，早晚饭后分温服。

二诊（2002年6月25日）：药后褐斑颜色变淡，范围同前，睡眠稍好，疲乏减轻，月经量多但较前减少，纳食稍好转，舌淡苔白脉缓。前方减白术，加枣仁15g以养心安神，继服3周。

三诊（2002年7月16日）：全部斑色变浅，范围明显缩小，月经量及血块有所减少，夜寐好转，舌脉同前。上方加陈皮10g，再服3周。

四诊（2002年8月6日）：面部黄褐斑消退60%以上，皮肤润泽。无明显不适。临床好转。继用上方21付巩固疗效。

【医案分析】 本例患者除面部色斑外，困倦乏力、大便溏的症状突出，同时伴有纳呆、失眠，月经先期且血量多，舌淡嫩有齿痕，脉缓，一派脾气虚、统摄失职的证候；而经血色暗伴有血块，说明因气虚统帅无力，血行滞涩而有瘀滞。陈老在治疗中，以健脾益气为主，黄芪、太子参、茯苓、焦白术、山药补中健脾、益气摄血；升麻升阳止泻，与参、芪、术、苓配伍升脾止泻；生谷、稻芽、大枣健脾和胃、养血安神，水谷得以受纳，脾气得以健运，则气血生化有源；当归、川芎、泽兰养血活血，郁金行气解郁，使气血运行顺畅。

全方温中健脾养血活血，使脾气健旺、生化有源，气充血旺、循行顺畅，统摄有权、血循常道，气血充盛、颜面荣润。患者困倦乏力而又夜寐不实，看似矛盾，实为脾气不足而困倦，气血不充、心神失养而夜寐不实。因此在复诊治疗时，在原方基础上加枣仁，既可宁心安神，又有醒脾之功。

医案三

赵某，女，38岁，2002年5月28日初诊。

主诉：颜面起斑4～5年。

现病史：患者近4～5年来，褐斑逐年加重；自觉精神疲惫、倦怠乏力、手足不温、面色萎黄不华；伴月经量少，有血块；嗜睡；大便溏软。

舌脉：舌质淡嫩有齿痕，苔薄白，脉滑缓。

皮科情况：面部双颊、上唇可见浅黄褐色斑。

辨证：脾虚不运，气血瘀滞。

治则：健脾益气，养血活血。

方药：黄芪10g，党参10g，白术10g，茯苓15g，僵蚕10g，泽兰10g，红花10g，丹参20g，当归10g，川芎10g，白芍20g，熟地10g，白附子6g，细辛3g。21付水煎服，早晚饭后分温服。

二诊（2002 年 6 月 18 日）：面部褐斑颜色变淡，范围同前，精神状态稍好，嗜睡减轻，月经量少同前。舌淡苔白脉滑缓。前方加枸杞子 15g、菟丝子 15g 以补肾填精，继服 3 周。

三诊（2002 年 7 月 9 日）：斑色浅，范围明显缩小，全身症状有所改善，月经量有所增加，大便成形，手足不温减轻。舌脉同前。上方黄芪、党参加至 15g 以重补中焦之气，再服 3 周。

四诊（2002 年 7 月 30 日）：面部黄褐斑全部消退，皮肤有光泽。无不适。临床痊愈。继用上方 21 付巩固疗效。

【医案分析】 该患者神疲嗜睡，倦怠乏力，面色萎黄，大便溏软为脾气虚，脾不健运的典型证候；脾阳不振不能温煦四末，故手足不温；脾虚失运，血失推动，加之阳气不足，阴寒内盛，血遇寒凝，致使血行艰涩，故月经量少而有血块。舌质淡嫩有齿痕，苔薄白，脉滑缓为脾阳不振、脾虚失运之象。以黄芪、党参、白术、茯苓健脾益气，生化气血；熟地、白芍、当归、丹参滋阴补血，养血活血；用泽兰、红花、川芎活血祛瘀，通畅血络；辅以白附子、细辛、僵蚕温阳通络，宣郁散寒。全方温阳健脾、益气养血、化瘀通经，使脾阳得振，脾气健运，经脉温通，气血充盈，血行通畅。按《本草纲目》，丹参既能破宿血，又能补新血，调经脉，其功类四物，但较四物补血力弱，而活血力强。二诊患者精神好转，气虚得到缓解，而月经仍少，故加枸杞子、菟丝子补益肾精、温肾助阳，进一步加强气血的生化。

陈老认为虽然五脏是人体生命活动的中心，但其中肾、脾二脏作为先天和后天之本，对保持人体健康和皮肤荣润尤其重要。脾主运化，运化功能关系到饮食水谷等营养物质的消化吸收和输布，是气血化生之源。人之所以有生机、有活力，全赖脾胃的滋养和健运，脾胃的盛衰与人体健康、肌肤的荣润休戚相关，尤其对面部气血起着决定性作用，故中医素有阳明胃脉荣于面的论述。肾精秉承于父母，又需要脾运化的水谷精微的不断化生和滋养；脾运化水谷精微又需要肾中阳气的温煦。所以，陈老在健脾助运时，根据脾与肾在生理、病理上的相互影响、相互为用的关系，注意滋补肾精以促进气血生化，填补肾阳以温煦脾的运化。

医案四

张某，女性，34岁，初诊日期2003年4月15日。

主诉：颜面起斑5～6年。

现病史：5～6年前因工作紧张劳累，面部起褐色斑，逐渐加深、扩大。时感腰膝酸软；月经后期且量少，经前乳房胀痛；平素常感心烦；口干、喜饮；失眠多梦；大便干燥。

既往史：乳腺增生病史4年。

舌脉：舌红少苔有裂纹，脉沉细。

皮科情况：两颧、前额可见淡黑褐色斑，边界不整，界限清晰。

辨证：肝肾阴虚，气血瘀滞。

治则：滋补肝肾，养血活血。

方药：熟地10g，当归10g，川芎10g，白芍30g，桃仁10g，红花10g，泽兰15g，柴胡10g，坤草15g，山萸肉15g，枸杞子15g，山药10g，黄精10g，女贞子15g，旱莲草15g，郁李仁10g，枳壳10g。21付水煎服，早晚饭后分温服。

二诊（2003年6月18日）：因“非典”两个月来未就诊，自诉在家坚持服用上方，面部色斑基本消退，皮肤有光泽，双颧部尚可见残留的绿豆大小数块浅黑色斑。月经后期3～5天，经量增加，但经期仍感乳房胀痛。睡眠转安，情绪稳定，大便正常。舌红少苔有裂纹，脉沉细。中药前方去细辛加鹿角霜10g以温补肾阳，再进14剂，嘱患者服用后如继续见效，可照方再服用14剂。

2月后患者带他人到皮肤科就诊时告知其病患基本治愈。

【医案分析】 该患者工作劳累紧张、夜不能寐，日久肾阴耗伤而腰膝酸软；肾水不足，不能上济心火，故失眠多梦。肾阴亏虚，精血不足，故月经后期且量少；肾水不足，水不涵木，阴虚肝旺，故性情急躁、行经乳胀。口干、喜饮、便干，舌红少苔有裂纹，脉沉细等，一派阴虚内热之象。治疗上，陈老用熟地、山药、山萸肉，取六味地黄丸之意，加黄精平补肾、脾、肝三脏之阴；以女贞子、旱莲草取二至丸之意滋肝肾、养阴血；枸杞子益肾填精；当归、川芎、白芍、桃仁、红花配熟地取桃红四物之意养血活血，化瘀消斑。柴胡、枳壳理气解郁，坤草、泽兰活血通经，协同使用使气机调畅，冲任调和；元阴不足，阴液亏少，无以行舟，故以郁李仁润肠通下。全方以滋补肝肾之阴为主，兼以养血活血，化瘀消斑。二诊月经基本如期而至，唯血量偏少，故减理气的枳壳加补血的阿胶，以加强养血。

陈老认为肾贮藏着秉承于父母的先天之精和水谷精微的后天之精，故肾阴又称元阴，是人体阴液的根本，是生长、发育和生殖的物质基础，肾的阴阳既要充盛，又要相对平衡、协调。如果肾阴亏损，使精不化血、精不化气，则精血、肾气都会不足，月经的异常就会随之而来；精血亏虚，头面失荣，或阴不制阳，虚火上炎，熏灼面部，血热滞结则发生黄褐斑。因此陈老在治疗用药时，以滋阴补肾为主，辅以养血活血，达到精血充盛，阴平阳秘；冲任调畅，化瘀消斑的功效。同时又根据肾为水火之脏，肾之阴阳互根互生的理论，在滋补肾阴时又常常用菟丝子、杜仲等温补肾阳，以阳中求阴。但如果患者阴虚火旺的证候明显，则慎用之，否则常常加重虚火的上炎，致使颜面生疮长痘。

医案五

郦某，女，36岁，2002年3月20日初诊。

主诉：颜面褐斑3年。

现病史：3年前产后约1年开始面部起褐斑，逐渐增多，分布于双颊及太阳穴，颜色暗黑无泽。平素手足不温，畏寒；月经期时感腰膝酸冷，月经量少色暗；纳呆；夜寐欠安；大便时溏。

舌脉：舌淡胖质暗，苔白，脉沉。

皮科情况：前额、双颧部、颊侧大面积淡黑青色斑片，边界欠清。

辨证：脾肾阳虚，气血瘀滞。

治则：温肾健脾，活血化瘀。

方药：仙茅6g，仙灵脾10g，鹿角霜15g，枸杞子10g，杜仲10g，党参10g，菟丝子15g，黄芪10g，当归10g，川芎10g，白芍20g，熟地10g，泽兰10g，红花10g，茯苓15g，僵蚕15g。上方14剂，水煎服每日1剂，早晚饭后温服。

二诊（2002年4月17日）：诉服药14剂后，原方又服用14剂。颜面色斑颜色变浅，但面积无明显缩小。月经量增加，颜色转红，且经期腰膝酸冷消失。大便成形。舌淡质暗，苔白，脉沉。前方加丹参20g以养血活血，嘱患者再服14剂。

三诊（2002年5月8日）：颜面色斑呈浅褐色，面积缩小50%以上，边界模糊不清。畏寒纳呆消失。舌淡红，苔白，脉沉。嘱继服前方月余巩固疗效。

【医案分析】 患者平素手足不温，形寒畏冷，腰膝酸冷，属元阳不足，阴寒内盛之象；纳呆便溏，为元阳不振，脾失温煦；脾肾阳虚，精不化血，水谷精微不得运化，气血生化无源，故月经量少而色暗。肾阳不足，精不化气，肾气不充，脾失温煦，水谷之精不能滋养肾精，不能化生气血，则精血更亏，从而恶性循环导致脾肾阳虚，使肾之本色外露，故色斑呈暗黑色。舌淡胖质暗，苔白，脉沉俱为脾肾阳虚之象。治疗以二仙汤仙茅、仙灵脾合菟丝子、杜仲、鹿角霜脾温肾助阳；黄芪、党参、茯苓健脾温脾，助脾之运化；熟地、枸杞益肾填精，当归、川芎、白芍、红花、泽兰养血活血，祛瘀生新；僵蚕清热祛风通络，善搜络邪而走头面，以散虚火上炎而致血热滞结。全方温肾健脾，使脾得肾阳温煦，肾得水谷之精充养，同时益精养血，祛瘀生新。经过治疗，二诊时患者形寒肢冷消失，月经增加，大便成形，脾肾阳虚初步缓解，气血渐旺，在此基础上再加丹参加强养血活血之力，终使色斑消退。

肾藏精，主精气之生发，肾中之阳乃一般阳气之根本。黑色内应于肾，肾阳不足，命门火衰，不能鼓动精血周流上承，面颊不得精血荣养，血滞为瘀而生黑斑，外显肾脏本色。陈老认为本病其本在肾亏阳虚，其标在气郁血瘀，因此治疗上采取补益元阳，和血养营之法，令阳气渐壮，生发鼓动有力，阳生阴长，精血充沛，血脉流畅，自然瘀祛新生，颊面皮肤得养，色斑逐渐消退。

二、粉　　刺

【概述】　粉刺是一种发生于面颈、胸背部的毛囊、皮脂腺的慢性炎症性疾病，其特点为颜面和胸背发生针尖或米粒大小的丘疹，或见黑头、脓疱、结节甚至囊肿，青春期多发，具有一定的损容性。现代医学称为痤疮。

中医学对粉刺的认识早在《黄帝内经》中就有比较详细的论述。《素问·生气通天论第三》中说“汗出见湿，乃生痤疿……劳汗当风，寒薄为皶，郁乃痤。”《黄帝内经素问直解》中对本句的注释为：“若夏月汗出，而见水湿之气，则皮肤湿热，生疖如痤，生疹如疿……若劳碌汗出当风，寒薄于皮肤而上行，则为粉刺，寒郁于皮肤而外泄，则为小疖。痤、疿、皶乃血滞于肤表之轻症。”《肘后备急方》曰：“年少气充，面生皰疮”，提出了年轻人因血气方刚，气血充盈，乃生此病。隋·巢元方《诸病源候论》：“面疱者，谓面上有风热气生疱，头如米大，亦如谷大，白色者也。”明·陈实功《外科正宗》：“肺风属肺热，粉刺、酒皶鼻、酒刺属脾经。此四名同类，皆由血热郁滞不散。又有好饮者，胃中糟粕之味，熏蒸肺脏而成。经所谓有诸内形诸外，当分受于何经以治之。”明·申斗垣《外科启玄》：“粉刺属肺……总皆血热郁滞不散。宜真君妙贴散加白附子敷之，内服枇杷叶丸，黄芩清肺饮。”清·冯鲁瞻《冯氏锦囊秘录》：“肺风，是肺生紫赤刺，隐疹。”清·祁坤《外科大成》：“肺风酒刺……由肺经血热郁滞不行而生酒刺也，宜枇杷清肺饮，或由荷叶煮糊为丸，白滚水服；外用白矾末酒化涂之。”清·吴谦《医宗金鉴》：“肺风粉刺，此证由肺经血热而成，每发于面鼻，起碎疙瘩，形如黍屑，色赤肿痛，破出白粉汁，日久皆成白屑，形如黍米白屑。宜内服枇杷清肺饮，外敷颠倒散，缓缓自收功也。”清·许克昌《外科证治全书》：“肺风粉刺，面鼻起碎红疙瘩，形如黍屑，破出白粉汁，宜用硫黄膏，洗面后涂之，数日愈。”《外科启玄》记载：“肺气不清，受风而成，或冷水洗面，热血凝结而成。”《洞天奥旨·粉花疮》认为：“此疮妇女居多，盖纹面感冒寒风，以致血热不活，遂生粉刺，湿热两停也。”

纵观古代医家的观点，多从肺经论治，认为本病的发生与五脏中的肺关系密切，与六腑中的脾胃、大肠功能异常有关。病因病机方面与热、瘀及血分证有关，认为病性多为实证。辨证多为肺风肺热、血热瘀滞。立法总以清肺胃热为主，方以枇杷清肺饮加减。

【病因病机】 陈彤云教授辨治粉刺一病师古不泥而创新。认为粉刺的发病与人体自身素质有关。易患粉刺之人，多为禀赋热盛，是由于孕育胎儿时父食五辛、母食辛辣等原因致胎中蕴热，移热于胎儿，既有素体肾阴不足，冲任失调，天癸相火过旺，又有后天因饮食不节，过食肥甘厚味，致肺胃湿热，复感风邪而发病。与遗传素质、饮食习惯、生活方式、胃肠功能失调、内分泌紊乱及精神因素等诸多因素有关，病因主要有湿、热、痰、瘀等，与肺胃、肝脾诸经脉关系最为密切。

【辨证论治】 陈彤云教授强调辨证时关键须把握“肺、胃、肝、脾”的脏腑定位，并结合“湿、热、毒、瘀”等四点，分析皮损特点。具体而言可分为以下两方面。一是辨脏腑：粉刺病的临床特点表现为面部和胸背部的白头粉刺、黑头粉刺、炎性斑疹、丘疹、脓疱、结节、囊肿及瘢痕，伴有不同程度的皮脂溢出。其演变过程初为皮脂溢出，皮肤油腻光亮，出现白头粉刺、黑头粉刺，辨证素体肾阴不足，天癸相火过旺；或因平素过食肥甘致脾胃受纳运化失常，湿邪内生，外发肌肤；或因情志不遂，肝气郁结，客犯脾土，脾失健运，湿浊内生；加之外感风热之邪，或湿邪内蕴化热，上熏于肺，阻滞气血，毒热腐肉为脓，血瘀凝滞，发于肌肤，故可见炎性斑疹、丘疹、脓疱、结节、囊肿及瘢痕。又肺主皮毛，肺与大肠相表里，故粉刺的辨证论治，病位主要在肺（大肠）脾（胃），肝、肾。病邪为湿、热、毒、瘀。二是辨皮损：粉刺多辨为湿邪阻滞；红色丘疹多辨证为热在腠理；脓疱多为湿热瘀滞，腐肉为脓；结节、囊肿多是湿热阻滞并与瘀血互结；瘢痕为气滞血瘀；疾病后期的炎性红斑是余热未清，气滞血瘀；皮脂分泌较多属湿热内蕴。

临床具体辨证论治常从肺经风热、肺经血热、脾虚湿蕴、胃肠湿热、肝郁气滞、冲任不调、痰湿蕴阻、血瘀痰结等方面着手。

1. 肺经风热

辨证要点：颜面、胸背部散在或密集分布帽针头至粟米大小红色、淡红色丘疹，或顶有黑头，或可见小脓头；额、鼻周、口周皮肤油腻，皮疹痒为主症，可伴口干、咽干、微咳。

舌质红，苔薄黄，脉浮数。

陈彤云教授认为温病学派中有“斑出阳明，疹出太阴”之说，粉刺初起为高出皮面的粟米粒大小丘疹，可按太阴肺经风热辨证治疗。《内经》：“伤于风者，上先受之。”本型多由素体阳热偏盛，或风热外袭，风热阳邪，其性善动炎上，肺居上焦，为娇脏，不耐寒热。故外感风邪犯肺，开合失司，腠理郁闭，邪气不能外达，结聚于上焦之颜面、胸背肌肤而发为粉刺。此证多见于青春发育期之少男、少女。多见于发病初期。皮损可散在分布于面部、背部，多集中在前额。

治疗宜疏风宣肺清热，方用枇杷清肺饮加减。主要治疗用药有金银花、连翘、枇杷叶、桑白皮、知母、黄芩、生石膏、桑叶、野菊花、牛蒡子、生甘草等。皮损瘙痒属风热上攻，可加白鲜皮、桑叶、菊花以疏风清热止痒；油脂多可加生侧柏叶以凉血疏风；便秘可加草决明、生大黄以通腑泻热。

2. 肺经血热

辨证要点：颜面、胸背部皮肤潮红，散在红色帽针头至粟米大小红色丘疹，或光亮，顶有黑头，可挤出黄白色粉渣，或见脓头；颜面皮肤油腻，皮疹或有痒痛为主症，可伴见口干、口渴，大便秘结，小便黄。舌质红，苔黄，脉数。

陈彤云教授认为此证亦多见于青春发育之少男、少女。多因肺经风热日久入血分或由于素体阳热偏盛，或饮食不节，嗜食辛辣刺激，辛入肺，肺与大肠相表里，大便干结导致腑气不通，蕴久化热，肠中积热，复上蒸于肺，火性炎上，气分热邪，深入营血。手太阴肺经起于中焦而上行过胸，体表络脉充盈，气血郁滞，循经外发，因而发病。正如《外科启玄》曰：“粉刺……总皆血热郁滞不散。”《肘后备急方》则曰：“年少气充，面生皰疮。”《医宗金鉴·外科心法要诀·肺风粉刺》云：“此证由肺经血热而成。每发于面鼻，起碎疙瘩，形如黍屑，塞赤肿痛，破出白粉汁，日久皆成白屑，形如黍米白屑。”

治疗宜清肺热凉血解毒，方用连翘败毒丸加减。主要治疗用药有连翘、野菊花、黄芩、生栀子、草决明、百部、北豆根、鱼腥草、丹皮、大青叶、生地榆、赤芍等。方中连翘、野菊花清热疏风解毒；黄芩、百部、鱼腥草、北豆根皆入肺经，清肺热；草决明清肠中积热，泻热通便。丹皮、大青叶、生地榆、赤芍入血分，凉血清热。有脓疱加公英、地丁清热解毒；口渴加生石膏清热生津；大便干加生大黄泻热通便。

3. 脾虚湿蕴

辨证要点：颜面、胸背部丘疹、丘疱疹、粉刺或脓头，色红不甚；头皮、面部油脂多；可见黑白头粉刺，脓头不易破溃，不痛不痒；口唇周围皮损多见为主症。病程长，多缠绵难愈。或伴有身困乏力，不思饮食，口淡无味，或胃脘不适，大便秘结或黏滞不爽，舌质淡红，舌体胖大，舌苔白腻或黄腻，脉濡数或滑数。

陈彤云教授认为此证多因素体脾虚，或平素饮食不节，或忧思过度，或起居无常，而致脾失健运，水湿不得运化，聚而成湿，蕴而生热，上蒸颜面而成本病。

治疗宜益气健脾，利湿解毒，方用健脾除湿汤加减。主要治疗用药有生苡米、生枳壳、茯苓、黄柏、生侧柏叶、荷叶、佩兰、藿香、焦三仙、当归、川芎、丹参。口淡无味、舌苔白厚腻，为湿浊中阻，可加佩兰、砂仁、茯苓以宣上畅中渗下、分消走泻；大便秘结不通，属脾虚运化不利，可加生白术以健脾益气；大便黏滞不爽，属湿热阻滞胃肠，可加冬瓜皮清热利湿。

4. 胃肠湿热

辨证要点：颜面、胸背散在或泛发皮疹，皮损多为黑头粉刺、炎性丘疹或脓疱、囊肿，红肿疼痛，颜面油亮光滑；多发于口周为主症；伴口臭，便秘，尿黄。舌质红，苔黄腻，脉滑数。

《素问·生气通天论》："高粱之变，足生大丁。"陈彤云教授认为此型患者多平素喜食辛辣、鱼腥油腻肥甘之品，或酗酒，使大肠积热，不能下达，上蒸肺胃，肺主皮毛，与大肠相表里。手太阴肺经起于中焦上行过胸，足阳明胃经起于颜面下行过胸，故肺胃积热，火性炎上则循经上熏，血随热行，上壅于胸、面，故胸部、面部生粟疹且色红。此型患者多好食肥甘厚味，皮损也"易于壅结气血，而形成痰症"。治疗上依吴鞠通"徒清热则湿不退，徒祛湿则热愈炽"，而行清热利湿解毒法。

治疗以清热利湿解毒为法，方选用茵陈蒿汤、黄连解毒汤加减。主要治疗用药有茵陈、胆草、黄连、黄柏、大黄、连翘、虎杖、野菊花、丹参、当归、川芎等。茵陈、胆草、黄连、黄柏清热利湿；连翘、虎杖、大黄清热解毒，散结消肿；当归、川芎、丹参活血化瘀。肉食多者加焦山楂消肉积；喜食淀粉类食物者可加生麦芽、生谷芽以消米面薯蓣食滞，兼有腹胀、嗳气吞酸可加炒莱菔子以消食除胀，降气化痰。兼有外感而见恶心欲呕者可加焦神曲消食和胃解表。

5. 肝郁气滞

辨证要点：颜面部散在丘疹或脓疱、结节，色红或暗红，多伴有疼痛为主症；部分患者伴发黄褐斑；多因工作压力大，或情绪紧张、劳累而发病；多于激动、心情紧张时颜面潮红；兼见失眠、易怒、胁肋胀痛，或伴月经不调，经前加重，经后减轻，或月经量少。舌红或暗红，苔黄，脉弦或数或滑。

陈彤云教授认为，粉刺病的发生发展亦与肝密切相关，此型好发于青年女性患者。多因平素情志不遂，忧思恼怒伤肝，肝失疏泄，气滞日久化火，血行不畅，阴不制阳，火毒郁于颜面而发粉刺。陈彤云教授认为女子以血为本，肝体阴而用阳，经前阴血下注血海，全身阴血相对不足，以致肝失血养，气血运行乏力。肝气易郁为患，郁久化热，肝火上炎面部，而成肝火上炎之象。患者多表现为每次月经来潮前粉刺症状加重。

治疗宜疏肝解郁，以丹栀逍遥汤加减。主要治疗用药有柴胡、白芍、当归、白术、茯苓、甘草、薄荷、香附、丹参等。方中柴胡疏肝解郁；白芍、当归养血和血，柔肝缓急，养肝体而助肝用；白术、茯苓、甘草健脾益气，非但能实土抑木，且能使营血生化有源；薄荷疏散郁遏之气。若兼气滞血瘀证，可加玫瑰花、月季花疏肝解郁，活血止痛；肝郁日久化热，火盛者加虎杖、白花蛇舌草清热解毒，活血祛瘀；经前乳房胀痛明显，加元胡、川楝子、王不留行行气止痛；经前加重或月经不调加郁金、益母草养血调经；大便秘结加大黄泻热通便；口干口臭加生石膏、知母泻胃热。《素问·至真要大论》："诸痛痒疮，皆属于心"，此型多伴有心火盛而见口疮，舌尖红、小便黄者，加灯心草、竹叶、黄连清心泻火。

6. 冲任不调

辨证要点：多见于中年女性患者。颜面皮疹坚实，色红或暗，久治难愈；或兼面色晦暗、皮肤粗糙、毛孔粗大、油脂泛溢，或痒或痛；伴见头晕乏力、腰膝酸软。舌淡苔白腻，脉沉。

陈彤云教授认为粉刺的发病除与肺胃血热有关外，亦与素体肾阴不足有关。先天肾水不足，不能上滋于肺可致肺阴不足；因肺与大肠相表里，饮食不节，过食膏粱厚味，大肠积热，上蒸肺胃而致肺胃血热；肺胃血热，日久煎熬津液成痰；阴虚血行不畅为瘀，故以致痰瘀为患。另外肾阴不足，肝失疏泄，使女子冲任不调，而使粉刺随月经周期而发；所以肾阴不足，冲任失调，天癸相火过旺为发病之本，肺胃血热为发病之标。肝经郁热，肝失疏泄，气机不畅，脏腑功能紊乱，情志失调，湿、热、痰、瘀乃生，更易发为粉刺。月经前阴血下聚于胞宫，阳热虚火浮越于上，而致经前粉刺皮损增多加重据此。

治疗宜滋肾泻火、调理冲任、清肺解毒。方用六味地黄汤合二至丸加减。主要治疗用药有女贞子、旱莲草、柴胡、丹参、熟地、山药、山萸肉、茯苓、泽泻、丹皮等。方中女贞子甘苦清凉，滋肾养肝；旱莲草甘酸微寒，养阴凉血；两药共同起到滋阴清肝的作用，是为君药。六味地黄丸补肾阴，柴胡、丹参疏肝、清热、凉血，诸药合用，共同起到滋阴清肝、凉血解毒、调理冲任之功效。月经不调或经前皮疹加剧，加当归、红花、益母草养血活血；皮脂溢出多加生侧柏叶、生山楂利湿化痰散瘀。

7. 痰湿蕴阻

辨证要点：此型男性多见。颜面、下颌部皮疹反复发作，经久不消，渐成黄豆至蚕豆大小肿物，肿硬疼痛或按之如囊，日久融合，结成囊肿，头皮、颜面油脂多。可伴见纳呆，便溏。舌质淡胖苔滑腻，脉濡或滑。

陈彤云教授认为囊肿为痰瘀结聚之象，本型多由脾虚湿蕴证发展而来。由于脾虚失运，聚而成湿，久而酿湿成痰，痰湿互结，阻滞经络；或肝胆湿热日久，湿热久蕴不解，水液运化失常，炼液成痰，进而造成痰湿蕴结，胶结于颜面，产生囊肿结节。

治疗宜祛湿化痰软坚，方用海藻玉壶汤加减。主要治疗用药有青皮、陈皮、半夏、浙贝母、昆布、海藻、当归、川芎、连翘、甘草等。其中青皮、陈皮、半夏、浙贝母消痰；昆布、海藻软坚；连翘散结；甘草解毒兼反佐。陈彤云教授治疗此型多加桃仁、皂刺、夏枯草以活血化瘀，祛痰散结。皮脂溢出多者加生山楂、白花蛇舌草、生侧柏叶、荷叶等以祛湿收涩；大便干结者加枳实化痰消积、瓜蒌清热化痰，润肠通便。

8. 血瘀痰结

辨证要点：本型亦男性患者多见。多见于病程长，反复发作的患者。皮损以面部、胸背部红色、暗红色丘疹、脓疱、囊肿、结节、瘢痕为主。油脂分泌多，皮疹红肿、疼痛，根底部坚硬；面部毛孔粗大。舌质红，苔黄，或见舌底络脉增粗，脉弦或滑或涩。

陈彤云教授认为本病多为血热久瘀，痰湿交结，经络瘀阻所致。本型患者平素阳热偏盛，复因饮食不节，嗜食肥甘；或情志不调，致肝郁克脾，致脾虚湿蕴，湿邪蕴久成痰，痰湿相裹，阻滞气血经络，凝血成瘀，痰瘀互结，凝滞肌肤而成。

治疗宜清热解毒消痰、活血化瘀软坚，方用桃红四物汤加减。主要治疗用药有银花、茵陈、连翘、夏枯草、海藻、昆布、桃仁、红花、当归、丹参、益母草等。陈彤云教授治疗此型多加鬼箭羽、三棱、莪术、连翘、夏枯草、浙贝母等以软坚散结解毒。

【典型医案】

医案一

赵某，男，20 岁，2004 年 2 月 3 日初诊。

主诉：面部反复起疹 3～4 年。

现病史：患者 3～4 年前无明显诱因，开始于面部起疹，时轻时重，未予治疗，后逐渐加重；伴口干渴，纳食多；大便干燥，小便黄。

个人史：嗜食辛辣及煎炸食品。

舌脉：舌胖质红，苔白腻中黄，脉弦数。

皮科情况：面部散在红色丘疹、结节及脓疱，伴小粉刺，油脂溢出多，毛孔粗大。

辨证：肺胃热盛。

治则：清热解毒，利湿凉血。

方药：桑皮 10g，杷叶 10g，双花 20g，野菊 15g，茵陈 20g，丹参 20g，连翘 20g，当归 10g，苦参 10g，虎杖 20g，黄连 10g，黄柏 10g，草决明 20g，生山楂 15g，生军 3g，水煎服，日 1 剂，连服 14 日。嘱其忌食辛辣、煎炸食品，注意面部清洁。

二诊（2004 年 2 月 17 日）：药后大部分皮疹消退，仅 1 处新发小丘疹。大便干燥，近日又食辛辣，纳可。舌质红，苔白中黄，脉数。上方加枳壳 10g，日 1 剂，连服 14 日。余同前。

三诊（2004 年 3 月 2 日）：药后无新发皮疹。大便调，纳可，未食辛发，小便稍黄，夜寐可。舌质红，苔白中黄，脉数。上方去枇杷叶、虎杖、草决明、生山楂，续服 14 日。余同前。

【医案分析】 患者生机旺盛，血热偏盛，阳热偏盛，火热上炎，壅于颜面；饮食不节，肺胃湿热，上蒸于面，发为皮疹。肺热肠燥，则大便干燥；上焦有热则口干渴；胃热消食则纳多；热移膀胱则小便黄。舌脉为肺胃热盛之征。方药治以清热解毒，利湿凉血。方中桑白皮、枇杷叶清肺热，双花、野菊、连翘清热解毒，茵陈、虎杖、黄连、黄柏清热利湿，丹参、当归凉血养血活血，草决明、生山楂、大黄通便，全方共奏清热解毒，利湿凉血之效。药后皮损减轻，但大便仍干燥，故二诊在清热解毒、利湿凉血方药中加枳壳以加强消积导滞之力，使胃肠积滞去，胃肠积热清。三诊时无新发皮疹，一般情况可，上方去枇杷叶、茵陈等以缓和清热利湿之力，以免损伤正气，大便已调，去草决明、生山楂以减轻消导通便之力，继服 14 付以巩固疗效。

陈彤云教授在此病的治疗中，除按中医辨证论治，清解肺胃实热为主外，还针对本病发病的特点与痤疮丙酸杆菌感染有关，结合现代药理研究，用药兼以解毒消散，如茵陈、丹参、黄芩、连翘等中药既有清热解毒利湿活血的功效，又有现代证实的抗痤疮丙酸杆菌作用，因此达到了病证同治。

医案二

赵某，男，15 岁，2005 年 7 月 12 日初诊。

主诉：面部反复起疹 3 年。

现病史：三年前始于面部起小红疹，不痛不痒，未治疗，以后皮疹渐增多，波及双颊、口周，后背，时有绿豆大小红丘疹，触痛，曾外用“痤疮王”，皮疹可缓解，但不断新发；伴口不渴；纳可；大便干，2 日 1 行。

舌脉：舌红，苔白，脉滑。

皮科情况：前额可见多数绿豆大小的红色结节，有炎性红晕，密集成片分布，面颊、后背散在少许同前皮疹。

辨证：肺胃湿热证。

治则：清热利湿，解毒散结。

方药：银花 30g，连翘 30g，夏枯草 15g，虎杖 20g，蛇舌草 20g，北豆根 6g，黄连 10g，黄柏 10g，茵陈 20g，丹参 20g，草决明 15g，生侧柏 15g，荷叶 20g，生军 3g。水煎服，日 1 剂，连服半月。外用达维邦软膏。嘱其局部忌挤压、搔抓，忌辛辣油腻及甜食。

二诊（2005 年 7 月 26 日）：药后皮疹红肿明显减轻，部分皮疹消退，前额结节性皮疹色暗变硬，无压痛。纳可，大便干，2 日 1 行。舌红，苔白，脉滑。治以茵陈、虎杖清热利湿，银花、蛇舌草、北豆根、生侧柏、荷叶清肺热解毒，黄连、黄柏清热燥湿，连翘、夏枯草散结，丹参活血化瘀，生军以活血通便，共奏清热利湿、解毒散结之功。复诊皮疹红肿明显减轻，部分皮疹消退，前额结节性皮疹色暗变硬，故在清热利湿、解毒散结基础上，加当归、川芎以活血化瘀。继服半月。

三诊（2005 年 8 月 9 日）：药后皮疹大部已消，偶有新发粉刺，前额结节已消，尚有色素沉着。纳可，便调。舌红，苔白，脉滑。疹大部分已消，前额结节已消，上方加用生山楂 15g，玫瑰花 15g 增强活血理气，继服汤药 14 剂以巩固疗效。

【医案分析】 粉刺是一种好发于青年男女的皮肤病，发病部位多在颜面、胸、背等处。现代医学认为，本病是一种毛囊皮脂腺结构的慢性炎症性疾患，发病的原因可能是青年人体内雄性激素增多，皮脂腺分泌增多，堵塞毛囊口，因而形成粉刺，进而发展成为炎症性丘疹、脓疱或结节等损害。中医称“肺风粉刺”，俗称“粉刺”。见面部、胸、背部出现黄白色小点或丘疹、脓疱、黑点粉刺、结节等，常伴有皮脂溢出，如脓疱破溃或吸收可留有暂时性色素沉着和小凹坑状瘢痕，亦有的形成结节，居皮下或高出皮肤。本病的发生与肺、脾、胃、肝脏腑失调，营卫不和有关。正常情况下，肝脏疏泄条达，脾胃运化水谷，上输精微于肺，肺输精于皮毛，则卫气和分肉解利，皮肤调柔，腠理致密，才能维持正常的腠理开阖及防御外邪的作用，皮肤才能保持洁净、润泽、光滑。反之，上述脏腑中，任何环节的失调皆可导致发病，如肝失疏泄或脾胃湿热或肺气失宣均可造成营卫之气失和，腠理疏松，开阖不利，复受外邪侵袭，面部络脉郁滞不通，发为粉刺。

此患者年少，正处于生机旺盛之时，火热偏盛，又饮食不节，运化不利，脾胃运湿不利，日久化热，湿热与肺火相合，上灼于面，故面部红疹、硬结，多发，大便干，舌红，苔白，脉滑乃脾胃湿热、运化不利之象，证属肺胃湿热，故以茵陈、虎杖以清热利湿，连翘、夏枯草以解毒散结，银花、蛇舌草以清肺热解毒，黄连、黄柏以清热燥湿，共奏清热利湿、解毒散结之功。二次复诊皮疹红肿明显减轻，部分皮疹消退，前额结节性皮疹色暗变硬，故在清热利湿、解毒散结基础上，加当归、川芎以活血化瘀。继服半月。三次复诊疹大部已消，前额结节已消，上方加用生山楂 15g，玫瑰花 15g 增强活血理气，继服汤药 14 剂以巩固疗效。

医案三

邢某，男，23 岁，2003 年 12 月 31 日初诊。

主诉：面部反复起疹 3 年余。

现病史：患者于 3 年前开始于面部起疹，反复发作，未予系统治疗，近一年加重；纳食可；夜寐安；小便时黄，大便正常。

舌脉：舌质红，苔白厚，脉弦数。

皮科情况：面部可见密集丘疹、红色结节及脓疱，散在粉刺，皮脂溢出较多。

辨证：湿热蕴结。

治则：清热化湿，解毒散结。

方药：夏枯草 15g，银花 20g，连翘 20g，茵陈 20g，丹参 20g，黄连 10g，黄柏 10g，野菊 15g，虎杖 20g，土茯苓 20g，草决明 15g，荷叶 15g。水煎服，日 1 剂，连服 14 日。嘱其忌食辛辣、煎炸食品，调情志。

二诊（2004 年 1 月 14 日）：药后症减，脓疱减少，油脂溢出减轻，结节变小，粉刺已消。二便调。舌质红，苔白，脉数。上方加当归 12g，苦参 12g，日 1 剂，连服 14 日。医嘱同前。

三诊（2004 年 1 月 28 日）：药后症减，新发皮疹明显减少，部分结节渐消退，无粉刺。二便调。舌质红，苔白，脉数。上方去野菊、虎杖、荷叶，加北豆根 6g，续服 14 日。医嘱同前。

【医案分析】 患者素体阳热偏盛，正处于生机旺盛之时，血热日盛，热性炎上，壅于颜面，肺经风热与血热相搏，入于肺窍，致使面部粟疹鲜红而发病，湿热熏蒸则皮脂溢出较多，热移膀胱则小便时黄，舌脉均为肺经风热、湿热蕴结之征。治宜清热化湿解毒散结。故临床多采用“清热化湿，解毒散结”法治疗。自拟处方清热化湿，解毒散结。方中茵陈、黄连、黄柏、虎杖清热燥湿；金银花、野菊、连翘草决明清热解毒；夏枯草、连翘散结消肿；虎杖、土茯苓、荷叶利水渗湿；丹参凉血活血。全方共奏清热化湿，解毒散结之效。湿热蕴结，致气血郁滞，湿热蕴久耗伤阴血，故二诊在清热化湿，解毒散结方药中加“养血活血”之品，使湿热清，郁结散，助机体清湿热毒邪，调畅气血，皮损渐愈。

医案四

宋某，男，20岁，2001年2月17日初诊。

主诉：面部反复起疹5年余。

现病史：患者5～6年前无明显诱因，开始于面部起疹，时轻时重，未予治疗，后逐渐加重；面部出油多；纳食佳；夜寐安；二便调。

个人史：嗜食辛辣及甜食，近1个月已忌食辛辣。

舌脉：舌淡暗，苔白厚，脉滑。

皮科情况：鼻部及周围密集皮疹，双颊侧可见散在皮疹，面部出油多，毛孔粗大。

辨证：湿热感毒。

治则：清热利湿解毒。

方药：夏枯草30g，连翘20g，丹参30g，双花30g，黄连10g，黄柏10g，土茯苓20g，蛇舌草20g，生山楂15g，生侧柏15g，虎杖20g，北豆根6g。水煎服，日1剂，连服14日。另口服丹参酮0.25g×4瓶/1.0 Tid，外用达维邦软膏。

二诊（2004年3月2日）：药后脓疱减少，粉刺已清出，无新发囊肿及结节，时有红色小丘疹及小脓疱，鼻周明显，但较初诊时有明显改善，纳可，便调，余无不适。舌淡，苔白，脉滑。上方改连翘30g，加茵陈20g，苦参10g，日1剂，连服14日。

三诊（2004年3月16日）：无新发皮疹，结节、囊肿渐消退，面部油脂减少，余无不适。舌淡，苔白，脉滑。上方续服20日。

【医案分析】 患者正处于生机旺盛之时，阳热偏盛，血热日盛，热性炎上，壅于面部，肺经风热与血热相搏，入于肺窍，故鼻部及周围起疹；饮食不节，肺胃之热上蒸，又感风邪，血瘀凝结则见囊肿、结节。舌淡暗，苔白厚，脉滑为湿热感毒之证。治以清热利湿，解毒散结。方中双花、蛇舌草、连翘、北豆根清热解毒，虎杖、黄连、黄柏清热利湿，夏枯草、连翘、生山楂解毒散结，丹参、生侧柏凉血活血，土茯苓淡渗利湿，全方共奏清热解毒，利湿凉血之效。药后脓疱减少，粉刺已清出，无新发囊肿及结节，时有红色小丘疹及小脓疱，鼻周明显，但较初诊时有明显改善，舌淡，苔白，脉滑。故二诊在清热利湿，解毒散结方药中加连翘的剂量以加强清热散结之力，加茵陈、苦参以加强清湿热之力。三诊时无新发皮疹，一般情况可，继服上方20付以巩固疗效。

陈彤云教授在临床实践中认识到，现代人生活水平逐渐提高，饮食结构和习惯也有了很大变化，人们如果饮食不节，酒酪为浆，日久则生痰化热。正如《内经》云："高粱之变，足生大丁，受如持虚。"由此导致的皮肤病早期多为实热证，故陈彤云教授善用清热之法。如清热凉血、清热解毒、清热疏风、清热养阴、清热安神、清热渗湿、清热利湿、通腑泄热等，这些都是临床实践中陈彤云教授应用较多的方法。常用中药如金银花、连翘、栀子、黄芩、黄连、黄柏、生地、赤芍、牡丹皮、生石膏、知母、白茅根、夏枯草、紫草、茜草、丹参、龙胆草、藿香、佩兰、薏苡仁、茯苓、猪苓、白术、白扁豆、金钱草、滑石、车前子、车前草、白鲜皮、地肤子、茵陈、萹蓄、瞿麦、生大黄等品。

三、酒 齄 鼻

【概述】 酒齄鼻以中年人多发。其皮肤损害为颜面潮红，伴发丘疹、脓疱及毛细血管扩张。相当于现代医学的玫瑰痤疮。初发于鼻头、鼻翼两侧，日久可延及两颊、前额两眉间及下颏，局部皮肤初起为弥漫性红斑，以后鼻头红赤，并有血丝显露，在红斑上出现散在的小丘疹、脓疱；病情严重至晚期，鼻部肤色渐变紫红或紫褐，局部增生肥厚，最后呈瘤状隆起，形成鼻赘。

《诸病源候论》酒渣候记载："此由饮酒，热势冲面，面遇风冷之气相搏所生。"明《古今医统·鼻赤》云："酒渣鼻多是饮酒之人，酒气邪热熏蒸面鼻，血热壅滞而成鼻齄，赤色者也。"清《医宗金鉴》酒渣鼻："此证生于鼻准头，及鼻两边，由胃火薰肺，更因风寒外束，血瘀凝结，故先红后紫，久变为里，最为缠绵。"纵观古代医家的观点，多从肺脾经论治，认为本病的发生与五脏中的肺脾关系密切，亦与六腑中的胃及气血功能异常有关。病因病机方面与风寒、积热及瘀证有关，认为病性多为积热、血瘀。辨证多为肺脾胃热及寒凝血瘀。立法总以清热凉血解毒化瘀为主，方以枇杷清肺饮和凉血五花汤加减。

【病因病机】 陈彤云教授认为酒渣鼻的发病与人体素质有关，易患酒渣鼻之人，多为肺经、脾胃经风热、湿热所致，是由于素体热盛的体质因素，又有后天因饮食不节，过食辛辣炙煿、油腻酒酿，致肺脾胃积热，复感风寒之邪而发病。与机体素质、胃肠功能障碍、感染病灶、饮食习惯（嗜酒喜辛辣刺激之品）、生活方式、内分泌失调及精神因素等诸多因素有关，病因主要有风寒、积热与血瘀等，与肺脾胃诸经脉关系最为密切。

1. 肺经风热　某些人到中年，肺经阳气偏盛，郁而化热，热与血相搏，血热入肺窍，使鼻渐红而生病。

2. 脾胃积热　若脾胃素有积热，复因嗜食辛辣之品，生热化火，火热循经熏蒸，亦会使鼻部潮红，络脉充盈。

3. 寒凝血瘀　风寒客于皮肤，或冷水洗面，以致血瘀凝结，鼻部先红后紫，久则变为黯红。

【辨证论治】　陈彤云教授辨治酒渣鼻一病强调辨证时须将脏腑辨证与皮损辨证相结合，以达辨证精准，用药才出奇效。具体而言可分为以下两点，一是辨脏腑：酒渣鼻的临床特点表现为面部五点分布（鼻部、两颊、前额、下颏）的红斑基础上的丘疹、脓疱，伴有不同程度的毛细血管扩张。其演变过程初为面部红斑，继而出现丘疹、脓疱，病久形成鼻赘。辨证肺经阳气偏盛，郁而化热，热与血相搏，血热入肺窍，使鼻渐红而生病；或脾胃素有积热，复因嗜食辛辣之品，生热化火，火热循经熏蒸，亦会使鼻部潮红，络脉充盈；毒热腐肉为脓，血瘀凝滞，发于肌肤，故可见炎性丘疹、脓疱；加之风寒客于皮肤，或冷水洗面，以致血瘀凝结，鼻部先红后紫，久则变为黯红；又肺主皮毛，肺与大肠相表里，故酒渣鼻的辨证论治，病位主要在肺（大肠）脾（胃）。病邪主要为热、毒、瘀。二是辨皮损：酒渣鼻多辨为肺脾热盛或寒凝血瘀；红斑多是气分或血分有热；红色丘疹多辨证为热在腠理；脓疱多为热毒瘀滞，腐肉为脓；结节、鼻赘多是血瘀凝结。

临床根据辨证时“肺、脾、胃”的脏腑定位，并结合“热、毒、瘀”三点分析皮损特点，将酒渣鼻分为肺经风热、脾胃积热、寒凝血瘀三型。

1. 肺经风热

辨证要点：颜面弥漫性红斑，或散在或密集分布帽针头至粟米大小红色、淡红色丘疹，或可见小脓头；可伴口干、咽干、微咳。舌质红苔薄黄，脉浮数。

陈彤云教授认为温病学派中有“斑出阳明，疹出太阴”之说，初起为高出皮面的粟米粒大小丘疹，可按太阴肺经风热辨证治疗。本型多由素体阳热偏盛，或风热外袭，风热阳邪，其性善动炎上，肺居上焦，为娇脏，不耐寒热。故外感风邪犯肺，开合失司，腠理郁闭，邪气不能外达，结聚于上焦之颜面肌肤而发为酒渣鼻。此证多见于中年人。多见于本病早期。红斑可分布于鼻部、两颊、前额、下颏等。

治疗宜疏风宣肺清热，方用枇杷清肺饮加减。主要治疗用药：金银花，连翘，枇杷叶，桑白皮，知母，黄芩，生石膏，桑叶，野菊花，牛蒡子，生甘草等。便秘可加草决明、生大黄以通腑泻热。

2. 脾胃积热

辨证要点：颜面皮肤红斑基础上，散在红色帽针头至粟米大小红色丘疹，或见脓头；可伴见口干、口渴，大便秘结，小便黄。舌质红，苔黄，脉数。

陈彤云教授认为此证亦多见于中年人。多因风热日久或脾胃素有积热，复因嗜食辛辣之品，生热化火，火热循经熏蒸，亦会使鼻部潮红，络脉充盈；毒热腐肉为脓，血瘀凝滞，发于肌肤，故可见炎性丘疹、脓疱。

治疗宜清热凉血解毒，方用凉血五花汤加减。主要治疗用药：金银花，野菊花，鸡冠花，凌霄花，连翘，生栀子，草决明，丹皮，大青叶，生地榆，赤芍等。方中金银花、野菊花、连翘清热疏风解毒；鸡冠花、凌霄花凉血清热退斑；生栀子清热泻火；草决明清胃肠积热，泻热通便；丹皮、大青叶、生地榆、赤芍入血分，凉血清热。有脓疱加公英、地丁清热解毒；口渴加生石膏清热生津；大便干加生大黄泻热通便。

3. 寒凝血瘀

辨证要点：鼻部结节、鼻赘及颜面红斑基础上的丘疹、脓疱为主症。病程长，多缠绵难愈。此期男性较女性为多。舌质暗，舌苔薄白，脉涩。

陈彤云教授认为此证多因风寒客于皮肤，或冷水洗面，以致血瘀凝结，鼻部先红后紫，久则变为黯红。治宜活血化瘀，软坚散结，方用加味海藻玉壶汤。主要治疗用药：三棱，莪术，桃仁，海藻，昆布，贝母，半夏，青皮，陈皮，当归，川芎，连翘等。脘腹胀满可加佩兰、砂仁、茯苓以宣上畅中渗下、分消走泻；大便不畅，属脾虚运化不利，可加生白术以健脾益气；大便黏滞不爽，属湿热阻滞胃肠，可加冬瓜皮清热利湿。

【典型医案】

医案一

杨某，女，36岁，2003年6月18日初诊。

主诉：颜面发红、反复起疹近4年。

现病史：患者平素工作紧张，时有颜面发红现象。4年前曾去郊游，适逢大风，之后出现颜面发红加重。移居他处后颜面开始起疹，时有脓疱，并且颜面潮红不退，自觉面部有烧灼感。曾先后在当地各级医院积极诊治，坚持内服及外用抗菌消炎药（具体药名不详），但自觉疗效欠佳，颜面皮疹始终不退。数月后又开始出现月经不调。故来就诊。现颜面发红，多数丘疹、脓疱；月经先期、量少，经前乳房胀痛；口干，心烦；寐差；二便调。

个人史：患者情绪低落、精神压力较大。

舌脉：舌质红，苔黄腻，脉滑数。

皮科情况：颜面以鼻部及鼻周、双颊、眉间、下颌为主出现潮红，毛细血管扩张，伴发密集的丘疹、脓疱。

辨证：肺胃蕴热，外感毒邪，郁结血分。

治则：清热解毒、凉血散结。

方药：银花30g，连翘30g，玫瑰花10g，鸡冠花15g，茵陈20g，黄连10g，黄柏10g，生地15g，胆草6g，虎杖20g，土茯苓20g，丹参30g，白花蛇舌草30g。水煎服，日1剂，连服7日。

二诊（2003年6月25日）：药后颜面丘疹、脓疱大部分逐渐消退，可见皮疹明显减少，新发皮疹仅2～3处，仍伴有较明显的毛细血管扩张，夜寐尚可，情绪好转，纳食好，二便调。舌暗红，苔白，脉滑。加用野菊花15g，干茅根20g，北豆根 6g。7 剂，水煎服，日 1 剂。

三诊（2003 年 7 月 2 日）：服上药一周后，脓疱、丘疹已完全吸收，无新发皮疹。颜面毛细血管扩张稍减轻。但月经量少，纳可、眠佳、二便调。舌红，苔黄，脉滑数。加用当归 10g，川芎 6g，白芍 15g 以调经。患者随后返回居住地上海继服此方 2 月。

四诊（2003 年 9 月 3 日）：患者通过函诊反馈病情，用药期间颜面未发皮疹，面红明显减轻，毛细血管扩张有所缓解，月经较前量多，余无不适。嘱上方减野菊，北豆根，胆草，继服巩固疗效。患者又服药 2 月。

五诊（2003 年 10 月 28 日）：颜面皮疹基本消退，散在少量毛细血管扩张，面红不明显，纳食可、精神佳、夜寐安、二便调。舌红，苔白，脉滑。方药：金银花 20g，野菊花 15g，玫瑰花 10g，鸡冠花 10g，凌霄花 10g，鸡血藤 20g，忍冬藤 20g，蛇舌草 20g，干生地 30g，白茅根 30g，紫草根 15g，茜草根 15g，赤芍 15g，丹皮 15g，丹参 30g。11 月 5 日患者颜面潮红完全消退，无皮疹，未诉不适，临床痊愈。

【医案分析】 《景岳全书》有云："酒渣鼻由肺经血热内蒸，次遇风寒外束，血瘀凝滞而成。"现代医学认为本病发病可能与局部寒冷刺激、内分泌失调、胃肠功能障碍、精神因素、感染病灶、饮食习惯及遗传因素等内、外多因素有关，从而导致面部皮肤血管运动神经机能失调引起毛细血管扩张及丘疹、脓疱。陈彤云教授认为此患者时值中年肺经阳气偏盛，郁而化热，热与血相搏，血热入肺窍，故鼻红。火热循经熏蒸，络脉充盈而面红。又因风寒外束，血瘀凝结，故先红后暗，久病入里，经久不退，最为缠绵。此患者平素虽无不良饮食嗜好，且无家族遗传史记载，但其发病是由于从城市到农村有了外界环境的突然改变和局部风冷的刺激、饮食的变化、加之长期的精神紧张及内分泌的失调等综合原因而致。

此患者就诊时为酒渣鼻二期，根据皮损及临床症状及舌脉辨证属中医的肺胃蕴热，外感毒邪，郁结血分证，故陈彤云教授以银花、连翘清热解毒散结为君药；胆草、黄连、黄柏、茵陈、土茯苓、蛇舌草清热泻火、解毒燥湿为臣；生地、丹参、虎杖、鸡冠花、玫瑰花凉血活血散瘀为佐使。陈彤云教授应用花类药轻清而上行以达颜面；连翘为“疮家圣药”，所以应用于丘疹脓疱期可起到清解消肿散结的作用；而且陈彤云教授在应用清热解毒药的同时不忘清热燥湿泻火，给邪以出路，因湿与热裹往往缠绵难愈；热与血搏则血热入肺，加之风寒外侵，血瘀凝结，因此必佐以凉血活血散瘀之品才能消解血中脉络之瘀结凝滞。全方清热燥湿泻火之中辅以凉血活血散瘀，以动治瘀；凉血活血以助清热散结，热毒双解。二诊时陈彤云教授加用野菊、茅根、北豆根以加强解毒凉血的作用。三诊时加用当归、川芎、白芍是巧用四物汤以调经血。四诊时去胆草、野菊、北豆根以防苦寒伤胃。五诊时方以五花、三根、二藤清热凉血活血化湿为主，辅以活血解毒以清余热余毒。

医案二

刘某，男，42岁，2009年12月23日初诊。

主诉：面部反复起疹5年。

现病史：患者5年前于面部起疹，自行去美容院及外用化妆品治疗，效不佳，皮疹时轻时重，为系统治疗遂来我院门诊。现面部起红色丘疹，油脂分泌较多，轻微痒感；眠安；二便调。

个人史：平素嗜辛辣；性情急躁易怒。

舌脉：舌质红，苔白腻，脉滑数。

皮科情况：颜面皮脂溢出明显，鼻、口周红色丘疹、结节、囊肿。

辨证：湿热内蕴。

治则：清热利湿。

方药：茵陈 30g，连翘 30g，丹参 20g，野菊花 15g，茯苓 10g，百部 10g，北豆根 6g，大青叶 15g，虎杖 20g，黄连 10g，黄柏 10g，黄芩 10g，龙胆草 6g，盐知母 10g，泽泻 10g，浙贝母 10g。水煎服，日 1 剂，连服 14 日。

外用药：复方化毒膏 20g×2 盒/外用。

医嘱：调情志；注意面部清洁；忌食辛辣、油腻油炸、高糖食物；规律起居，保证充足睡眠。

二诊（2010 年 1 月 7 日）：药后症减，面部皮疹部分消退，留有淡红色色素沉着斑；原有部分皮疹炎症明显，色红。新发皮疹减少，皮脂溢出明显，仍可见结节、囊肿。纳可，眠安，二便调。前方加夏枯草 20g。14 剂，水煎服，日 1 剂。

三诊（2010 年 1 月 22 日）：服上药两周后，囊肿、结节已全部消退，无新发皮疹，旧疹颜色减淡，性情急躁好转，纳可，眠安，二便调。减野菊花、北豆根、大青叶、龙胆草，服药 1 月余。

四诊（2010 年 3 月 1 日）：患者颜面皮肤光滑，无皮疹，肤色正常，纳可，眠安，二便调。

【医案分析】 患者平素喜食辛辣，而致胃肠湿热，发为本病。湿热内蕴，故见皮肤脂溢明显；热性炎上，循经上扰，熏蒸颜面，故见面部多发炎性丘疹；湿热日久，湿聚成痰，故见囊肿；热盛则见性急，烦躁。综上，舌质红，苔白腻，脉滑数均为湿热内蕴之征。治以清热利湿。

方中茵陈、黄连、黄柏、黄芩、虎杖清热燥湿，茯苓、泽泻健脾利湿，连翘、野菊、北豆根、大青叶、龙胆草清热解毒，盐知母、浙贝母滋阴清热。湿热日久致血瘀凝滞，加丹参以活血化瘀。二诊时仍见结节、囊肿，故加入夏枯草以加强清热软坚散结之力。三诊时结节、囊肿已消，无新发皮疹，去野菊、北豆根、大青叶、龙胆草以防苦寒伤中。

医案三

金某，女，50 岁，2010 年 2 月 10 日初诊。

主诉：面部反复起疹 3 年。

现病史：3 年前做面膜后出现面部起红斑，不痒，间断外院治疗，以外用药为主，曾短期使用过激素类药膏，皮损均可暂时缓解，仍有复发。近 4 月皮疹复发严重，局部潮热感，遂于我院就诊。现面部多数红色丘疹，伴面部干燥感、瘙痒、灼热感；纳可；眠欠安；大便不规律，偏干。

舌脉：舌质红，苔黄腻，脉细弦。

皮科情况：面部潮红，前额、鼻头、双颊、下颌部片状炎性红斑基础上间见炎性丘疹、脓头，下颌部尤甚；局部少许干燥脱屑。

辨证：肺胃积热。

治则：清肺胃热。

方药：凌霄花 10g，野菊花 15g，茵陈 20g，连翘 20g，丹参 20g，当归 6g，川芎 3g，黄连 6g，黄柏 10g，虎杖 20g，百部 10g，北豆根 6g，大青叶 15g，生地榆 6g，生知母 10g。水煎服，日 1 剂，连服 14 日。外用药：颠倒散。

医嘱：忌热水烫洗局部；忌饮酒；忌食辛辣、油腻油炸、高糖分食物；三餐宜定时，宜细嚼慢咽，不宜吃过热食物，要注意顾护胃肠。

二诊（2010 年 2 月 25 日）：药后症状明显改善，面部潮红斑片消退大半，无新生丘疹，原皮疹消退明显，但鼻头仍红，干燥脱屑的情况亦明显减轻；干痒消；纳眠可，大便调。舌质红，苔白，脉细弦。加大地榆用量至 10g。继服 1 月。

三诊（2010 年 3 月 30 日）：患者面部潮红斑片已全部消退，颜面光滑，无皮疹，纳眠可，二便调。

【医案分析】 患者脾胃运化不利，湿热内蕴，外用温热燥烈之品，致毒热之邪上蒸面颊而发本病。热邪上炎于面，且外受药毒侵袭皮毛，蕴结腠理，气血瘀滞不通，故见面颊潮红丘疹、斑片，灼热痒痛；热盛伤及阴血，则皮肤干燥脱屑；舌质红，苔黄腻，脉细弦亦为肺胃积热之象。处方治以清肺胃热。方中茵陈、黄连、黄柏、虎杖燥湿清热；野菊花、连翘、北豆根、大青叶解毒清热；热与血结，血瘀凝滞，以入血分之凌霄花、生地榆凉血清热祛斑；丹参、当归、川芎养血活血；生知母滋阴降火。二诊时患者颜面局部炎性红斑、丘疹均减轻，干燥脱屑的情况也明显改观，仅鼻头红斑仍明显，局部脂溢，舌质红，体内热象仍显著，效不更方，加大地榆用量至 10g 加强凉血力量，巩固疗效。

医案四

张某，男，41 岁，2012 年 1 月 4 日初诊。

主诉：鼻头反复起疹 3 年。

现病史：患者 3 年前无明显诱因鼻头部起疹，曾外院就诊，以药膏外用治疗，效果不明显，仍反复发作，遂来我院就诊。现鼻头起红色丘疹；伴胃部反酸，呃逆；纳可；眠安；大便偏干。

舌脉：舌红，苔薄黄，脉弦。

皮科情况：鼻头潮红，伴红色丘疹、结节，鼻翼少量脓头。

辨证：肺胃积热。

治则：清热凉血。

方药：茵陈 20g，连翘 20g，野菊花 10g，丹参 20g，黄连 6g，黄柏 10g，生槐花 10g，当归 6g，川芎 3g，吴茱萸 3g，枇杷叶 15g，大青叶 15g，百部 10g，北豆根 6g，生知母 10g。水煎服，日 1 剂，连服 14 日。

二诊（2012 年 1 月 19 日）：药后好转明显，大部分脓头、丘疹已消退，鼻头仍遗留少许潮红斑片，反酸、呃逆好转，纳可，眠安，二便调。舌红，苔薄白，脉弦。加海螵蛸 10g、虎杖 15g，继服 14 剂。

【医案分析】 患者脾胃素有积热，复因嗜食辛辣之品，生热化火，火热循经熏蒸，使鼻部潮红，络脉充盈，发为酒渣鼻。毒热腐肉为脓，入于血分，血瘀凝滞，发于肌肤，故可见丘疹、结节、脓头。脾胃积热，火热循经上扰，故反酸、呃逆；火热伤阴，肠道失于濡润，故大便偏干。舌红苔薄黄，脉弦，亦为肺胃积热，郁结血分之象。依法治以清热凉血，活血化瘀。

方中野菊花、连翘、北豆根、大青叶清热解毒；茵陈、黄连、黄柏燥湿清热；生槐花、丹参、当归、川芎凉血活血；生知母滋阴清热；吴茱萸，归脾胃经，和胃降逆止呃；枇杷叶，归肺胃经，清肺降逆止呕。全方清热凉血为主，活血化瘀为辅，兼顾和胃降逆。二诊时大部分脓头、丘疹已消退，鼻头仍遗留少许潮红斑片，反酸、呃逆好转，加海螵蛸以增强降逆抑酸之效，加虎杖以加强清热解毒散瘀之功，继服 14 剂以巩固疗效。

四、面 游 风

【概述】 面游风是面部瘙痒并出现面部潮红斑片，上覆有鳞屑的慢性炎症性皮肤病。其皮损特点是以炎性红斑上覆有油腻性或干燥性鳞屑为特征。病程缓慢，反复发作，常迁延多年，好发于皮脂腺分泌较多的部位，自觉轻微瘙痒。患者以青壮年多见，乳儿期也可发生。相当于西医的脂溢性皮炎。

与祖国医学文献记载的“面游风”、“白屑风”、“纽扣风”相类似。如《医宗金鉴·外科心法》面游风记载：“此证生于面上，初发面目浮肿，痒若虫行，肌肤干燥，时起白屑。次后极痒，抓破，热湿盛者津黄水，风燥盛者津血，痛楚难堪”。又如白屑风记载：“此证初生发内，延及面目耳项燥痒，日久飞起白屑，脱去又生”。临床多见于头部、面部、眉间、耳、项，可向下蔓延至其他皮脂溢出部位，伴有不同程度的瘙痒。常分为油性及干性两种类型。

【病因病机】 陈彤云教授认为，本病因素体血燥，又嗜食辛辣、甜腻及厚味，饮酒贪杯，致胃肠积热或又感受风邪，风邪郁久不散，以致耗伤阴血，肌肤失于濡养而致。病性多为风、热、燥、湿。

【辨证论治】 辨证时关键须把握“脾、胃”的脏腑定位，并结合“风、热、燥、湿”等分析皮损特点。具体而言可分为干性型和湿性型两点。干性型一般表现为面部皮损为大小不一的淡红斑片，其上附着白色糠秕状鳞屑。头皮部鳞屑可堆积较厚，瘙痒剧烈，梳头或搔抓时头屑易于脱落，毛发干枯，伴有脱发。而湿性型表现为皮脂分泌旺盛，皮损可有红斑、糜烂、油腻性鳞屑，常有异味。眉毛因搔抓而稀疏。头皮部油腻、头屑多，瘙痒明显，头发易脱落、秃顶。严重者泛发全身，呈湿疮样改变。具体辨证论治常从风热血燥、脾胃湿热等方面着手。陈彤云教授治疗上分为湿热内蕴、外感风邪型与湿热阴伤、血虚风燥型两型。治以清热利湿凉血疏风、养阴润燥清利湿热为法。

1. 风热血燥证

辨证要点：好发于头面部，为淡红色斑片，干燥、脱屑、瘙痒，受风加重。发于头皮，瘙痒明显，头皮屑多，毛发干枯脱落。伴有口干口渴，大便干燥。舌质红，苔薄白，脉细数。

治则祛风清热，养血润燥，方选消风散合当归饮子。

加减：皮损颜色较红者加丹皮、银花；瘙痒较重者加白鲜皮、刺蒺藜；皮损干燥明显者，加玄参、麦冬。

2. 脾胃湿热型

辨证要点：皮损为潮红斑片，其上附着有油腻性鳞屑，严重者可出现糜烂、渗出。伴有口苦而黏，脘腹痞满，小便短赤，大便干结。舌质红，苔黄厚腻，脉滑数。

治则除湿清热止痒，方选参苓白术散合茵陈蒿汤。

加减：糜烂渗出者加土茯苓、苦参、马齿苋；脾胃湿热盛者加藿香、佩兰。

【典型医案】

医案一

李某，女性，25岁，2009年3月5日初诊。

主诉：颜面发红，痒，起屑2月。

现病史：患者2月前颜面部起屑、瘙痒、发红，自行外涂药膏（具体药名不详），效不显，遂来我院就诊。现面部起疹，伴瘙痒；口干心烦；纳眠可；小便黄。

舌脉：舌质红，苔薄黄，脉滑数。

皮科情况：颜面脂溢明显，面颊皮肤潮红，间见粟粒状小丘疹，少许干燥鳞屑。

辨证：脾胃湿热，外感风邪。

治则：清热利湿，疏风止痒。

方药：茵陈20g，连翘20g，丹参20g，银花20g，丹皮10g，栀子10g，黄芩10g，生地15g，地骨皮15g，青蒿15g，胆草10g，白蒺藜30g，银藤20g，浮萍10g，菊花10g，白茅根30g。水煎服，日1剂，连服14日。

二诊（2009年3月19日）：红退、痒轻、皮疹吸收，加紫草根、茜草根各15g继服半月。

三诊（2009年4月5日）：面部不红、不痒，纳可、便调，去胆草加当归10g，又服14剂后痊愈。

【医案分析】 本病的发病原因尚未清楚，有学者认为糠秕马拉色菌是导致本病发生或加重的重要因素。另外，大量增多的皮脂，通过原有皮肤上的非致病微生物如痤疮丙酸菌等作用，分解出游离脂肪酸，刺激皮肤引起炎症。脂溢性皮炎也是免疫功能障碍如获得性免疫缺陷综合征（AIDS）最常见的皮肤表现之一，据统计发生率约 46%～87%。内分泌紊乱如乳腺癌术后辅助使用雌激素拮抗剂也可诱发或加重脂溢性皮炎。其他因素诸如遗传、精神紧张、饮食结构、化学性刺激、洗头过勤、生活无规律、B 族维生素缺乏、嗜酒等均与本病的发生和发展有一定关联。

患者饮食不节，致脾胃湿热内蕴，湿热上蒸于肌肤，壅于面部，故面颊皮肤红，伴粟粒状小丘疹；外感风邪，蕴阻肌肤，故见皮损起屑；又风邪外受，肌肤失于濡养，故见瘙痒。舌质红，苔薄黄，脉滑数亦为湿热内蕴之象。故治疗以清热利湿为主，凉血疏风为辅。方中茵陈、栀子、黄芩、胆草、地骨皮、青蒿清热除湿；连翘、银花、菊花、银藤清热解毒；丹皮、生地、白茅根、丹参凉血活血；浮萍、白蒺藜祛风止痒；全方共奏清热利湿，凉血疏风之效。二诊时加紫草根、茜草根以增强凉血活血之效。病久伤阴，故加当归以养血活血。

医案二

吴某，女性，30 岁，2010 年 1 月 12 日初诊。

主诉：面部起疹，伴痒 1 年余，加重 1 个月余。

现病史：1 年前面部开始反复起红斑，伴痒，自外涂药膏（具体药名不详），可暂时缓解。近 1 月，皮损复发增多，大片红斑，遂于我院就诊。现面部潮红、起红色丘疹，伴干燥、瘙痒；纳可，眠安，二便调。

舌脉：舌质红，苔白厚腻，脉滑。

皮科情况：面部脂溢，前额、双眉弓、眉间、双颧部潮红斑片，局部干燥、脱屑；散见红色毛囊性炎性丘疹，少许脓头。

辨证：湿热内蕴，外感风邪。

治则：清热利湿，疏散风邪。

方药：茵陈 15g，连翘 15g，丹参 15g，野菊花 15，当归 10g，川芎 6g，黄连 6g，黄柏 10g，虎杖 15g，北豆根 6g，百部 10g，泽兰 15g，鱼腥草 10g，香附 6g，生侧柏叶 10g，藿香 10g。水煎服，日 1 剂，连服 30 日。

医嘱：注意面部清洁；忌食辛辣、油腻、油炸、高糖分食物；注意作息时间规律，保证充足睡眠；调情志；防止搔抓刺激。

二诊（2010 年 2 月 23 日）：药后症状较前改善，面部潮红斑片消退，干燥、痒感亦明显缓解，但双眉弓、鼻头、下颌部仍可见片状红斑，局部脂溢；炎性丘疹部分消退；纳眠可，二便调。舌质红苔薄白，脉弦滑。上方加凌霄花 10g，玫瑰花 10g。

【医案分析】 患者平素喜食辛辣、甜食、冷饮等，致中焦湿热内盛发病。湿热内蕴，外感风邪，蕴阻肌肤，湿热上蒸，故见皮肤脂溢明显，片状红斑；外感风邪，蕴阻肌肤，故见皮损略干燥、脱屑；饮食不节，脾胃湿热，热性炎上，肺热向上熏蒸肌肤，壅于面部，故见面部红斑基础上炎性丘疹；又风邪外受，肌肤失于濡养，故见瘙痒。舌质红苔白厚腻，脉滑均为湿热内蕴之象。治以清热利湿疏风。

方中茵陈、黄连、黄柏、虎杖清热燥湿；藿香化湿；患者面部见少许脓头，加野菊花、连翘、鱼腥草清热解毒；北豆根清热解毒疏风；湿热蕴久耗伤阴血，故加当归、川芎、丹参、泽兰养血活血；生侧柏叶凉血祛风。患者二诊面部潮红斑片消退，干燥、痒感亦明显缓解，但双眉弓、鼻头、下颌部仍可见片状红斑，故加用凌霄花、玫瑰花以增强活血行气之功。

医案三

金某，男，46 岁，2011 年 7 月 5 日初诊。

主诉：面部起红斑伴痒 2 月。

现病史：2 月前无明显诱因面部起红斑伴痒，外院就诊，服用中成药，未使用外用药，效可，痒轻，但皮损仍持续未消，遂来我院就诊。现面部红斑，微痒，纳可，眠安，二便调。

舌脉：舌质红，苔白，脉滑。

皮科情况：颜面潮红，双眉弓、鼻头、颊部片状红斑。

辨证：湿热内蕴，外感风邪。

治则：清热利湿，凉血疏风。

方药：龙胆草 6g，黄芩 10g，白茅根 15g，野菊花 15g，生地黄 15g，丹皮 10g，赤芍 15g，丹参 20g，青蒿 15g，地骨皮 10g，茯苓 15g。水煎服，日 1 剂，连服 14 日。

二诊（2011 年 7 月 19 日）：药后面部潮红减退，双眉弓、鼻头、颊部仍可见片状红斑，痒轻，纳可，眠安，二便调。舌红，苔白，脉滑。上方加红花 10g、桃仁 10g，继服 14 剂。

三诊（2011 年 8 月 2 日）：双眉弓、鼻头部红斑已消，两颊部片状红斑颜色减淡，纳可，眠安，二便调。舌红，苔薄白，脉滑。药方更改如下：黄芩 10g，白茅根 15g，野菊花 15g，生地黄 15g，丹皮 10g，赤芍 15g，丹参 20g，青蒿 15g，地骨皮 10g，茯苓 15g，红花 10g，桃仁 10g，生黄芪 20g，生白术 15g，当归 10g，川芎 3g，泽兰 10g。水煎服，日 1 剂，连服 14 日。

【医案分析】 此患者因过食辛辣厚味及油腻，湿热内蕴，外受风侵，以致阳明胃经湿热夹风而成。湿热上蒸颜面，蕴阻于肌肤，故颜面潮红，双眉弓、鼻头、颊部可见片状红斑，外感风邪，肌肤失养，故瘙痒，中医辨证为湿热内蕴，外感风邪，治以清热利湿凉血疏风。方中龙胆草、野菊花清热解毒；黄芩清热燥湿；茯苓健脾利湿；白茅根、青蒿、地骨皮凉血清热；生地、丹皮、赤芍、丹参凉血活血。二诊时加桃仁、红花以增强活血之效。脾健则湿热除，故三诊时去苦寒伤中之龙胆草，加生黄芪、生白术健脾助运以强根本，久病伤阴，增当归、川芎、泽兰以养血活血。

五、扁 瘊

【概述】 扁瘊现代医学称为扁平疣，属于疣的一种，是一种以肤生疣赘，其状扁平为特征的皮肤病。在中医学疣属“千日疮”范畴。近年来有人将扁平疣称之为扁瘊。本病多见于青少年，故又称青年扁平疣。好发于颜面、手背，亦可发于腕和膝部。皮损为针头至粟粒大或稍大的扁平丘疹，呈圆形或椭圆形，表面光滑，质硬，淡褐色或正常皮色，数目不定。散在或密集，可互相融合，亦可因搔抓呈线状排列。一般无自觉症状，偶有微痒，病情发展缓慢。可在数周或数月后突然消失，但亦可持续多年不愈，愈后不留瘢痕。

祖国医学对于本病早有论述。《外科证治全书》：“疣，一名枯筋箭，系肝虚血燥，筋气不荣。”《外科正宗》：“枯筋箭乃忧郁伤肝，肝无荣养以致筋气外发。”《薛己医案》指出“疣属肝胆少阳经，风热血燥或怒动肝火，或肝淫客气所致。”《灵枢·经脉》篇中有“虚则生肬”。西医认为本病为人类乳头瘤病毒感染所致的增生性皮肤病，多通过直接接触而传染，发病则与人体的免疫功能特别是细胞免疫功能低下有关。

【病因病机】 陈彤云教授认为其病机特点在于风、热、毒、瘀。具体表现为肝旺血燥，筋气不荣，气血失和，腠理不密，复感风、热毒邪，凝聚肌肤而成疣；或脾弱痰湿阻络而成。

【辨证论治】

1. 风热毒蕴证

辨证要点：突然发病，颜面或手背、上肢起扁平丘疹，帽针头至粟粒大小，表面光滑发亮，周围无红晕，触之略硬。皮损色淡红、浅褐或正常肤色，微痒或不痒，皮损散在或密集，皮损可沿抓破痕迹而成带状分布（同形反应）。伴口干，身热，大便干，尿黄。舌质红，苔白，脉弦数。此为风邪侵袭，热客于肌表，风毒久留，郁久化热，气血凝滞而发。陈彤云教授认为：《素问·太阴阳明论》有“伤于风者，上先受之。”风性清扬开泄，易袭阳位，故而风邪易侵犯人体上部。热（火）性炎上，火热有燔灼向上的特点，故热邪侵犯人体亦多表现在人体上部。反之，头面部疾患也要考虑与风邪或火热之邪有关。扁瘊大多发生于颜面及上肢，总属人体上部，故当与风热毒邪有关。依皮损辨证，丘疹多为气分蕴热，色红而痒多为风热，正常肤色多为气滞，色暗者多属血瘀。风热之邪总属阳邪，易伤阴津，故而可见口干、便干、尿黄等症。其总由风热毒邪侵入肌肤，局部气血运行阻滞而形成。

病由肝经风热上扰，外感邪毒所致。治以疏散肝经风热、清热解毒。方用桑菊化疣汤加减。常用治疗药物：轻症者如桑叶、野菊花、金银花、连翘、木贼、夏枯草、虎杖等药以清肝经风热解毒；疹色紫红，见有同形反应者可加大青叶、紫草、板蓝根等入血分药物以凉血解毒。并酌加风药以疏风散邪。常用药如防风、露蜂房、蝉蜕、地肤子等。

2. 肝旺血燥证

辨证要点：好发于青年妇女，皮损出现时间短，数目较多，呈浅褐色或灰褐色，伴微痒，口干心烦，月经提前，或前后不定，大便干结，舌红苔黄，脉弦滑。陈彤云教授认为此证多属肝经火旺，血燥凝聚成疣。肝体阴而用阳，主藏血，在体合筋，性喜条达而恶抑郁，肝气郁滞，郁而化火，迫血妄行故月经先期。肝气郁结，失其条达之性，气血凝滞而成疣。肝经实火，易伤阴血，阴虚液耗，液不上承，故口干。肝气不疏，肝脉郁滞，久则凝结为疣。正如：《外科正宗》记载：“枯筋箭乃忧郁伤肝，肝无荣养以致筋气外发。”《薛己医案》指出“疣属肝胆少阳经，风热血燥或怒动肝火，或肝淫客气所致。”

此型多见于青年或中年女性。由于肝经郁热，郁而化火，烁伤阴液，血燥凝结而成。青年人生机旺盛，应肝木之生发之性，肝在体合筋，肝主疏泄，主一身之气机，若肝失疏泄，筋气外发则为疣，如《外科证治全书》所述："疣，一名枯筋箭，系肝虚血燥，筋气不荣。"由于妇女易受情绪影响，故本证型多发于青年女性。皮损主要发于颜面部位，皮损亦多位于目外眦周围，是足少阳胆经循行之处，后由于搔抓、摩擦累及面颊及额部。除颜面皮损外，手背、前臂伸侧亦可出现皮损。

此型皮损主要在少阳经所过部位，而与肝脏关系密切，由于肝胆互为表里，肝失疏泄，筋气外发而致发病。故陈彤云教授在治疗此证时重在疏肝镇肝、清热解毒散疣。方用柴胡郁金汤加减。常用治疗药物如柴胡、香附、郁金等，若患者心情烦躁，见脉弦数、舌边红甚，为肝阳上亢、肝火引邪上行面部，可加用重镇潜降之品，如灵磁石、代赭石、生龙骨、生牡蛎、穿山甲等，以重镇降逆、软坚散结，并同时配以夏枯草、木贼、大青叶、虎杖等疏风清热解毒之品，亦可酌加养阴药物如北沙参、白芍等药物以养肝阴扶正祛邪。

3. 脾虚痰凝证

辨证要点：疣体稀疏分布于面部及手背。上肢等处，呈皮肤颜色或灰白色，经久不消退；伴纳少，倦怠乏力，大便溏，舌质淡或淡红，苔薄白，脉细弱。陈彤云教授认为此证属木旺日久，克制脾土致脾土功能失常。脾主升清，宜升则健，脾虚升清不利，可致水谷精微与糟粕浊物混杂下注，而致大便溏稀。脾主四肢并主运化水湿，脾虚失运，清阳不布，则四肢营养不足，故致倦怠乏力。正如《素问·太阴阳明论》："四肢皆禀气于胃而不得至经，必因于脾乃得禀也。今脾病不能为胃行其津液，四肢不得禀水谷气，气日以衰，脉道不利，筋骨肌肉皆无气以生，故不用焉。"脾主运化水液，脾虚不运水液不能不散而停滞体内为湿、为痰、为饮，停留肌肤即为疣赘。故而

《灵枢·经脉》篇中有“虚则生肬”之说。

此型患者多病史较长。伴面色皖白，少气乏力。是由于脾虚湿蕴痰凝所致。治宜健脾益气、养血散结。常用治疗药物如黄芪、白术、太子参、茯苓、生薏米、香附、穿山甲、生牡蛎等健脾益气、行气散结，并酌配马齿苋、茵陈、土茯苓等利湿解毒。

另外陈彤云教授在治疗疣（寻常疣、跖疣、扁平疣、丝状疣）类疾患时亦非常重视外洗疗法，其自拟方（木贼、狗脊、地肤子、板蓝根、马齿苋、生牡蛎均为 30g 水煎外洗）。水煎至 2000ml，微温擦洗疣体，每日 1 次，每次 20 分钟，亦多有效验。其中木贼，甘、苦、平，归肺、肝经，可疏散风热。《本经逢源》：“主目病风热暴翳，取其发散肝胆风邪……。”现代药理研究：含木贼酸，有消炎、收敛、降压及利尿作用。地肤子，苦、寒，归膀胱经，清热利湿止痒。《别录》：“去皮肤中热……散恶疮，疝瘕，使人润泽。”现代药理研究：含三萜皂苷，对皮肤真菌有抑制作用。马齿苋，酸、寒，归大肠、肝、脾，可清热解毒、散血消肿，最善解痈肿疮毒，现代药理研究其含有去甲基肾上腺素，有抗菌、利尿、收缩血管及抗组胺作用。板蓝根，苦、寒，归心肺经，可清热解毒、杀虫、凉血消斑。现代药理研究其含靛苷、芥子苷、蒽醌类物质，有抗菌及抗病毒作用。狗脊，苦、甘、温，归肝、肾经，可祛风湿、补肝肾、强腰膝。《本草纲目》：“强肝肾，健骨，强腰膝。”生牡蛎，咸、涩、微寒，归肝肾经，可平肝潜阳、软坚散结、收敛固涩。《本草备要》：“咸以软坚化痰，消瘰疬结核，老血疝瘕。”现代药理研究：本品含碳酸钙，具有抗酸、轻度镇静、消炎作用。

【典型医案】

医案一

欧阳某，男，30 岁，2009 年 6 月 7 日初诊。

主诉：面部、双手起疹5年余。

现病史：5年来面部、手背多发暗褐色扁平丘疹，伴有瘙痒，渐增多，近半年皮损增加迅速，曾至多家医院就诊，诊为“扁平疣”，予中西药药物内服外洗治疗及冷冻、激光治疗，效果不显，半年来，皮损逐渐遍及面部，伴有瘙痒；纳可眠佳；二便调。

舌脉：舌质红，苔薄黄，脉弦。

皮科情况：颜面、双手背密集分布淡褐色帽针头至粟米大小扁平丘疹，表面光滑，部分皮疹呈线状排列。

辨证：风热毒蕴证。

治则：疏风清热，凉血解毒。

方药：紫草15g，板蓝根15g，马齿苋30g，红花10g，大青叶15g，金银花10g，赤芍10g，连翘20g，木贼10g，山慈菇10g，夏枯草15g，菊花10g。水煎服，日1剂，连服7日。

二诊（2009年6月14日）：服上药1周后皮损略平，少量皮损消退，面部皮损略稀疏。舌质红，苔薄白，脉弦。上方加生牡蛎30g以加强软坚散结作用，日一剂，连服7剂。余同前。

三诊（2009年6月21日）：继服上药7剂后，皮损大部分变平，诉近期胃纳欠佳，舌质淡，苔白，脉滑。前方加生薏米30g、鸡内金6g以健脾消食，日一剂，连服7剂。余同前。

四诊（2009年6月29日）：继服上药7剂后，皮损基本消退，面部散在色素沉着斑点。自觉口干。舌质淡红，少苔，脉细。前方加元参15g以养阴散结，日一剂，连服14剂。余同前。

痊愈。随访3月未见复发。

【医案分析】 本例患者内因肝经风热上扰、外因外感风热邪毒，两邪相并，合而为患。治以内疏肝经风热、外解风热邪毒。

陈彤云教授依《素问·至真要大论》所言：风淫于内，治以辛凉、佐以苦甘。以木贼、菊花、夏枯草、大青叶等入肝经药物以疏肝经风热，金银花、连翘、山慈菇、马齿苋等辛凉透表、清热解毒又兼顾此风邪易夹湿毒的特点。紫草、板蓝根入血分，以凉血透疹解毒，先安未受邪之地。生牡蛎入肝肾经，可平肝潜阳、软坚散结、以消疣赘。

医案二

武某，女，25 岁，2011 年 6 月 22 日初诊。

主诉：面部起疹 6 年余。

现病史：6 年前无意间发现眉间起疹，无明显自觉症状，后皮疹渐增多，泛发整个面部，偶有瘙痒，未经治疗。时有口干、口苦。大便干燥，2～3 日一行。

个人史：平素急躁易生气。

舌脉：舌质淡红，苔薄黄，脉滑。

皮科情况：眉间、前额、双颊散在淡红色扁平丘疹，粟米大小。

辨证：肝郁化火，血燥痰凝证。

治则：疏肝解郁，化痰软坚。

方药：生牡蛎 30g，生薏米 30g，板蓝根 20g，紫草 15g，地肤子 15g，木贼 20g，香附 10g，黄芩 10g，鬼箭羽 20g，炒皂刺 5g，郁金 15g，柴胡 10g。水煎服，日 1 剂，连服 14 日。

狗脊 30g，地肤子 30g，木贼 30g，芒硝 10g，7 剂，水煎 2000ml，外洗每日一次。

二诊（2011 年 7 月 6 日）：服上药 14 剂后皮疹略平，色暗，伴痒。纳可，大便调。上方加灵磁石 30g、代赭石 30g、珍珠母 30g 重镇散结，水煎服，日一剂，连服 14 剂。

三诊（2011 年 7 月 22 日）：服上药 14 剂后皮损基本消退，舌质淡红，苔薄黄，大便干，前方加生军 5g、水煎服，日一剂，连服 14 剂。

后电话随访，皮损完全消退。

【医案分析】 本方治证为肝郁日久，化火伤阴，肝主藏血，致血燥气滞痰凝之证，故以柴胡疏肝散加减以疏肝解郁，软坚散结。

医案三

崔某，女，36岁，2007年8月1日初诊。

主诉：双上肢起疹1年余。

现病史：1年前偶然发现右上肢伸侧起疹，无明显自觉症状，后渐增多，延及对侧上肢，曾至当地医院就诊，诊为“扁平疣”，予冷冻治疗，可消退，但仍时有新出疹，故欲寻中草药治疗。现双臂多数褐色丘疹，无痒感；面色萎黄，倦怠嗜睡；纳少；眠差多梦；大便溏稀。

舌脉：舌质暗，苔薄白，脉滑。

皮科情况：双上肢多发粟米至绿豆大小丘疹，其状扁平，与皮色相同，质地较坚实，形状不规则，个别皮疹融合成蚕豆大小扁平斑片。

辨证：脾虚湿蕴，痰凝气滞证。

治则：健脾益气，解毒散结。

方药：生黄芪20g，茯苓15g，白术10g，太子参20g，板蓝根30g，生薏米30g，紫草15g，生牡蛎30g，木贼20g，穿山甲10g，地肤子15g，蜂房6g，鬼箭羽20g。水煎服，日1剂，连服14日。

二诊（2007年8月16日）：皮损消退不明显，未见新出疹，纳食好转，大便成形，日1次，仍眠差。前方加灵磁石30g重镇散结，水煎服，日一剂，连服14剂。

三诊（2007年8月30日）：服上药14天后皮损面积缩小，部分皮损消退。纳眠可，二便调，面色好转，乏力减轻。舌质暗红，苔薄白，脉滑。继以前方巩固治疗。水煎服，日一剂，连服20剂。

一月后复诊，皮损消退，临床痊愈。

【医案分析】 本方治证为脾气虚，纳谷与运化无力所致。脾胃为后天之本，气血生化之源。脾胃虚弱，则气血生化不足，故面色萎黄，乏力倦怠；脾湿健运，湿浊内生，故大便溏稀；心藏神而主血，脾胃为气血化生之源，脾虚则气衰血少，心无所养，不能藏神，故眠差。气虚卫外不固，易受外来风湿之气侵袭，兼以脾虚运化水湿无力，湿聚成痰，痰凝气滞，共同致疣成。故治以健脾益气，解毒散结。方中黄芪、茯苓、生薏米、白术、太子参健脾益气、黄芪兼以托毒外出，茯苓、白术可健脾化痰、生薏米兼可祛湿解毒。茯苓亦可宁心安神。脾虚肝旺，木克脾土，故以板蓝根、紫草、木贼清肝经热，凉血解毒。生牡蛎、穿山甲、蜂房化痰软坚。标本兼治。终获痊愈。

六、蛇　串　疮

【概述】 蛇串疮是一种皮肤上出现成簇水疱，沿身体一侧呈带状分布的急性病毒感染性皮肤病。因皮损分布状如蛇行，故名蛇串疮，相当于西医的带状疱疹。由于大多数患者皮损缠腰而发，故又名“缠腰火丹”。发于任何年龄，但以中老年人为多。一年四季皆可发病，春秋季较多见。常突然发生，自觉症状明显，愈后极少复发。

历代医家对此病论述很多，大多描述其形态、部位，病名亦有所异，如“火腰带毒”、“缠腰火丹”、“甑带疮”、“火带疮”、“白蛇疮”、“蛇丹”等。如：隋《诸病源候论·甑带疮候》记载：“甑带疮者缠腰生……状如甑带，因以为名。”《疮疡经验全书·火腰带毒》记载：“火腰带毒，受在心肝二经，热毒伤心流滞于膀胱不行，壅在皮肤，此是风毒也。”明《外科准绳·缠腰火丹》称火带疮："或问绕腰生疮，累累如珠何如，曰：是名火带疮，亦名缠腰火丹……"。

中国古代医家论述蛇串疮（带状疱疹）较多，而论及带状疱疹后遗神经痛极少。陈彤云教授依据大量书籍记载，结合自己多年临床实践，对本病尤其在带状疱疹后遗神经痛方面的治疗很有独到之处。

【病因病机】 陈彤云教授根据本病的典型皮损——红斑、丘疹、丘疱疹、水疱，自觉症状——疼痛，分析本病与湿、热、火、毒、瘀有关。

其致病原因可由情志不遂，肝郁气滞，郁久化热；或饮食失节，脾失健运，水湿内生，蕴久化热，湿热困阻；兼感毒邪而发。总由湿热毒邪，阻滞气血经络，外攻皮肤所致。日久可损及气阴。初期多为湿热困阻，或湿重于热，或热重于湿，后期多为火热伤阴，经络阻塞，气滞血瘀，余邪不清。并认为其发病率随年龄的增长而升高。年高、体虚（尤其合并糖尿病、肿瘤）或患病较重者多伴发较重的后遗神经痛症状。此时疱疹已结痂，或皮色如常，但多沿疱疹分布区域遗留轻重不等的疼痛。后遗神经痛可由情志不遂，郁而化火；或饮食不节，脾虚不运，水湿内停，致湿热内蕴；复因外感邪毒导致湿热火毒蕴积，热毒未消，经络阻遏，气血郁滞致不通则痛；或老年人气虚、血虚，无力行血、或热病日久伤阴耗气，或过用苦寒除湿药物损伤阴液，经络失养致不荣则痛。

【辨证论治】 陈彤云教授认为本病辨证要点在于湿、热、火、毒、瘀。初期多为湿热交阻，或热重于湿，或湿重于热；后期多为湿热搏结，阻遏经络，致经络气血瘀滞；虽经治疗皮疹消退，但余邪未尽，或患者素体阴液不足，或气郁日久化火伤阴，阴虚火旺，不荣而痛；或疼痛日久致正气虚弱，无力祛邪外出；或年老正气不足，脾肾阳虚，气虚无力推动邪气外出，致经络气血为之阻塞，余毒不清。

病位主要在心、肝、脾三脏。疾病初期侧重于清肝经湿热解毒，后期侧重于扶正祛邪，活血化瘀止痛。正如《临证指南医案》云："久病必入于络，络中气血，虚实寒热，稍有留邪，皆能致痛。"经脉阻滞不通，"不通则痛"，故疼痛不止。邪毒稽留不去，伤及阴阳气血，阳失温煦，阴失濡润，还导致"不荣则痛"。患者"瘀"与"虚"并存，因此陈彤云教授治疗带状疱疹后遗神经痛，除以活血通络止痛为主外，还考虑到兼有气虚、血虚、阴虚。多配以益气养血滋阴之品，标本兼治。

1. 肝经郁热，热重于湿证

辨证要点：皮损基底鲜红，上布密集丘疹、丘疱疹、疱壁紧张，灼热刺痛；伴胁肋胀痛，口苦咽干，急躁易怒，大便干，小便黄，舌红，苔薄黄或黄腻，脉弦滑数。

陈彤云教授认为：此型多因情志内伤、忧思恼怒，肝气郁结，郁久化火，肝火外炎，熏蒸肌肤而发。肝主疏泄又主藏血，在志为怒。《素问·阴阳应象大论》："在脏为肝……在志为怒。"《素问·举痛论》："怒则气上。"足厥阴肝经与足少阳胆经经脉络属，而为表里。故此型发病多为肝胆经循行部位。或偏侧头面部（胆经循行）；或偏侧胸乳、腋下（肝胃经循行）；或下肢内外侧（肝胆经循行）。胆汁味苦，为肝之余气化生，肝之疏泄不利，胆汁郁结，胆汁上逆，故口苦。脾主运化水湿。木旺克土，肝火旺克制脾土运化致水湿运化不利，外溢肌肤，故可见水疱。肝胆气机不利，不通则痛，可出现胁下胀满疼痛。发于头面部多为肝经湿热夹火上炎；发于胸胁为肝火横逆，克犯脾土；发于下肢，多为肝经湿热下注。其特点正如清《外科大成·缠腰火丹》记载："俗名蛇串疮，初生于腰，紫赤如疹，或起水泡，痛如火燎。"总由热毒蕴于血分则发红斑；湿热壅阻肌肤则起水疱；湿热阻滞经络，不通则痛。

治疗宜疏肝清热，方以柴胡疏肝散加减。若丘疹、丘疱疹明显，伴口苦、呕恶，大便不调，小便不畅多为湿热之邪郁积肝胆经脉，气滞湿阻，兼感毒邪所致，治宜清利肝胆经湿热，解毒止痛，方用龙胆泻肝汤合金铃子散加减。总以疏肝泻肝为法。酌加理气止痛之元胡、郁金、川楝子等药。病发于头面部多属肝火上攻，可加川芎、菊花、薄荷以疏散肝经风热；发于胸胁部者伴纳差多为肝火犯胃，可加瓜蒌、丝瓜络、桔梗、白芍、陈皮以疏肝和胃。发于下肢者多伴红斑、丘疹、水疱密集，小便短少、黄赤，皮损灼痛拒按，多为肝胆经湿热下注，可加牛膝、黄柏、车前草、六一散以清利下焦湿热。大便秘结者可加川大黄少量，一以泻热通便，一以活血止痛；若见暗红斑片，上布血疱甚至见有坏死结痂者，证属热邪炽盛，伤及血分，可加白茅根、赤芍、丹皮、板蓝根以凉血解毒；若红斑基础上多发脓疱，属湿热感毒，可加用金银花、连翘、蒲公英以清热解毒。

2. 脾湿内蕴，湿重于热证

辨证要点：皮损基底颜色淡红，上布丘疱疹或水疱，疱壁松弛，破后糜烂、渗出，疼痛轻，口不渴，纳差或食后腹胀，大便时溏；舌淡，苔白或白腻，脉沉、缓或滑。

陈彤云教授认为：此型患者多或素体脾虚、或久病伤脾、或劳倦过度、或饮食所伤，均可损伤脾胃。脾位于中焦，主运化水谷精微和水湿。足太阴脾经与足阳明胃经，相互络属，互为表里。平素饮食不节，嗜食肥甘，食滞胃脘，阻滞中焦，脾失健运，水湿内停，停久化热，湿与热相合，外犯肌肤，复感邪毒而发病。脾不升清，胃失和降，故可出现纳差、腹胀、大便溏等症。脾主运化水湿，脾虚不运，湿浊内停，郁而化热，湿热搏结，故可见皮损基底淡红，上部丘疱疹、水疱。正如：《外科启玄》蜘蛛疮记载："此疮生于皮肤间与水窠相似，淡红且痛，五七个成堆，亦能荫开。"

治疗宜健脾利湿，佐以解毒，方用除湿胃苓汤。酌加元胡、郁金、板蓝根等理气止痛。此方为五苓散与平胃散合方，具有行气利水，祛湿健脾和胃之功。

3. 湿热未清，气滞血瘀证

辨证要点：患部皮损大部分消退，仍疼痛不止，或为刺痛，痛处不移，按之痛甚，伴口苦心烦，夜寐不宁，大便黏滞，小便黄，舌质暗红，有瘀斑，苔黄或黄腻，脉细涩或细滑。

陈彤云教授认为：此型临床亦较为常见，多发生于青壮年患者。多因情志不遂，肝气郁结，气机不畅，气滞而痛。或饮食劳倦伤脾，脾虚不运，水湿内停，致湿热内蕴，阻滞气机。或气滞日久，推动血行无力，致血行不畅，气滞血瘀致经络阻遏。不通则痛。

治疗宜活血化瘀，行气止痛，清解余毒，方用龙胆泻肝汤合活血散瘀汤（鸡血藤、鬼箭羽、桃仁、红花、元胡、川楝子、金银藤等）加减。一以清肝经湿热，一以活血化瘀、通络止痛。较常用的伸筋草、路路通、丝瓜络、地龙等药以入络搜邪外出。

4. 火热伤阴，余热未清证

辨证要点：发病后期，水疱已干涸结痂或皮损已消退，但疼痛不减，或灼痛隐隐，夜间明显。或伴胸脘胁痛，吞酸吐苦，心中烦热，口渴喜饮，舌红少津，脉细弦等余热未清之征；或伴两目干涩，头晕目眩，舌红少苔，脉细弦数等火热伤阴之征。

陈彤云教授认为：肝脏体阴而用阳，其性喜条达而恶抑郁。此型多因情志不遂致肝脉郁滞，郁久化热，久之耗伤肝阴，肝血暗耗，水不养木，肝阴不足，络脉失养。或素体肝火旺盛，肝阴不足，复因久病耗伤阴津，或外感邪毒，以致“不荣则痛”。郁热伤阴，肝失所养，则疏泄失常，气郁而滞，进而横逆犯胃，故胸脘胁痛，吞酸吐苦。阴亏液耗，津不上承，故口干咽干。舌红少津。肝气不舒，肝脉郁滞，故疼痛。正如

《金匮翼·胁痛统论》：肝虚者，肝阴虚也，阴虚则脉绌急，肝之脉贯膈布胁肋，阴血燥则经脉失养而痛。其在临床中不仅局限于胸胁部位，肝胆经循行部位均可发生。治疗宗叶天士“肝为刚脏，非柔润不能调和”之意，在滋阴补血以养肝基础上加用疏调气机、通络止痛而标本兼治。

治疗宜滋阴疏肝，方用一贯煎合桃红四物汤加减（枸杞子、北沙参、麦冬、白芍、当归、川楝子、丹参、桃仁、地龙、丝瓜络、元胡、黄芩、生栀子等）。伴胸脘胁痛可加白芍、甘草以柔肝止痛；伴吞酸吐苦，加左金丸以清解肝经余热，和胃降逆。

5. 气血两虚，经络阻滞证

辨证要点：皮损消退后局部仍阵发性疼痛，喜温喜按，或局部麻木感，伴面色㿠白，语声无力，少气懒言，纳呆食少，舌淡暗，有齿痕或瘀斑，脉沉细无力。

陈彤云教授认为：此型多发生于年老体弱患者，多表现于后遗神经痛期。肝主疏泄，调畅气机，属气；又主藏血，调节血量，属血。气行则血行，气滞则血凝。患者多年事已高，肾气渐衰。肾阳虚衰，不能鼓动五脏之阳，引起肝脏调畅气机、调节血量无力；或热病、久病使正气亏损，气虚无力推动血液运行，均致气血运行受阻，经络阻滞，此属不荣则痛。

治疗宜益气补血，活血化瘀、理气通络，方以补阳还五汤（黄芪、当归尾、赤芍、地龙、川芎、红花、桃仁）加减，用治此种“因虚致瘀”之病，以扶正祛邪。气虚明显者重用黄芪、太子参以大补脾胃之元气，令气旺血行，瘀去络通。局部麻木明显可加地龙、伸筋草以舒筋活络，发于上肢加桂枝以通络；下肢加牛膝、川断、桑寄生、杜仲以强壮筋骨。经络阻滞明显，疼痛较甚者加鬼箭羽、鸡血藤、穿山甲以破血通络。

【典型医案】

医案一

肖某，男，39 岁，2009 年 3 月 30 日初诊。

主诉：左胸背部疼痛 3 天，伴起疹 1 天。

现病史：患者 3 天前情志失节后出现左侧胁肋部刺痛感，未予以重视。1 天前左侧胸部下方起红斑、水疱，渐增多，疼痛加重，影响睡眠，遂就诊。现左胸背红斑、水疱，左侧胸胁至肩背部针刺样疼痛；伴心烦、口苦；无发热恶寒；纳食差；眠欠安；大便干燥，2～3 日一行。

个人史：平素性情急躁。

舌脉：舌边尖红，苔黄，脉滑数。

皮科情况：左侧乳房下方沿腋下至左侧背部见 4 片掌心大小红斑，其上簇集分布粟米至绿豆大小丘疹、丘疱疹，呈带状分布，皮损周围隐见小片水肿性红斑。

辨证：肝经郁热，热重于湿证。

治则：清肝经湿热，解毒止痛。

方药：胆草 10g，板蓝根 15g，黄芩 10g，元胡 10g，车前草 15g，川楝子 10g，柴胡 6g，丹参 10g，生地 10g，生甘草 6g，白茅根 30g，生栀子 10g。7 付水煎服，早晚饭后分温服。外治：清热消肿洗剂（马齿苋、黄柏）稀释 30 倍湿敷患处，外用雄百洗剂。日 2 次。

二诊（2009 年 4 月 6 日），疼痛较前明显减轻，红斑色暗，其上丘疱疹已干燥，未见新出疹。大便日一次，仍口苦。纳食不香，舌质红，苔薄白，脉弦。前方加陈皮 10g，再服 7 剂。

三诊（2009 年 4 月 13 日），诉疼痛基本消失，左胸胁皮损处可见淡褐色色素沉着斑。纳眠可，二便调和。舌质淡红，苔白，脉滑。嘱以本院内部制剂清热除湿汤 7 剂巩固治疗。痊愈。

【医案分析】 本例患者因情志不遂，以致肝失疏泄，肝郁日久化火，引动心火。木旺克土，脾虚运化不利，水湿内生，湿久亦化热而成。肝胆互为表里，经脉相通。肝病可及胆而成肝胆湿热，热重于湿证。肝主疏泄又主藏血，调节血量。肝失疏泄可致气分热及血分，热壅血滞致气滞血瘀，不通则痛。方中以龙胆草，大苦大寒，上清肝胆实火，下泻肝经湿热，泻火除湿，两擅其功，切中病情，故为君药。黄芩、生栀子苦寒、归肝、胆、三焦经，泻火解毒、燥湿清热，用以为臣，以加强君药清热除湿。湿热壅滞下焦，故用车前草、生栀子、白茅根导湿热下行，使邪有出路。肝为藏血之脏，肝经实火易伤阴血，所用诸药多为苦寒渗利伤阴之品，故以生地养阴、白茅根凉血、丹参养血凉血活血，使祛邪不伤正。元胡、川楝子合称金铃子散，一泄气分之热、一行血分之滞，共奏疏肝泄热、活血止痛之功。此二药亦为陈彤云教授治疗带状疱疹常用药物。火邪内郁，肝气不舒，用大剂苦寒降泄之品恐肝胆之气被抑，故以柴胡疏泄肝胆，并引诸药入肝经，且与黄芩相合，既清肝胆，又增清上之力。

结合现代医学，陈彤云教授认为带状疱疹总有外感毒邪之因，且湿热日久亦可化毒，故以板蓝根清热解毒，凉血。(《分类草药性》:“解诸毒恶疮，散毒去火。”）以上均为佐药。甘草为使，一可缓苦寒碍胃，二可调和诸药。

陈彤云教授认为：临床中带状疱疹初期，或发于胸胁、或发于腰腹、或发于偏侧头面、或发于下肢外侧，多为肝胆经循行部位，且患者多伴有情志不遂病史，故多表现为肝胆经湿热、郁热，气滞血瘀之象，患者多体质壮实，表现为邪实正亦不虚，可以此方加减以直折火势。泄火存阴。大便干可加生军；毒热盛，伴发热、咽痛可加金银花、连翘、生石膏；纳食不馨可加陈皮、枳壳。清热除湿汤（胆草、黄芩、车前草、生石膏、大青叶、白茅根、六一散、茯苓）亦在龙胆泻肝汤基础上化裁而来。多用于急性湿疮、皮炎、带状疱疹等病属湿热内蕴证。

医案二

李某，女，56 岁，2008 年 6 月 3 日初诊。

主诉：左腰臀部、下肢疼痛 5 天，起疹 3 天。

现病史：患者近日旅途劳累，5 天前自觉左侧腰臀部疼痛不适，自行外用“麝香壮骨膏”贴敷，仍疼痛，3 天前贴敷部位起皮疹，逐渐扩大、增多，延及同侧下肢伴疼痛加重；伴肢体沉重，倦怠嗜卧；纳呆，食后腹胀；夜寐欠安；大便干，小便黄。

舌苔：舌尖红，舌体胖大边有齿痕，苔白腻，脉滑。

皮科情况：左侧腰臀部、小腹、至大腿内侧多片掌心至手掌大小红斑，其上密集粟米至蚕豆大小水疱，疱液清稀，个别见有血疱。簇集成片，呈带状分布。

辨证：脾湿内蕴，蕴久生毒，阻滞气血。

治则：健脾除湿，行气活血，解毒止痛。

方药：白术 10g，茯苓 15g，陈皮 10g，厚朴 10g，枳壳 10g，紫草 15g，板蓝根 30g，胆草 6g，黄芩 10g，生栀子 10g，元胡 10g，赤芍 15g，车前草 15g，白茅根 30g。7 付水煎服，早晚饭后分温服。局部外用雄黄洗剂。

二诊（2008 年 6 月 10 日），服药 7 剂，水疱基本干燥结痂，无新出，疼痛大减，大便略溏，仍觉肢体困倦。前方减胆草、黄芩、生栀子加生黄芪 10g、当归 10g。继服 14 剂。诸症消，临床治愈。

【病案分析】 本例患者发病前旅途劳累，陈彤云教授认为，依中医基础理论，劳则伤脾，脾虚运化不利，水湿内生；脾主统血，脾虚统摄无力，故导致出血。脾属土，肝属木，五行相克，土虚则木乘，致肝火暗生。湿热日久生毒，导致气血运行不利，不通则痛。脾虚湿蕴，运化不利，阻滞气机，而见脘腹胀满，湿性重滞，湿多则身重嗜卧。方中白术、厚朴、陈皮、茯苓、枳壳健脾祛湿、行气消胀；元胡行气理气；赤芍、茅根、板蓝根、紫草凉血活血解毒；两组药物相合以行气活血止痛。胆草、黄芩、生栀子清利肝胆湿热，以解化热之势。二诊时，毒热已减，大便溏，患者终因脾虚为本，故去苦寒伤阴之品，而加入益气托邪毒外出的黄芪，养血止痛的当归，气血双补，使获全效。

医案三

王某，男，68岁，2007年9月7日初诊。

主诉：左胸背疼痛40余天。

现病史：患者40余天前左胸背疼痛、起丘疹，于外院就诊，诊为“带状疱疹”，予静点抗病毒药物。4周后，皮疹基本消退，但仍疼痛不减，经服止痛药物、营养神经药物，效不显，现仍疼痛不止，遂就诊，现原发皮疹处片状色素斑片，伴疼痛时作，坐卧不安；纳差，口干口苦；眠差；大便干燥。

舌脉：舌暗红，苔黄厚腻，脉滑。

皮科情况：左后背沿左腋下至左胸前带状分布片状暗红色色素沉着斑片。

辨证：毒热未尽，气滞血瘀。

治则：清热利湿，理气活血止痛。

方药：胆草10g，生地15g，生栀子10g，黄芩10g，丹皮12g，赤芍10g，元胡10g，丹参15g，炒神曲10g，地龙15g，生军6g，川牛膝10g，伸筋草15g，制乳没各3g。7付水煎服，早晚饭后分温服。

二诊（2007年9月14日），疼痛略减轻，口干口苦好转，大便畅通。舌质暗，苔黄腻，脉滑。前方易生军为熟军10g，加莪术10g，继服14剂。

三诊（2007年9月28日），疼痛大减，诸症好转，大便溏，舌质暗，苔白腻，脉滑。前方胆草减至6g、去生栀子，继服14剂。患者症状基本消退。

【病案分析】 陈彤云教授认为，此型带状疱疹神经痛多由肝经湿热型遗留而来，湿性黏滞，阻滞气机，气行则血行，气滞则血瘀，因而形成肝经湿热未尽，气滞血瘀之证。故以胆草、生栀子、黄芩继清肝经湿热，元胡理气，丹皮、赤芍、丹参凉血活血，牛膝、乳没、莪术活血破瘀止痛，牛膝既可活血，又可引药下行，地龙性咸寒归肝、脾经，可清热、通络，入络搜邪外出；伸筋草苦辛温，归肝经，祛风湿、舒筋活络。二药一寒一温，既可清解热毒、入络搜邪，又可温通经络、祛湿引邪外出，为陈彤云教授治疗带状疱疹神经痛常用之品。大黄亦为陈彤云教授临床常用之品，既可清热泻下通积，又可活血化瘀止痛。

医案四

刘某，女，63岁，2011年3月9日初诊。

主诉：左胸背疼痛3月余。

现病史：患者3月前情志不遂，发怒后左胸背起水疱，疼痛明显，当时就诊诊为“带状疱疹”，经中西药物治疗3周后，皮疹消退，局部仍疼痛不止，夜间尤著。曾服清热利湿、活血化瘀止痛中药，配合针灸拔罐、半导体照射、红外线照射等多种物理治疗，仍不缓解，局部仍疼痛，遂就诊。现左胸背部暗褐色斑片，仍疼痛，遇劳加重；伴口干，咽干，心烦；纳可；眠欠安；小便调，大便干。

既往史：糖尿病病史12年，现服用拜糖平治疗，血糖控制较好。

舌脉：舌质暗红，少津，脉弦细。

皮科情况：左胸背部暗褐色斑片，呈带状分布。

辨证：火热未清，余热伤阴证。

治则：滋阴柔肝，养血通络。

方药：北沙参10g，麦冬10g，当归10g，生地20g，枸杞子10g，川楝子6g，白芍20g，生甘草10g，石斛10g，瓜蒌10g，红花10g，丹参20g，柴胡6g，黄芩10g。14付水煎服，早晚饭后分温服。

二诊（2011 年 3 月 23 日），疼痛有所减轻，大便调畅，口干、咽干好转。前方减柴胡加地龙 10g、莪术 6g 继服 14 剂。

三诊（2011 年 4 月 6 日），疼痛基本控制，发作次数减少。嘱继服 7 剂而愈。

【病案分析】 陈彤云教授认为，此患者本有消渴病，素体阴液不足，复因情志不遂，肝郁化火伤阴，导致肝阴不足，肝气不舒，气滞血瘀。治宜滋养肝肾阴血，理气活血止痛。方中重用生地滋阴养血，补益肝肾；北沙参、麦冬、当归、枸杞子益阴养血柔肝，补肝体，育阴以涵阳，白芍、甘草为芍药甘草汤，以柔肝缓急止痛，少佐川楝子、柴胡疏肝理气，使滋阴养血而不遏制气机。瓜蒌清热润下通便，经云有“泄其肝者缓其中”之效。且瓜蒌、红花、甘草为明代王肯堂治疗蛇串疮验方，用治肝郁日久，不得发越，乃侮所不胜之肺金（木火刑金）所致之病。黄芩入肺、胆经以清上中焦湿热，凉血。诸药合用，共奏养阴清热，行气化瘀通络之功。

医案五

邵某，男，75 岁，2011 年 3 月 9 日初诊。

主诉：左颈肩背疼痛 5 月余。

现病史：患者 5 月前左侧颈、肩、背部起大片红斑水疱，疼痛，于外院就诊，诊为“带状疱疹”，予中西药物治疗 1 月后，皮损消退，局部仍疼痛不止，夜不成寐。后经多种治疗，其效不显。患病以来，体重下降 5kg 余。现患处麻木、时有刺痛；伴面色萎黄，语声无力；纳食不香；大便干，数日未行。

舌脉：舌质暗红，舌体胖有齿痕，苔白，脉沉弦。

皮科情况：左侧颈部至肩前后暗红色色素沉着斑片，呈带状分布。

辨证：气血两虚，血脉瘀滞，余毒未尽。

治则：补气养血，活血通络，清解余毒。

方药：炙黄芪10g，太子参20g，生地10g，当归10g，桃仁10g，白芍10g，川芎6g，元胡6g，川楝子6g，地龙10g，伸筋草10g，路路通10g，炒谷芽10g，炒稻芽10g，白术10g。14付水煎服，早晚饭后分温服。

二诊（2011年3月23日），疼痛减轻明显，纳食好转，已能入睡。患处仍麻木束缚感。舌暗红，苔白，脉沉弦。前方减元胡、川楝子。加白芍至20g、丹参10g。继服14剂。

三诊（2011年4月7日），疼痛麻木感基本消失。饮纳二便调。临床治愈。

【医案分析】 陈彤云教授认为：此患者年事已高，正气不足，复因患病日久，邪正交争，正气受损，气虚血弱，气为血之帅，血为气之母。气血均不足，致气血运行不通，不荣则痛。脾胃为气血生化之源，肺主皮毛，宣散卫气布达皮毛，故以黄芪、白术、太子参补益肺脾之气，令气旺血行，瘀去络通。本由因虚致瘀，故以当归、生地、白芍、养血活血；桃仁、红花活血化瘀；地龙、伸筋草、路路通通经活络；老年脾胃虚弱，以炒稻芽、炒谷芽消导开胃，健运中焦，一助药力发挥，一助水谷运化。元胡、川楝子理气止痛。诸药合用，共奏补益气血，活血化瘀、理气通络之功。二诊时，诉仍有麻木感。麻为气不运，木为血不通，均为气血虚所致。故加白芍、丹参以养血活血。

陈彤云教授治疗带状疱疹后遗神经痛，一方面重视活血破瘀，行气止痛甚至运用虫蚁之药如地龙、穿山甲等通络止痛，对久病或年老患者更重视益气养血，扶正固本。

七、湿 疮

【概述】 湿疮病是皮肤科常见的一种过敏性炎症性皮肤病，相当于现代医学的湿疹。以多形性皮疹、渗出倾向、对称分布、易于复发和慢性化、自觉剧烈瘙痒为特点。祖国医学文献对本病早有记载，如《医宗金鉴·外科心法要诀》中浸淫疮记载："此证初生如疥，瘙痒无时，蔓延不止，抓津黄水，浸淫成片。"

中医古代文献记载中并无"湿疮"之名，一般依据其发病部位、皮损特点而有不同的名称，若浸淫遍体，滋水较多者，称浸淫疮；以丘疹为主者，称血风疮；发于耳部者，称旋耳疮；发于乳头者，称乳头风；发于手部者，称病疮；发于脐部者，称脐疮；发于阴囊者，称肾囊风或绣球风；发于四肢弯曲部者，称四弯风；发于婴儿者，称奶癣或胎症疮等。

【病因病机】 本病常因饮食失节或过食腥发动风之品，伤及脾胃，脾失健运，致使湿热内蕴，造成脾为湿热所困，复感风、湿、热邪，内外两邪相搏，充于腠理，浸淫肌肤，发为本病。湿性重浊黏腻，易耗血伤阴、化燥生风，故病史长，多缠绵不已，反复发作。

在湿疮的病因病机中，湿邪是最主要的致病因素。湿邪有外湿、内湿之分。外湿是指存在于自然界的湿气，四季中以长夏时期湿气最盛，所以长夏多湿病，外湿伤人，除与季节有关外，还与生活环境、工作性质等有关，如居处潮湿、水上作业、涉水淋雨等都可能成为感受湿邪的条件。内湿多由脾失健运，水谷津液运化转输的功能受到障碍，蓄积停滞而成，《素问》云："诸湿肿满皆属于脾"，湿为阴邪，易伤阳气，阻碍气机；其性重浊、黏滞，致病常伴见肢体沉重、酸困的症状以及分泌物秽浊不清，小便混浊、大便溏泄等现象；其黏滞之性多体现在病程长，多缠绵难愈。

陈彤云教授认为随着人民生活水平的提高，“外湿”致病可以人为地加以改善，而“内湿”致病日渐增多，这与物质的丰富、人们饮食结构、习惯等的改变关系密切。且生活节奏的增快使人们的精神压力增长，情志不畅，势必造成人体气机的紊乱，从而进一步影响脾胃消化功能，使“湿自内生”。

【辨证论治】 陈彤云教授在临证中善于抓住主证，精准辨证，注意顾护正气，扶正以祛邪，总以清利湿热为主，但会注意利湿不留邪以及运用理气药以调畅气机，使湿邪得以排出。

湿邪是湿疮主要的致病因素，根据病机的演变和临床证候的特点，陈彤云教授治疗湿疮主要分为热重于湿、湿重于热、脾虚血燥三种证候。但在疾病发展过程中，各个证候之间会出现相互转化的情况，临证需注意变通。湿邪引发疾病常出现兼夹证，常夹风邪、热邪，且在疾病发生、发展过程中也可出现湿从热化、湿从寒化等许多变证，因此，湿疮的治疗必须以辨证为指导，灵活运用中药的加减变通治疗。

1. 湿热浸淫证

辨证要点：常见于本病的急性发作期。皮损潮红灼热，瘙痒无休，渗液流汁；伴身热，心烦口渴，大便干，尿短赤。舌质红、苔薄白或黄，脉弦滑或数。

治疗宜清利湿热、佐以凉血，方用清热除湿汤加减。主要药物有龙胆草、黄芩、白茅根、生地、大青叶、车前草、生石膏、六一散。如瘙痒重者可加白鲜皮、苦参；渗出重者可加猪苓、茵陈；继发感染者可加金银花、蒲公英；大便秘结者可加熟军。

2. 脾虚湿蕴证

辨证要点：常见于本病的亚急性期。发病较缓，皮损淡红，瘙痒，抓后糜烂渗出，可见鳞屑；伴有纳少，神疲，腹胀便溏。舌质淡胖、苔白或腻，脉弦缓。

治疗宜健脾除湿、佐以清热，方用除湿止痒汤加减。主要药物有茯苓皮、生白术、黄芩、栀子、泽泻、茵陈、枳壳、生地、竹叶、灯心、生甘草。若余热未清者可加丹皮、黄柏；痒甚者可加苦参、地肤子；继发感染者可加蒲公英、连翘。

3. 血虚风燥证

辨证要点：常见于本病的慢性期。病程日久，皮损色暗或色素沉着，剧痒，或皮损粗糙肥厚；伴面色无华，眩晕，心悸，失眠，爪甲色淡。舌质淡、苔白，脉细弦。

治疗宜养血润肤、散风止痒，方用养血润肤饮加减。主要药物有当归、丹参、鸡血藤、赤白芍、白鲜皮、防风、生地、熟地、桃仁、红花。如瘙痒明显者可加白蒺藜、地肤子；皮损肥厚者可加首乌藤、连翘、夏枯草。

【典型医案】

医案一

马某，女性，44岁，2009年8月25日初诊。

主诉：双手反复起疹、干裂伴痒18年，加重2年。

现病史：患者多年前始于双手指出现干燥、脱皮，伴痒，症状逐年加重，曾于多家医院就诊，诊为“湿疹”，予中西药治疗（具体治疗用药不详），可暂时缓解，仍有复发，每于冬季症状明显。近2年出现双手皮肤增厚、粗糙，瘙痒剧烈，遂于我院门诊就诊。现双手皮肤粗糙肥厚、干裂；指甲污浊无光泽；伴瘙痒剧烈，夜间痒甚；纳可；眠安；大便黏滞不爽，日1行，小便调。

舌脉：舌质暗边瘀斑，舌体胖大边有齿痕，苔白，脉滑。

皮科情况：双手指侧皮肤干燥、粗糙，指腹皲裂，少许脱屑；双手背、双手掌心角化、肥厚。双手指甲甲板无光泽，干燥，有纵嵴。

辨证：脾虚湿盛，血虚风燥证。

治则：健脾燥湿，养血润肤。

方药：苍术 10g，白术 10g，生薏米 15g，茯苓 15g，丹参 15g，黄柏 10g，生地 10g，熟地 10g，赤芍 10g，白芍 10g，首乌藤 15g，鸡血藤 15g，地骨皮 15g，青蒿 15g，地肤子 10g。14 付水煎服，早晚饭后分温服。嘱患者避免局部过勤清洗；避免热水烫洗；尽量避免接触洗衣粉、洗涤灵、消毒剂等清洁产品；忌食辛辣刺激食物；注意局部保护。

二诊（2009 年 9 月 8 日）：药后症状改善，双手皮肤变薄，脱屑、干燥程度减轻，仍有瘙痒，且经前加重；月经先期 8 天，经量可，痛经轻。一般情况可，舌脉同前。上方加用当归、川芎加强养血功效，日 1 剂，连服 14 日，余同前。

三诊（2009 年 9 月 22 日）：病情稳定，皮损进一步缓解，双手指侧皮肤干燥、脱屑，轻微皲裂；痒时作。舌质暗苔白，脉滑。上方加大苍白术、生薏米剂量，加用冬瓜皮以健脾利湿，继服 14 日，余同前。

四诊（2009 年 10 月 20 日）：药后症减，双手部皮肤光滑，皲裂已不明显，痒消。纳可，眠尚安，大便日 1 行，不成形。舌质暗苔白，脉滑。上方调整生薏米、赤白芍、首乌藤用量，并加用芡实、陈皮以加强健脾燥湿、养血润肤力量，日 1 剂，连服 14 日，余同前。

五诊（2009 年 11 月 13 日）：患者病情基本恢复，已停用外用药膏，双手指间皮肤略干，微痒。纳食可，眠安，大便已成形。舌脉同前。上方加大地肤子用量，对症止痒，继服 14 日。

六诊（2009 年 11 月 24 日）：病情稳定，双手皮肤正常，痒消，一般情况可。舌质暗红苔白，脉弦滑。患者病情已愈，效不更方，继服前健脾利湿方 14 付巩固疗效。

【医案分析】 患者中年女性，禀赋不耐，脾为湿困，脾失健运，致湿热内蕴，肌肤失养，又外感风湿热邪，内外两邪相搏，充于腠理，浸淫肌肤；病久耗伤阴血，化燥生风，致血虚风燥，肌肤甲错而发病。中焦湿阻，运化失司，湿聚故见皮肤瘙痒，大便黏滞不爽，舌体胖大边有齿痕；血虚风燥，肌肤失养，故见双手皮肤干燥、粗糙、皲裂、脱屑，双手指甲甲板无光泽，干燥，有纵嵴；血虚运化不畅致血瘀，故见月经量少，痛经，且舌边瘀斑。舌质暗边瘀斑，舌体胖大边有齿痕，苔白，脉滑均为脾虚湿盛兼有血虚之象。二诊时症状有所改善，皮肤粗糙肥厚较前减轻，皲裂亦缓解；仍有瘙痒，且经前加重，与妇女月经期气血亏虚有关，故加用当归、川芎加强养血功效。三诊时皮损仍以干燥、皲裂为主，因此加大苍白术的剂量以促进皲裂皮损的愈合；舌苔白，脉滑表明患者仍有脾虚之象，加大生薏米用量，加用冬瓜皮以健脾利湿。四诊时患者皮损皲裂已愈合，痒消，但舌质淡暗，苔白，大便不成形，提示患者仍存在脾虚、湿邪不化之证，调整生薏米、赤白芍、首乌藤用量，并加用芡实、陈皮以加强健脾燥湿、养血润肤力量。五诊时患者病情基本已愈，皮损消退，双手指间皮肤轻微干燥，少许脱屑，微痒，加大地肤子用量，对症止痒，连服 14 付巩固疗效至病愈。

医案二

赵某，男性，29 岁，2009 年 8 月 25 日初诊。

主诉：全身起疹伴痒、流水 1 月余，加重 1 周。

现病史：1 个月前无明显诱因出现身上、双腿起红色丘疹，伴痒，未经系统诊治，皮损逐渐增多，伴流水，瘙痒剧烈，遂于我院门诊就诊，诊为“湿疹”，内服中药，外用“冰黄肤乐乳膏”，皮损未控制，进一步扩展，遂复诊。现症见全身、双臂、双腿多数红斑、丘疹、小水疱，伴流水，瘙痒难耐；伴口干口苦；夜寐欠安；小便黄，大便日 1 行略干燥。

舌脉：舌质红，苔白，脉滑。

皮科情况：躯干、四肢伸屈侧多数甲盖至钱币大小红色斑疹、斑片，多数皮损渗出，上覆黄腻厚痂，皮损周围炎性肿胀红斑；四肢间见细小炎性丘疹，多数抓痕、血痂；下肢部分皮损融合成片。

辨证：湿热浸淫证。

治则：清利湿热止痒。

方药：银花 30g，连翘 20g，生地 15g，丹参 15g，赤芍 15g，丹皮 15g，黄芩 10g，胆草 10g，白鲜皮 15g，地肤子 15g，猪苓 10g，六一散 20g（包），紫草 10g。7 付水煎服，早晚饭后分温服。嘱：忌烫洗搔抓刺激，忌食辛辣腥发刺激性食物，衣着宜宽松柔软。

二诊（2009 年 9 月 1 日）：病情控制，皮损无新生，躯干部皮损全部干燥，多数痂皮脱落，四肢皮损仍有少许渗出，痂皮较前变薄，痒感较前减轻，口干口苦症状明显缓解，夜寐尚安，二便调，舌质红，苔黄薄腻，脉弦滑。上方加黄柏 10g，日 1 剂，连服 14 日，余治疗同前。

三诊（2009 年 9 月 15 日）：病情进一步改善，皮损基本上全部干燥结痂，躯干、双上肢皮损色暗淡变薄，痂皮脱落，双下肢皮损略肥厚，双小腿皮损亦干燥，痂皮干燥伴脱屑，局部皮损略肥厚，偶痒。舌质红少苔，脉弦。上方去六一散，减银花、连翘用量，加茯苓、生薏米各 15g，连服 14 日，余同前。

四诊（2009 年 10 月 13 日）：患者已停药治疗 2 周，近 5 天皮损略有反复，四肢少许新生皮损，色红、渗出结痂，伴瘙痒，纳可，眠欠安，二便调。舌质红苔薄黄，脉弦滑。上方加六一散 30g，继服 14 日，余治疗同前。

五诊（2009 年 10 月 31 日）：病情尚平稳，皮损部分干燥，躯干部皮损干燥间见抓痕；四肢散见甲盖至钱币大小暗红色斑疹、斑片，少许渗出，可见药痂，皮损边缘色红，痒阵发，纳可，眠安，二便调，舌质红苔水滑，脉弦滑。上方加车前子 15g 利水渗湿，继服 14 剂，余同前。

六诊（2009 年 11 月 14 日）：病情恢复，皮损大部分消退，无渗出，瘙痒减轻，多数色素沉着斑片。纳眠佳，二便调。舌质淡红苔薄白，脉弦。上方去胆草、六一散、车前子、猪苓，加首乌藤 15g，继服 14 日巩固疗效。

【医案分析】 患者年轻男性，素喜食辛辣肥甘厚味，致体内湿热内蕴，又禀赋不耐，致病发湿热熏蒸，外发肌肤，故见躯干、四肢大片潮红斑片及甲盖至钱币大小红色斑疹、斑片，色红；湿邪困阻，外溢肌肤，故见流水；中焦湿热，肝胆脾经受累，循经上延，故见口干口苦；热盛湿阻，故见瘙痒难耐；痒甚，又热扰神明，故见夜寐欠安；邪热下移，故见大便干燥，小便色黄。舌质红苔白、脉滑均为湿热浸淫之象。二诊时皮损双小腿略重，色红，渗出少许，余处皮损皆较前改善。依舌脉仍有湿热下注之象，于汤药方中加入黄柏 10g，加强清热燥湿力量。干燥结痂处皮损外用尤卓尔软膏，渗出处继以甘草油、祛湿散清洁收敛。嘱患者注意饮食，忌搔抓烫洗刺激。三诊时症状减轻，综合舌脉有伤阴之象，且皮肤干燥，调整汤药，减少清热解毒药味力量，加入健脾利湿药味巩固疗效。四诊时患者病情小有反复，与其饮食禁忌不严格，且工作劳累，作息时间不规律，又气候干燥等因素有关，皮损有复发，伴痒、少许渗出，舌质红脉弦滑。汤药中加强利湿力量，于前方中加入六一散 30g，嘱患者注意休息及饮食禁忌。五诊时患者病情稳定，皮疹仍有少许渗出，伴痒，且皮损边缘潮红，舌苔水滑，提示湿热象重。于前方基础上加强利水渗湿药力，加车前子 15g。六诊时患者症状明显改善，皮损消退，干燥瘙痒，调整方药加用首乌藤养血润肤止痒以巩固治疗。

医案三

牛某，男，25 岁，2009 年 10 月 14 日初诊。

主诉：双手足反复起红斑、水疱伴瘙痒 3 年，加重 2 周。

现病史：3年前始于足部出现起红斑，水疱，伴瘙痒，自行外用脚气药膏（药名不详）治疗，效不显，后皮损时轻时重，渐扩展至双手，反复发作，冬季加重，曾于外院就诊，行真菌镜检为阴性，曾注射“得宝松”、口服“仙特明”及外用药膏治疗，效果不佳。近2周余，双足趾间起水疱、流水，瘙痒明显；双手及身上皮肤干燥，瘙痒；纳可，眠欠安，大便稀软，日1～3次。

舌脉：舌质红苔白，舌体胖大，脉弦滑。

皮科情况：双足趾间浸渍，见多数暗红色炎性肥厚斑片，轻度皲裂，少许痂皮，双手甲周干燥。

辨证：脾虚湿蕴，血虚风燥。

治则：健脾除湿，疏风养血润燥。

方药：苍术10g，炒白术10g，生薏米20g，茯苓15g，丹参20g，鸡血藤10g，地肤子15g，龙胆草6g，黄柏10g，冬瓜皮10g，猪苓10g，白蒺藜15g，生龙骨30g，生牡蛎30g。21付水煎服，早晚饭后分温服。外用芩柏软膏、曲安奈德尿素霜。嘱：局部避免过勤、热水烫洗及搔抓刺激，忌食辛辣，忌饮酒。

二诊（2009年11月11日）：患者前方服用3周余，双足底皮肤干燥裂口，伴痒痛。查足底暗红色角化、肥厚斑片，轻度皲裂，无渗出；手背部轻度暗红斑，余处皮损均已消退；瘙痒减轻，纳佳，眠可，二便调。舌质淡苔白，脉弦滑。上方去鸡血藤、地肤子、龙胆草、白蒺藜、生龙骨、生牡蛎，加首乌藤30g、赤白芍各15g、连翘30g、夏枯草20g、野菊花15g、双花15g、黄芩10g、车前子15g，继服21剂。

三诊（2009年12月9日）：患者间断服药3周，左手虎口部皮纹粗糙，肥厚；左手食指甲周红肿有水疱；双足跖部皮损肥厚、皲裂、疼痛；纳可，二便调。舌尖红苔白，舌体胖大，脉弦滑。患者症状略有反弹，前方加龙胆草10g，并调整生薏米用量为 30g，继服 21 剂。

四诊（2009 年 12 月 30 日）：双足底片状角化肥厚斑片，较前变薄，少许脱屑；趾间无炎性红斑，仅少许脱屑；手部皮损消退；纳眠佳，二便调。舌质淡苔白，脉滑缓。治疗有效，皮损较前明显改善，前方去野菊花、双花、黄芩、冬瓜皮，加鸡血藤 10g、萆薢 10g，继服 14 剂。

五诊（2010 年 1 月 17 日）：患者诸症缓解，双手足皮肤基本恢复正常，无皲裂、脱屑；无瘙痒；纳眠可，二便调。舌质淡红苔白，舌体略胖大，脉滑。病情基本恢复，改予中成药除湿丸 6g 日两次巩固治疗两周后停药。局部外用维生素 E 霜保护。

【医案分析】 患者青年男性，发病时间久，平素饮食不节，致中焦脾土受损，运化水湿失常，湿邪内生，且病史久，耗伤阴血，化燥生风，致血虚风燥，肌肤甲错而发病。中焦湿阻，运化失司，湿聚故见皮肤瘙痒，大便稀软，舌体胖大，舌苔白；血虚风燥，肌肤失养，故见双手足皮肤干燥、粗糙、角化、肥厚、皲裂、脱屑；依症状、舌脉辨证属脾虚湿蕴，血虚风燥，故以健脾利湿，疏风养血润燥为法。二诊时症减，局部浸渍消，痒轻，故加首乌藤、赤芍、白芍养血润燥；足底角化肥厚，加连翘、夏枯草以清热散结；舌尖红仍有热象，故予野菊花、双花、黄芩、车前子清热利湿。三诊时患者症状略有反弹，与患者曾使用激素治疗有关，有新生水疱且舌尖红故加入龙胆草 10g 清利肝胆湿热；舌体胖大、苔白提示有脾湿之象，故加大生薏米用量以健脾利湿。四诊时病情稳定，皮损改善明显，炎性红斑均已消退，舌脉亦无热象，故前方去野菊花、双花、黄芩、冬瓜皮，加鸡血藤 10g 养血活血润燥，萆薢 10g 淡渗利湿。五诊时病情基本已愈，故予成药除湿丸健脾利湿巩固治疗。

医案四

张某，男性，36 岁，2009 年 11 月 17 日初诊。

主诉：身起红斑、丘疹伴痒半年，加重半月余。

现病史：半年来臀部、双下肢反复起丘疹，渐增多，伴瘙痒，曾在附近医院就诊，诊为“湿疹”，予“开瑞坦”、“尤卓尔”等治疗，症状可好转，但时有反复，半月前饮食不节后皮损复发并加重，瘙痒明显，自服“开瑞坦”效果不明显，皮损瘙痒明显，遇热加剧，影响睡眠，遂来就诊。现臀部，双下肢红斑、丘疹，瘙痒无度；纳可；眠欠安；二便调。

舌脉：舌淡红，苔白根腻，脉滑。

皮科情况：臀部、双下肢、腘窝对称淡红色至暗红色丘疹、斑片，轻度浸润，少量渗出；部分皮损边缘色红；阴囊潮红，轻度肥厚。

辨证：湿热浸淫，热重于湿。

治则：清热利湿。

方药：胆草 20g，黄芩 10g，生栀子 10g，泽泻 10g，公英 10g，双花 15g，野菊花 15g，当归 10g，生地 10g，猪苓 10g，土茯苓 30g，连翘 15g，冬瓜皮 10g，车前草 15g。14 付水煎服，早晚饭后分温服。嘱：禁食辛辣海鲜等食品，禁热水洗烫。

二诊（2009 年 12 月 1 日）：双下肢、腘窝处皮损消退，留暗红斑片，表面光滑，不痒；阴囊潮红减轻，仍轻度肥厚，遇热痒甚。舌淡红苔白，脉滑。前方加黄柏 10g，继服 14 剂。

三诊（2009 年 12 月 15 日）：皮疹基本消退，无不适；阴囊部偶有潮湿感，轻度瘙痒；纳眠佳，二便调。舌淡红苔白，脉滑。前方减龙胆用量为 10g，去生栀子、野菊花、冬瓜皮，加苦参 10g，继服 14 剂巩固治疗。

【医案分析】 本病例患者平素工作紧张，经常熬夜，禀赋不耐，复因饮食失节，过食腥发动风之品，伤及脾胃，脾失健运，湿热内生，复感风、湿热邪，内外合邪，充于腠理，发于肌肤或内因心火，发于肌肤而致，正如隋《诸病源候论·浸淫疮候》记载："浸淫疮，是心家有风热，发于肌肤，初生甚小，先痒后痛而成疮。汁出浸溃肌肉，浸淫渐阔乃通体"。本患者素日工作紧张，经常熬夜，耗伤心血，心火自生且饮食不节致脾湿内生，总由心火，脾湿为致，故治以清心火，健脾利湿，方中胆草、黄芩，清肝胆热；栀子、黄芩清心火解毒，公英、双花、野菊花清热解毒散风，猪苓、泽泻、车前草、冬瓜皮、健脾利水渗湿。生地、当归入血分，凉血养阴、养血润燥。二诊时，部分皮损消退，渗出减少，无新发皮疹，知热已去大半，唯阴囊潮红，瘙痒郁热明显，故加黄柏以清利下焦湿热。三诊时皮损基本消退，仅阴囊部有些许症状，故减轻方中清热药味的力量，加入苦参，与黄柏共用清利下焦湿热。

八、摄 领 疮

【概述】 摄领疮是皮科临床常见的一种皮肤神经功能障碍性皮肤病。皮损呈苔藓样变，无湿润化，伴阵发性剧痒为本病的特点，分限局性和播散性两种。多见于中青年，儿童极少见。祖国医学又称"顽癣"或"牛皮癣"，与现代医学的慢性单纯性苔藓（神经性皮炎）相类似。

起病时皮肤往往只有瘙痒，因搔抓及摩擦后出现聚集性扁平丘疹，皮疹颜色淡红、正常或淡褐色。日久皮疹逐渐增多，相互融合成片。自觉阵发性剧烈瘙痒，尤以夜间为重，在情绪波动、精神紧张时痒亦加重。由于经常搔抓，皮损逐渐肥厚、皮沟加深、皮嵴隆起成席纹状，形成肥厚斑块苔藓样变，表面有少许鳞屑、抓痕及血痂。本病好发于颈后及两侧、肘窝、腘窝、上眼睑、股内侧、骶尾、腕、踝等部位，但亦可泛发全身。

祖国医学文献中对本病记载颇多，如隋·巢元方《诸病源候论》“牛癣，俗云以盆器盛水饮牛，用其余水洗手面，即生癣，名牛癣。其状皮厚，抓之硬强而痒是也。其里亦生虫”；“摄领疮，如癣之类，生于颈上，痒痛，衣领拂着即剧。云是衣领揩所作，故名摄领疮也”；宋·徽宗《圣济总录》“毒气传人，亦能生癣，故得于牛毒者，状似牛皮，于诸癣中，最为浓邪毒之甚者，俗谓之牛皮癣”；明·陈实功《外科正宗》“顽癣乃风、热、湿、虫四者为患……牛皮癣如牛项之皮，顽硬且坚，抓之如朽木。……此等总皆血燥风毒克于脾、肺二经。初起用消风散加浮萍一两，葱、豉为引，取汁发散。久者服首乌丸、蜡矾丸，外擦土大黄膏，用槿皮散选而用之，亦可渐效。”清·吴谦《医宗金鉴》：“癣，此证总由风热湿邪侵袭皮肤。郁久风盛，则化为虫，是以瘙痒之无休也。其名有六：……四曰牛皮癣，状如牛领之皮，厚而且坚……总以杀虫渗湿，消毒之药敷之。轻者羊蹄根散，久顽者必效散搽之”；“羊蹄根散：羊蹄根（末）八钱，枯白矾二钱共研匀，米醋调擦癣处。必效散，川槿皮四两，海桐皮、大黄各二两，百药煎一两四钱，巴豆（去油）一钱五分，斑蝥（全用）一个，雄黄、轻粉各四钱。共研极细末，用阴阳水调药，将癣抓损，薄敷”；清·顾世澄《疡医大全》：“癣乃风热湿虫四者而成。风宜散，热宜清，湿宜渗，虫宜杀，总由血燥风毒客于脾肺二经耳。顽癣抓之全不知痛，牛皮癣顽硬且坚，抓之如朽木。”

【病因病机】 陈彤云教授认为，摄领疮的发病与情志、体质及外邪有关。易患之人，多为精神工作紧张、肝郁化火或脾湿不运，复感风湿之邪而发病。与精神、神经因素有关，病机主要有肝郁化火，脾湿不运，外感风邪及血虚风燥等，与肝脾关系最为密切。

【辨证论治】

1. 肝郁化火证

辨证要点：皮损色红，表面纹理粗疏，常见抓痕、血痂，自觉剧痒。兼见心烦易怒，精神抑郁，失眠多梦，眩晕，心悸，口苦咽干，大便干。舌边尖红，苔白，脉弦数。

陈彤云教授认为五志皆可化火，人的情绪波动、精神不畅以及性情急躁等精神因素的变化，会出现化火生热，火热伏于营血，血热偏盛，故见皮损色红；血热生风，风盛则燥，故剧痒、干燥。

陈彤云教授常用龙胆泻肝汤加减清肝泻火。龙胆草、丹皮、生栀子、黄芩、柴胡、当归、生地、白芍清肝泻火、疏肝解郁、养血柔肝；丹参、赤芍、鸡血藤、首乌藤凉血活血安神；白鲜皮、白蒺藜清热解毒、疏风止痒；枣仁、合欢花安神解郁。女阴瘙痒、带下黄浊者，加土茯苓、蛇床子；肛门瘙痒者，加苦参、地肤子。

2. 脾湿外感证

辨证要点：皮疹颜色呈淡褐色，皮损成片，粗糙肥厚，状如牛项之皮，阵发性剧痒，夜间尤甚。常固定某处，久治不愈。舌体胖，舌苔白或白腻，脉濡缓。陈彤云教授认为患者脾湿不运，复感风邪，阻滞肌肤，营卫失和，经脉失疏，肌肤失养而发病。湿邪为病，缠绵难愈。

陈彤云教授常用健脾除湿汤合全虫方加减健脾除湿，疏风止痒。方中用茯苓、白术、生薏米、白扁豆、冬瓜皮、地肤子健脾除湿、渗湿利水；全虫、皂刺、防风、刺蒺藜、疏风止痒；苦参、白鲜皮利湿止痒；当归、首乌藤养血润肤。

3. 血虚风燥证

辨证要点：皮损色淡或灰白，抓如枯木，肥厚粗糙似牛皮。素体虚弱，兼见心悸怔忡，气短、失眠健忘，女子月经不调。舌质淡，脉沉细。

陈彤云教授认为患者久病、年老体弱及大病后由于营血不足，血虚生风生燥，肌肤失于濡养，故出现瘙痒难耐。

陈彤云教授常用止痒合剂加减养血疏风，润燥止痒。方中用首乌藤、鸡血藤、丹参、当归、生地养血活血润肤；刺蒺藜、地肤子、苦参疏风止痒。如遇睡眠差者加生龙齿、生石决、珍珠母镇静安神。

【典型医案】

医案一

孔某，女，69岁，2008年11月5日初诊。

主诉：腰围部起红色小丘疹，伴痒2年，加重两月。

现病史：患者2年前开始于腰围一周起丘疹、瘙痒，每晚入睡时瘙痒尤甚。反复不愈，曾外用药治疗，效不显，现抵触外用药治疗。现皮损仍瘙痒剧烈，伴心情烦躁，心急怕热；纳可；眠尚安；二便调。

舌脉：舌质红，苔白，脉弦。

皮科情况：腰腹部皮肤干燥，苔藓样肥厚斑片，边缘模糊，表面附有少量鳞屑，有抓痕及血痂，嵴沟明显。

辨证：肝郁化火、肌肤失养。

治则：清肝泻火，养血安神。

方药：胆草10g，夏枯草20g，白鲜皮30g，生栀子10g，生龙齿30g，白蒺藜20g，赤芍15g，丹参30g，生地15g，鸡血藤30g，酸枣仁30g，水煎服，日1剂，连服7日。

二诊（2008年11月12日）：服药7剂后，皮损基本不痒，复诊仍按上法加减化裁，3周后痊愈。

【医案分析】 患者因情志不遂，日久郁而化火，火热伏于营血，致使营血失和，经脉失疏，故皮肤呈苔藓样肥厚斑片；热伏营血，血热生风，风盛则燥，故表面附有少量鳞屑，瘙痒甚，可见抓痕及血痂。病情迁延日久，反复不愈，致使患者丧失信心，性情急躁。患者舌质红，苔白，脉弦亦为肝郁化火之象，依法治以清肝泻火，养血安神。

陈老方中用龙胆草、夏枯草、生栀子清热泻火；重用白鲜皮、白蒺藜祛风止痒；赤芍、丹参、生地、鸡血藤养血活血；生龙齿、酸枣仁安神以改善睡眠。全方清肝泻热为主，养血安神为辅。

医案二

李某，女，29 岁，2008 年 7 月 21 日初诊。

主诉：外阴起皮疹伴瘙痒 6 年。

现病史：患者 6 年前因工作紧张，开始间断出现外阴部瘙痒，夜间加重，曾辗转各大医院治疗不果，遂来我院。现外阴部皮肤瘙痒，影响睡眠；纳可；眠差；大便偏干，两日一行。

舌脉：舌红赤，苔薄黄，脉滑。

皮科情况：外阴部皮肤增厚，呈苔藓化；散见抓痕、血痂。

辨证：肝郁化火、风湿蕴阻。

治则：清热利湿，养血润肤。

方药：生龙齿 30g（先煎），生石决 30g（先煎），珍珠母 30g（先煎），首乌藤 30g，龙胆草 10g，生地 15g，白茅根 20g，黄芩 10g，生栀子 10g，丹参 15g，地肤子 15g，炒枣仁 30g，甘草 6g。水煎服，日 1 剂，连服 21 日。

二诊（2008 年 8 月 11 日）：服药 3 周后，皮疹变薄，瘙痒减轻，纳可，睡眠改善，大便仍干，2 日一行。舌红，苔白腻，脉滑。前方加黄柏 10g、茯苓 15g 加强清热利湿之效。继服 14 剂。

【医案分析】 患者因情志不遂，肝郁化火，火热伏于营血，经脉失疏，复因肝郁克脾，脾湿不运，外感风邪，蕴阻肌肤而发病。肌肤失于濡养，故外阴部瘙痒；肝郁化火，上扰心神，故睡眠欠佳；火热伤津，大肠失于濡润，故大便偏干；舌红赤，苔薄黄，脉滑亦属肝郁化火之象。

陈老方中用龙胆草、黄芩清热燥湿，生栀子清热泻火，白茅根凉血清热，生地、丹参养血活血，佐以生龙齿、生石决、珍珠母镇静安神，首乌藤、炒枣仁养血安神，患者瘙痒尤甚，加地肤子清热利湿止痒，甘草清热解毒，调和诸药。二诊时，患者瘙痒减轻，睡眠改善，大便仍干，加茯苓 15g 以健脾利湿，加黄柏 10g 以增强清热燥湿之力。

医案三

苏某，女，46 岁，2010 年 8 月 7 日初诊。

主诉：身、面部起丘疹、红斑 10 年伴瘙痒，加重半年余。

现病史：患者 10 年前搬迁后，因当地气候干燥及工作紧张，开始出现面、肘部起皮疹、痒；伴眠欠佳，月经规律，纳可，二便调。

个人史：性情急躁。

舌脉：舌质淡，苔薄黄，脉细滑。

皮科情况：面部、眼周、肘窝淡红色扁平丘疹、斑片；伴干燥、脱屑。

辨证：肝热血燥、肌肤失养。

治则：清肝泻火，养血润肤。

方药：生龙骨 30g（先煎），生石决 30g（先煎），丹参 15g，胆草 6g，生栀子 10g，白茅根 10g，生地 15g，丹皮 10g，地肤子 15g，酸枣仁 30g，甘草 6g，茯神 12g，白芍 15g，水煎服，日 1 剂，连服 14 日。

二诊（2010 年 8 月 21 日）：皮疹变薄，颜色变淡，仍痒，睡眠好转。舌淡，苔薄黄，脉细滑。前方胆草用量增至 10g，加双花 20g、公英 20g 增强清热解毒之效，继服 2 周。

【医案分析】 目前神经性皮炎的病因尚不明了，但精神情志因素在发病中起重要作用，过度紧张、兴奋、忧郁、疲劳、焦虑、急躁以及生活环境的改变，皆可能是神经性皮炎的诱因。此患者性情急躁，情志不舒，肝郁化火，日久伤阴耗血，肌肤失养而发病。血虚生风，风盛则燥，故肌肤干燥，瘙痒难忍。

陈老方中胆草、生栀子清肝泻火；白茅根清热凉血；丹皮、生地、丹参养血活血润肤；生龙骨、生石决镇静安神；酸枣仁、茯神养心安神；地肤子疏风止痒；白芍养血敛阴；甘草清热解毒，调和诸药。二诊时皮疹变薄，睡眠好转，胆草用量增至10g，以增强清热泻火之效，加双花20g、公英20g以增清热解毒之功。

医案四

张某，女，35岁，2010年4月5日初诊。

主诉：身起红斑、丘疹伴瘙痒10余年，加重半月。

现病史：患者10年前无明显诱因开始于耳前后起皮疹、伴瘙痒，后发展至腰部、腹股沟等处，瘙痒剧烈，影响睡眠，遂就诊。现腰腹、耳后红斑、丘疹，伴瘙痒；月经规律，量偏少；纳可；眠欠安；大便4～5日一行。

舌脉：舌质红，苔薄黄，脉滑。

皮科情况：腰部两侧掌心大小暗红苔藓化斑片，腹股沟、耳前、耳后亦可见相似皮疹；散见抓痕。

辨证：肝郁化火。

治则：清肝泻火，养血润肤。

方药：生龙齿30g（先煎），生石决30g（先煎），珍珠母30g（先煎），首乌藤30g，炒酸枣仁30g，生甘草6g，胆草10g，生栀子10g，生地15g，茅根15g，丹参15g，连翘15g，黄芩10g，夏枯草15g，地肤子15g，水煎服，日1剂，连服14日。

二诊（2010年4月19日）：2周后，患者腰部两侧及耳周皮疹变薄，痒减轻，纳食可，睡眠佳，大便好转，两日一行，舌红，苔薄黄，脉滑。

方药：生龙齿30g（先煎），生石决30g（先煎），珍珠母30g（先煎），胆草6g，生地15g，茅根15g，茯神10g，丹皮10g，地肤子15g，神曲10g，木香10g，枳壳10g，枣仁30g，甘草6g，继服14付。减栀子、黄芩、连翘等清热泻火之药，增神曲、木香、枳壳，以消食行气。

三诊（2010年5月4日）：皮疹变淡变暗，无明显瘙痒，纳食好，睡眠可，二便调，临床痊愈。

【医案分析】 此患者亦因情志内伤，肝郁化火而致此病，依法治以清肝泻火，养血润肤。方中胆草、生栀子清肝泻火；连翘、黄芩、夏枯草泻火清热；茅根清热凉血；生地、丹参凉血活血，养血润肤；生龙齿、生石决、珍珠母、首乌藤镇静养血安神；地肤子祛风止痒；生甘草调和诸药。二诊减栀子、黄芩、连翘等清热泻火之药，增神曲、木香、枳壳各10g，加强消食行气之力。

九、漆　疮

【概述】 漆疮是因皮肤或黏膜接触某些外界致病物质所引起的皮炎，类似于西医的“接触性皮炎”。

中医文献中，对不同接触物引起的皮炎，有着不同的名称，如因使用化妆品而致病的，称“粉花疮”，《疡医大全》载：“粉花疮多生于室女，亦有妇女好搽铅粉、铅毒所致”；因漆刺激而引起者，称“漆疮”；《诸病源候论》对漆疮的记载“漆有毒，人有禀性畏漆，但见漆便中其毒。喜面痒，然后胸臂胫腨皆悉瘙痒，面为起肿，绕眼微赤”；其他如因贴膏药引起者，称“膏药风”；接触油漆马桶圈而发病者，称“马桶癣”。

【病因病机】 由于禀赋不耐，接触某些物质，例如漆、药物、染料、塑料制品、植物的茎、叶、花粉等，使毒邪侵入皮肤，郁而化热，邪热与气血相搏而发病。其中先天禀赋体质因素是主要的，同一物质，有的人接触后发病，而其他人同样接触，却不发病，正如《诸病源候论》中所说："漆有毒……亦有禀性自耐者，终日烧煮，竟不为害也。"

【辨证论治】 陈彤云教授认为本病中医辨证属毒邪外袭，肌肤蕴热。

辨证要点：急性发作，常见于暴露部位，如在颈面、四肢等处。轻症时接触局部呈现红斑，稍有水肿，或有针尖大小的密集丘疹。重症时红斑肿胀明显，在此基础上有多数丘疹、水疱，严重时可见大疱、糜烂、渗液。患者自觉痒痛，严重者伴有恶寒、发热、头痛、舌苔黄腻、脉滑数或弦数。

治疗宜清热、凉血、解毒，方用清热除湿汤加减。主要药物有龙胆草、黄芩、白茅根、生地黄、车前草、蒲公英、大青叶、生甘草等，重在清热凉血。龙胆草清湿热、泻肝火，与大青叶凉血清热解毒共用为君药；黄芩清热解毒、燥湿，白茅根、生地黄清热凉血，蒲公英清热解毒，四药配伍为臣药；车前草清热利湿为佐药；生甘草和中解毒为使。大便干结者加大黄，以通腑泻热；湿盛者加泽泻、木通、茵陈，以清热利湿发热者加生石膏，以清热泻火。

【典型医案】 杨某，女，36岁，2011年4月20日初诊。

主诉：面部肿胀、痒1周。

现病史：一周前患者染发后出现颜面、双耳、上眼睑红肿，双眼裂紧闭，极痒。纳可眠安，大便调，小便黄，舌质红脉滑数。

辨证：血热外感毒邪。

治则：清热凉血解毒。

方药：胆草10g，生地10g，茅根20g，赤芍15g，黄芩10g，栀子10g，双花15g，公英20g，车前草15g，泽泻10g，野菊15g，猪苓10g，茯苓15g，生白术15g，竹叶10g。7付水煎服。

二诊（2011年4月27日）：患者服药1周后，面、双耳红肿、痒感已消，双眼已能睁开，仅头皮微痒，舌脉同前。继服上方7付而愈。

【医案分析】 方用胆草清肝胆湿热，泻肝火，与生地、茅根、赤芍合用为清热凉血共为君药，双花、公英、野菊、黄芩、栀子清热解毒除烦为臣药，茯苓、白术、猪苓、车前草健脾清热利湿为佐，竹叶清利小便为使药。嘱其勿再行染发或换用染发剂染发，必要时染前预先皮试。

十、瘾　　疹

【概述】 瘾疹是皮肤黏膜反复发生的一种限局性、一过性水肿反应，表现为大小不等、或深或浅的红色或瓷白色风团或抓痕隆起，不久可自行消退而不留痕迹。故民间称为“鬼饭疙瘩”、“风疹块”。相当于西医学的“荨麻疹”。

“瘾疹”病名最早见于春秋时代的《素问·四时刺逆从论》：“少阴有余，病皮痹隐轸”；汉代《金匮要略·中风历节病篇》也有“邪气中经，则身痒而瘾疹”的论述。《金匮要略·水气病篇》指出：“风气相搏，风强则为瘾疹，身体发痒”，对本病的病名、病因、症状有了简略的论述。到隋代《诸病源候论》中“夫人阳气外虚则多汗，汗出当风，风气搏于肌肉，与热气并则生痦瘟。状如麻豆，甚则渐大，搔之成疮”的论述，不仅提出了“痦瘟”的病名，更指出阳气外虚，外风入于腠理与气血相搏的发病机理；金代《儒门事亲》中说：“凡胎生血气之属，皆有蕴蓄浊恶热毒之气，有一二岁而发者，有三、五岁至七、八岁而作者，有年老而发丹熛瘾疹者。”指出禀赋不耐是发生本病的重要原因；明代《证治要诀》中“有人一生不可食鸡肉及獐鱼动风等物，才食则丹随发，以此见得系是脾风”的论述，第一次提出腥发动风的食物可引起本病；清代《疡医大全》指出："胃与大肠之风热亢盛已极，内不得疏泄，外不得透达，怫郁于皮毛腠理之间，轻则为疹。……热极反兼风化，或客风鼓动内火，其病发于心肺二经。"不仅说明了肠胃变化与本病的关系，并提出了"内热生风"、"外风引动内风"的病因学说。

近代西医学统计，大约15%～25%的人在其一生中的某个时间曾患过荨麻疹，为皮肤科常见病。由于荨麻疹致病因素复杂多样，至今尚未完全明确；而临床上荨麻疹又经常反复发作，容易迁延成慢性，临床治疗比较困难。

陈彤云教授运用中医理论，结合自己多年的临床经验治疗瘾疹，特别是反复发作、迁延难愈的慢性荨麻疹常收到良好疗效。现结合临床医案介绍其辨证论治的经验。

【病因病机】 陈彤云教授在总结古代前贤理论的基础上，根据风性善行而数变的特点，结合荨麻疹发无定处、随起随落的临床表现，认为引起荨麻疹的外因主要是风邪侵袭，内因主要是腠理不密，不能抵御风邪。风为百病之长，常兼夹热、寒、湿邪侵袭人体，故风团的颜色有赤白之分、风团的肿胀有轻重之别；腠理不密，或因劳累汗出，毛孔开泄，或因卫气不充、不能卫外而为固，或因饮食不节，肠胃积热，化生内风，在外风引动之下，怫郁肌肤。风为阳邪，其性开泄，易伤阴液，若风邪稽留日久，常致卫气耗散、阴血耗伤，使肌肤失于温煦、濡养，腠理难以固密，风邪得以屡犯腠理，怫郁卫气。因此，瘾疹（慢性荨麻疹）久治不愈的主要原因是卫气耗散、阴血耗伤，不能"温分肉、肥腠理"，既不能御风于外，又无力祛邪外出。

【辨证论治】 基于对瘾疹（慢性荨麻疹）病因病机的认识，陈彤云教授在治疗上形成了自己独到的经验。

一是注意扶正固表。她认为瘾疹（慢性荨麻疹）久治不愈的主要原因不在于风邪的侵袭，而是病程日久导致卫气耗散、阴血耗伤，既不能御风于外，又无力祛邪外出。因此在治疗上重视益气固表、养血活血以扶正。常用玉屏风散、当归饮子等加减化裁组方。

二是注意调理脾胃。脾为后天之本，气血生化之源，欲益气养血以扶正，必须重视脾胃的调理。临床常用陈皮、枳壳、神曲、焦三仙、炒谷稻芽等健脾消导；也常用茯苓、甘草与玉屏风散中的黄芪、白术相配，取四君子汤之意健脾益气。

三是重视活血疏风。陈老根据“气为血帅，血为气母”，气血在生理上相互为用的特点，和“久病入络”的病理特点，在瘾疹（慢性荨麻疹）的治疗上，重视养血活血通络，体现“治风先治血，血行风自灭”的思想。常用当归饮子及丹参、鸡血藤等养血活血之品。

四是注意祛邪而不伤正。在治疗中不过用宣散之药，以免进一步耗气、伤阴。即使用麻黄、荆芥，也常要用乌梅、五味子等酸敛之品收敛，防止发散太过。

五是注意生活起居的调护。不仅嘱患者禁忌辛辣、腥发食物，还要求避风，尤其减少洗澡和剧烈运动，防止在热水浴后或大汗出后，毛孔开泄，贼风侵袭肌肤腠理。

1. 阳虚风寒证

辨证要点：风团色淡或白，遇冷加重、得暖则减，或晨起时明显。恶风寒，无汗或自汗。舌质淡，苔薄白，脉沉或缓。

陈彤云教授认为本证型系卫气不充，不能温煦，腠理不固，虽风寒侵袭而无力驱散。故风团色淡或白，遇冷加重；晨起之时，旭日初升，阴霾未散，大气清冷，而人体阳气尚未充盈于外，故多在晨起时皮疹和症状明显。卫阳不振，其人恶风寒，风寒怫郁而无汗，或腠理失固而自汗出。舌质淡，苔薄白，脉沉或缓俱为卫气不充、风寒怫郁之象。辨证为卫气不充，风寒束表。

陈彤云教授认为本证型系卫气不充，不能温煦，腠理不固，虽风寒侵袭而无力驱散。治疗宜益气固表，宣散风寒。方用玉屏风散合麻黄方加减，主要药物有黄芪 15g，白术 15g，防风 10g，麻黄 3g，杏仁 10g，茯苓 15g，海桐皮 15g，乌梅 10g，甘草 10g。用玉屏风散益气固表，用麻黄方宣散风寒。黄芪、白术、茯苓、甘草取四君子汤之意，健脾益气，使卫气充实；麻黄与杏仁一宣一降，配防风，宣肺散寒、祛风解郁；海桐皮味苦辛，辛能散风、苦可燥湿，散风除湿以利风团消退；乌梅酸敛，甘草和中，既可防宣散太过而耗散卫气，又可酸甘化阴反佐芪、术之温燥。麻黄方本为急性风寒型荨麻疹而设，宣肺散风、温卫祛寒之力强。然瘾疹（慢性荨麻疹）患者，病程既久而卫气不充，不可宣散太过而进一步耗伤正气，故麻黄仅用 2～3g，且以乌梅反佐收敛。

2. 血虚风热证

辨证要点：风团色红，午后或夜间为重，不恶风但恶热；皮疹灼热而痒，遇热加重；心烦口渴，或有盗汗。舌质红，苔少或薄黄，脉沉细或细数。

陈彤云教授认为本证型系风邪稽留日久，风盛则燥，阴血耗伤；阴虚内热，化燥生风；或外风引动，风热相搏，壅滞肌肤，故见风团色红；风热搏于腠理，不得疏泄，故不恶风而恶热，遇热皮疹和瘙痒加重；午后大气中阳热鼎盛而助热，夜间阳气收潜入于阴分而更显阴虚，故皮损多午后或夜间为重；阴虚有火，故心烦口渴，或有盗汗；舌质红，苔少或薄黄，脉沉细或细数乃阴虚有热之象。辨证为阴虚内热，风热相搏。

陈彤云教授认为本证型治疗宜养血滋阴，疏风清热。方用当归饮子加减，主要药物有当归 10g，川芎 10g，生地 20g，赤芍 15g，荆芥 10g，防风 10g，桑白皮 15g，炒侧柏 15g，秦艽 10g。其中当归、川芎、生地、赤芍取四物汤之意养血活血、滋阴清热，清血热、熄虚风；荆芥、防风辛能散风、凉能清热，帮助疏散卫分怫郁的风热；桑白皮泻肺清热、行水消肿，秦艽、侧柏祛风通络、凉血除湿，可消红斑、风团。全方养血活血、滋阴凉血、祛风通络、除湿消肿，使风邪得散、肌肤得润、虚热得清、血络得通。

3. 气血失和证

辨证要点：风团遇冷、遇热或压迫、搔抓即起，随起随消，发无定时；风团色淡或仅见红斑，瘙痒不重；舌质淡，苔薄白，脉沉缓。

陈彤云教授认为本证型系风邪稽留，怫郁腠理，卫气不宣，营血不布，阴阳失调，肌肤不得温煦和濡养。腠理不固，风邪频犯；血行乏力，输布不匀。故遇冷、遇热或压迫、搔抓即起风团，发无定时；舌质淡、苔薄白、脉沉缓，为气血失和，阴阳不调之象。辨证为气血失和，阴阳不调。

陈彤云教授认为本证型治疗宜调和气血。方用玉屏风散合当归饮子加减，主要药物有黄芪 15g，白术 15g，防风 10g，当归 10g，丹参 15g，川芎 10g，茯苓 15g，鸡血藤 15g，首乌藤 15g，天仙藤 15g。方中以黄芪、白术、防风配茯苓，益气固表，使卫气充、腠理密，无受外风袭扰；当归、丹参、川芎配鸡血藤养血活血，川芎乃血中风药，祛血中之风。天仙藤味苦性温，能行气活血化湿，《本草求真》谓其“因味苦主于疏泄，性温得以通活，故能活血通道，而使水无不利，风无不除，血无不活，痛与肿无不治故也”，首乌藤又称夜交藤，除可养心安神，《本草再新》中称其还有“补中气、行经络、通血脉、治劳伤”的作用。天仙藤、首乌藤与鸡血藤配伍使用，能养血活血、祛风通经，使营血畅行、去除风邪，赵炳南先生则认为有沟通阴阳的作用。

4. 风湿蕴阻证

辨证要点：反复起风团，色淡红或皮肤色；发作常无明显诱因和规律，无恶风寒、恶热等全身症状；或有纳少乏力，腹胀便溏。舌质淡，舌苔白或白厚，脉滑。

陈彤云教授认为本证型系素体脾虚，或饮食不节，致脾虚失运，湿浊停滞，故可见纳少乏力、腹胀便溏，舌质淡、苔白或厚，脉滑。脾为后天之本，脾虚不运，气血生化乏源，无以“温分肉、肥腠理”，致腠理不固、无力卫外，故风邪得以随时侵袭，并与内湿相合，蕴阻肌肤，故见风团肿起、反复发作、发无定时。舌质淡，舌苔白或白厚，脉滑乃脾虚湿滞之象。辨证为脾虚湿滞，风湿蕴阻。

陈彤云教授认为本证型治疗宜健脾消导，散风除湿。方用多皮饮加减，主要药物有冬瓜皮 15g，茯苓皮 15g，白鲜皮 30g，地骨皮 15g，陈皮 10g，桑皮 15g，神曲 10g，丹皮 10g，白术 10g。多皮饮是赵炳南先生的经验方，有健脾利湿、温卫疏风、凉血止痒的作用，多用于瘾疹（慢性荨麻疹）的治疗。原方药味十余种，均为植物皮类药物，取“以皮达皮”之意。陈彤云教授根据赵老经验，在应用多皮饮时，加用白术、陈皮、神曲等健脾消导药，与冬瓜皮、茯苓皮等利水渗湿药相配，健脾消导、利湿消肿，同时顾护脾胃，防止白鲜皮、桑皮、地骨皮、丹皮等祛风除湿、凉血清热之品对脾胃的损伤。

【典型医案】

医案一

刘某，女，61 岁，2002 年 7 月 2 日初诊。

主诉：全身反复起风团、瘙痒 1 年余，加重 3 天。

现病史：患者 1 年余前受冷风后出现全身淡红色风团，伴瘙痒，反复发作，每由冷风或受凉诱发或加重，服用抗组胺药物皮疹可消退，但停药 1～2 天后即复发；3 天前洗澡后即入空调房间乘凉，致皮肤瘙痒、风团加重。现风团时现，瘙痒；伴纳呆，时有腹胀、反酸、恶心；畏寒无汗；大便不爽。

舌脉：舌淡苔白腻，脉沉细。

皮科情况：皮肤划痕征（＋）。

辨证：风寒束表，肺卫失宣。

治则：益气固表、宣肺散寒。

方药：玉屏风散合麻黄方加减：黄芪 20g，防风 10g，白术 10g，乌梅 10g，麻黄 3g，杏仁 10g，海桐皮 20g，白鲜皮 20g，地肤子 15g，茯苓 15g，枳壳 10g，神曲 10g，甘草 10g，水煎服，日 1 剂，连服 7 日。嘱患者避风寒、忌腥发。

二诊（2002 年 7 月 9 日）：患者诉皮疹大减，偶受风寒皮肤仍痒，但抓后仅见少量淡红斑，无肿起的风团，纳食增加，无反酸烧心，偶感恶心。中药前方加藿香、佩兰各 10g 增强清热利湿之效，再进 7 剂。所患即告痊愈。

【医案分析】 患者瘾疹（慢性荨麻疹）病史 1 年余，日久卫气耗散，不能温煦固摄，致腠理不密，故每遇冷风或受凉而起风团，反复不愈；近日逢夏季酷暑炎热，浴后毛孔开泄，又贪凉吹风，致风寒束表，肺卫失宣，故见畏寒无汗，风团增加；患者年老脾虚，又暑热多湿，致中焦蕴湿，故纳呆，时有腹胀、反酸、恶心，大便不爽；舌淡苔白腻，脉沉细，乃湿蕴中焦、外受风寒、卫气不宣之象。

陈彤云教授用黄芪、防风、白术玉屏风散合茯苓取四君子汤之意，健脾益气、卫外固表以扶正；用麻黄、杏仁宣肺散寒以祛邪；用白鲜皮、地肤子、海桐皮祛风除湿止痒，枳壳、神曲消导运化脾湿，助脾胃运化，使卫气得以充实；佐以乌梅、甘草和中收敛，防麻黄、防风之发散太过而耗伤正气。全方健脾益气、宣肺散寒、扶正祛邪。复诊根据皮疹减轻，而中焦蕴湿未化，时有恶心，益以藿香、佩兰芳化湿浊，促脾胃健运，使患者脾胃健运，蕴湿得化，卫气充实，风寒宣散，得以病愈。

陈彤云教授认为，瘾疹（慢性荨麻疹）多因风邪耗散卫气，或体虚气弱、卫气不足，腠理开阖失司，无力御邪于外，故欲散风邪须先实卫气、固腠理。脾胃为后天之本，脾胃运化失常，气血生化乏源，故欲实卫气则须强脾胃。因此，在治疗瘾疹（慢性荨麻疹）中重视调理脾胃和益气固表，是陈彤云教授的主要经验之一。

医案二

金某，女，53岁，2004年10月4日初诊。

主诉：全身起风团、瘙痒5月余。

现病史：患者5月前出现每于身热欲汗时皮肤瘙痒，抓后起榆钱大小的红色风团，局部有灼热感；烦热口渴，不喜盖被；夜间多梦易醒；二便调。

舌脉：舌质红，苔薄白，脉细数。

皮科情况：现未见皮损。

辨证：阴虚内热，风热相搏。

治则：养血滋阴，疏风清热。

方药：当归饮子加减，荆芥6g，防风10g，当归10g，丹皮15g，生地20g，赤芍15g，川芎10g，地骨皮15g，青蒿20g，桑白皮15g，白蒺藜30g，白鲜皮20g，水煎服，日1剂，连服14日。

二诊（2004年10月18日）：药后瘙痒及灼热感明显减轻，皮疹白天基本不发，仅晚饭后至睡前时有新发。中药前方去荆芥、白鲜皮、川芎，加首乌藤30g，白茅根30g，银柴胡15g，丹参20g增强清热凉血。再进14剂。

三诊（2004年11月1日）：风团基本不再发，但皮肤受压或搔抓后，仍可见红肿性抓痕，不久可消退。前方加鸡血藤15g，再进14剂巩固疗效。

【医案分析】 该患者阴血不足、虚热内生，当身热汗出、毛窍开泄时，风邪乘隙、引动内热，风热搏结肌肤腠理而起风团，且风团色红、肌肤灼热。烦热口渴、夜卧多梦，属阴虚内热、热扰心神的表现。舌红苔薄白，脉细数也为阴虚内热的征象。血虚有风，当用当归饮子养血疏风，故陈彤云教授以当归、生地、赤芍、川芎养血活血、滋阴清热；桑白皮、地骨皮泄肺凉血，青蒿、丹皮凉血清热，四药配合清血分虚热；荆芥、防风辛凉解表，散风清热、祛邪外出；白鲜皮、白蒺藜疏风清热止痒。全方养血活血、滋阴清热，重在养血熄风以扶正；清热疏风、辛凉解表，辅以祛风清热以祛邪。将四物汤中的熟地换生地，意在加强滋阴清热之力。二诊患者风团减少，唯晚上发作；皮肤瘙痒、灼热大减，说明在表的风热已被宣散，血分的虚热尚未清除。故减去散风的荆芥、白鲜皮、川芎，加用凉血清热的白茅根、银柴胡，清伏于血分的虚热；首乌藤、丹参养血活血通络，散风而不伤阴、活血以熄风，并可安定心神。经过近月的治疗，患者皮肤瘙痒及风团基本消退，仅在搔抓或压迫后局部发生红斑，说明阴虚内热及搏结的风热已清散殆尽，由于久病入络，血络中尚有余热残风未尽，故在沿用前方巩固疗效的基础上，加鸡血藤引药入血入络，以求痊愈。由于风为阳邪，易伤阴液，瘾疹（慢性荨麻疹）患者由于风邪久羁，多有阴伤血亏，故多数患者往往午后或夜间皮疹加重。阴虚不能配阳，会产生虚热，伏于血分，当外界风邪侵犯皮肤腠理，引动血分虚热，搏结于皮肤，就会产生红斑、风团和皮肤灼热。

陈彤云教授治疗此型瘾疹（慢性荨麻疹）从养血滋阴入手，滋阴以清虚热，养血以熄虚风，辅以辛凉之品清热散风。如果虚热明显，皮疹色红、皮肤灼热、夜间多发，常加用银柴胡、青蒿、地骨皮等清解血分的虚热；如果风邪为著，皮疹风团较大，瘙痒明显，则常加薄荷、蝉衣、浮萍等辛凉发散风热。

医案三

曹某，男，27 岁，2005 年 5 月 1 日初诊。

主诉：皮肤瘙痒，搔抓后起红斑、风团 12 年余。

现病史：患者 12 年前因吃“海鲜”引起全身骤然发生大量风团，剧烈瘙痒，经治疗皮疹消退。但此后时常感觉皮肤痒，搔抓后抓痕隆起或形成风团、红斑，不久可自消。皮疹时轻时重，发无定时，自觉病情反复与饮食无关，发作频繁时遇冷、遇热均可引起皮肤瘙痒、起风团；病情缓解时，则遇冷、遇热均无不适。现未见皮损；纳可、二便调。

舌脉：舌质淡红，舌苔薄白，脉细缓。

皮科情况：无。

辨证：气血失和，阴阳不调。

治则：益气养血，调和阴阳。

方药：玉屏风散合当归饮子加减：黄芪 15g，白术 15g，防风 10g，当归 10g，川芎 10g，赤芍 15g，丹参 20g，鸡血藤 15g，首乌藤 30g，天仙藤 15g，秦艽 10g，海桐皮 15g，白鲜皮 20g，青蒿 20g，水煎服，日 1 剂，连服 14 日。

二诊（2005 年 5 月 15 日）：服药后，瘙痒次数减少，但搔抓后仍有风团和抓痕隆起，有时未感觉瘙痒也没有搔抓，也可起风团，约一小时后消退，舌脉同前。患者瘙痒减轻，风团仍起，说明风湿相搏，缠绵难解。故前方去青蒿，加杏仁 10g、茯苓皮 15g，以杏仁配防风宣肺气散风邪，以茯苓皮配白术、黄芪健脾除湿祛在表的湿气，嘱患者再进 14 剂。

三诊（2005 年 5 月 29 日）：患者诉皮肤基本不痒，但皮肤仍偶有风团出现，十几分钟即消。方治有效，予前方加泽泻 10g，加强除湿利水，嘱患者继续服用至痊愈。

【医案分析】 该患者病程长达十几年，但年轻体壮，舌脉正常，并无气虚、血弱的明显证候，且皮疹发无定时、瘙痒不著、时轻时重，当属卫气与营血的功能失调，不能时刻正常发挥其生理功能，常为风邪乘隙侵犯所致。

陈彤云教授以玉屏风散和当归饮子合方加减，意在益气养血活血、祛风除湿通络，达到鼓舞卫气、畅通营血，调和气血功能，使风邪无隙可乘的目的。有些瘾疹（慢性荨麻疹）患者，病情迁延日久，皮疹发作时轻时重，发作时诱因也无明显规律，甚至无瘙痒症状，也无明显全身症状，使临床辨证困难，治疗上常感无从下手。

陈彤云教授认为，气血在生理上本相互为用，气为血帅，血为气母。由于风邪屡犯皮肤腠理，怫郁肺卫，使卫气的宣发、营血的敷布难以顺畅，不能正常行使“温分肉、肥腠理”的生理功能，故皮疹时常发作，又常自行缓解。在治疗上，应重在鼓舞卫气的宣发、通畅营血的敷布，使气血的功能协调，皮肤得卫气的温煦、营血的濡养，方能减少风邪对皮肤的侵袭。在用药上，陈彤云教授常用玉屏风散和当归饮子合方加减，以黄芪、白术、茯苓健脾益气鼓舞卫气，以当归、赤芍、川芎、丹参养血活血，濡养肌肤，以增强气血对皮肤的温煦和濡养作用；以首乌藤、鸡血藤、天仙藤活血通络、祛风除湿，按中医久病入络的理论，用藤类药物有利于去除入络的风邪、水湿，络脉通畅也有助于卫气的宣发、营血的敷布，可协调气血更好地发挥其生理功能。

医案四

贾某，男性，17岁，2002年11月2日初诊。

主诉：全身反复起风团，伴瘙痒1年余。

现病史：1年来患者全身反复起风团、瘙痒，发无定时，严重时常伴有腹痛，遂就诊。现胸腹、臀部大片淡红色斑片，伴瘙痒；面色黄，形体瘦，肢冷畏寒；纳少；便溏。

舌脉：舌质淡，舌苔白，脉滑缓。

皮科情况：躯干、上肢、臀部风团呈不规则的大片地图状，浅粉或皮肤色。

辨证：脾虚湿滞，风湿蕴阻。

治则：健脾消导，散风除湿。

方药：多皮饮加减，白术10g，陈皮10g，枳壳10g，砂仁3g，神曲10g，芡实10g，扁豆10g，茯苓皮15g，冬瓜皮15g，白鲜皮30g，地骨皮15g，桑皮15g，甘草10g，水煎服，日1剂，连服14日。

二诊（2002年11月16日）：药后纳食增加，大便正常，风团减少，呈指盖大小，无腹痛。根据患者脾胃蕴湿减轻，脾气运化改善，前方去芡实、枳壳，加防风、杏仁，再进14剂。

三诊（2002年11月30日）：每日仍有少许风团发出，轻微瘙痒，纳可便调。中药前方加干姜6g、黄芪15g，再续14剂。

四诊（2002年12月13日）：近二周，偶发风团3～4次，疑与食入韭菜、鸡蛋有关，微痒。予除湿丸服用至皮疹痊愈。

【医案分析】 该患者面色黄、形体瘦，乃属脾虚不运之候。脾为后天之本，脾虚失运无以充养卫气，腠理开合无权，易为风邪所袭；脾虚湿滞中焦，受外风引动，蕴于肌肤，与风邪缠绵致风湿蕴阻肌肤，进一步阻碍卫气的宣发敷布，使风湿稽留不去，故患者反复发生风团。脾失健运，湿滞中焦，故纳少腹胀，大便时溏；脾阳不振，复受风寒，故时有腹痛。舌质淡苔白脉滑缓，乃脾虚湿滞的表现。

多皮饮健脾除湿、疏风和血，为赵炳南治疗脾虚湿滞引起的湿疮、荨麻疹的经验方。陈彤云教授在此方基础上，加用陈皮、白术、扁豆、芡实，加强健脾除湿的力量，并配合枳壳、砂仁、神曲、甘草醒脾和胃，助脾胃的运化。在脾胃功能逐渐增强、卫气得到充实的基础上，二诊，加防风、杏仁散风邪、宣肺气，驱散怫郁腠理的风邪。患者湿滞虽久，尚无化热的征象，故三诊加干姜温胃健脾，振奋脾阳，使腠理得到温煦，提高抗御风邪的能力。

陈彤云教授治疗脾虚湿滞型的瘾疹（慢性荨麻疹），并不急于宣散腠理的风邪，而是首先健脾化湿，温振脾阳。一方面脾气得健方能化湿，湿气运化，才能驱除裹挟于湿中的风邪；另一方面，脾阳不振，卫气不充，即使祛风外出，卫气不能使腠理固密，仍不免受风邪的侵袭，难以取得疗效。在脾胃得以健运，湿滞得以运化，脾阳得以振奋，腠理得以温煦、固密时，再运用散风宣肺之品，驱除腠理风邪，则风邪难以再犯腠理，瘾疹（慢性荨麻疹）方能痊愈。

十一、白 驳 风

【概述】 白驳风是因皮肤色素脱失而发生的局限性白色斑片，是皮肤科常见的后天性的限局性色素病。相当于西医的“白癜风”。

中医古籍中据其颜色、特点及病因病机命名为“白癜”、“白驳风”。早在《诸病源候论》已有“白癜”的记载：“白癜者，面及颈项身体皮肉色变白，与肉色不同亦不痒痛，谓之白癜”；到清代《医宗金鉴·外科心法要诀》记载：“此症自面及颈项，皮肉忽然变白，状类斑点，并不痒痛。若因循日久，甚至延及遍身。”

国家级名老中医陈彤云教授对白驳风的证治颇有心得。

【病因病机】 陈彤云教授认为本病发生，在内多由七情损伤，五志不遂，气机逆乱，气血不和或久病失养，损精伤血，伤及肝肾，以致精血不能化生，皮毛失其所养而发病；在外常有风邪乘虚侵入，使肺气不宣，进而影响卫气的周流，闭塞毛窍，阻滞经脉，新血不生，肌肤失荣而生白斑。既可有本虚，又可见标实。本虚乃肝肾不足，肾之不足，影响脏腑的功能，如肾阳不足，导致脾阳不足，脾失健运；肾阴不足，必致心火偏亢，水火既济失调，气血不和；或者久病失养，气血失和，导致荣卫无畅达之机，皮毛腠理失其营养而致病。标实以血瘀阻络为主。或跌扑损伤，积而为瘀；或怒伤肝而致气滞血瘀，经脉阻滞则新血不生；或久病致虚，邪气入经络，久必致瘀自内生，即久病入络、久病必有瘀。

【辨证论治】 陈彤云教授对于本病的辨证思路遵循八纲辨证，首辨虚实、表里，明确病患属虚证、实证；在表、在里。再探病之起因，综合望闻问切四诊合参，辨证论治。

陈彤云教授白癜风在证候鉴别时尤重舌脉与皮损辨证相结合。首先抓住舌苔、脉象的不同。舌淡苔薄、脉细弱为气血不和之征，治宜调和气血，疏散风邪；舌紫暗或见瘀斑，舌苔薄，脉沉涩为经络阻滞、气血瘀阻之征，治宜活血化瘀，祛风通络；舌淡或红、苔少、脉细弱为肝肾不足之征，治宜滋补肝肾、养血祛风。皮损辨证要辨皮损颜色、发展趋势。白斑色淡或粉红，大小不等，边缘不规则，与正常皮肤的界限不清，周围无色素沉着，分布常无规律，有扩展趋势，可伴有瘙痒，为气血不和证；白斑境界清楚，边缘有明显色素沉着，多呈节段性或带状分布，多发于单侧，发展缓慢，为经络阻滞证；白斑较小，境界清楚，边缘色素较深，斑内毛发多变白，多见于眼睑周围及四肢远端，对称分布，发展缓慢，病程较长，或有遗传倾向，可兼有头昏、耳鸣、腰膝酸软，为肝肾不足证。

治疗上，陈彤云教授认为本病应以祛风为先，辛散入肺达皮毛，治宜祛风宣肺，调和气血；养血活血，善治风者先治血；治当补益心脾，气血化生有源才可和合；疏肝理气，开达毛窍解郁闭；益气固表，辨病寓于辨证中；补肾益肺，金水同源治病根。

同时要抓住“气滞血瘀”和“风邪”。用药上首选柴胡、枳壳、白芍疏肝柔肝，理气解郁；其次以白术、茯苓健脾益气，再合用白附子、防风扶正祛邪。此外，依据中医理论“气为血之帅，血为气之母”，气滞则血瘀，血凝则气更滞，行气通络还需活血散瘀。具体分型论治如下。

1. 气血失和型

辨证要点：白斑色淡或粉红，大小不等，边缘不规则，与正常皮肤的界限不清，周围无色素沉着，分布常无规律，有发展趋势，可伴有瘙痒，舌淡，苔薄，脉细等。

陈彤云教授认为：风为六淫外邪之首，易侵袭于肌表，使肺气不宣，经脉阻滞，新血不生，肌肤失荣，而致白斑生成。该证型患者由于外感风邪，肌肤气血失和，病位表浅，故白斑色淡或粉红，界限不清。病程多较短，邪气尚未深入周围络脉，故周围无色素沉着；风性善行数变，故分布无规律，有发展趋势；风在皮肤则瘙痒。

治宜调和气血、疏散风邪，内服白驳丸加减：白蒺藜，浮萍、鸡血藤、首乌藤、黄芪、黑豆皮，当归、赤芍、红花、川芎，陈皮、补骨脂。白蒺藜、浮萍疏风和血，散皮肤肌表之风；当归、赤芍、川芎、红花活血祛瘀、化斑通络；黄芪固表、首乌藤、鸡血藤通络和血，与疏风药共奏调和气血之功；陈皮和中调脾胃；补骨脂、黑豆皮平肝益肾。白斑粉红者，为血分有热，酌加紫草、黄芩清热凉血退斑。或选用祛斑汤酌加黑芝麻、黑豆皮、鸡血藤等。现代药理认为补骨脂素及其衍生物均为光敏性化合物，日光照射后使酪氨酸酶活性增加，促进黑素合成，故在白驳风治疗中常加入补骨脂以增强疗效。

2. 经络阻滞型

辨证要点：白斑境界清楚，边缘有明显色素沉着，多呈节段性或带状分布，多发于单侧，发展缓慢，舌紫暗或见瘀斑、苔薄、脉涩等。

陈彤云教授认为：在本病发生过程中，血瘀既为病因，又为病理产物。或跌扑损伤，积而为瘀；或怒伤肝而致气滞血瘀，经脉阻滞则新血不生；或久病致虚，表虚不能御邪，邪气阻于经络，久必致气血运行不畅，瘀血内生，即久病入络、久病必有瘀，故见白斑周围色素沉着。瘀血致病多固定于某一经络、皮部，故见皮疹节段或带状分布。舌紫暗、瘀斑均为瘀血内留之征。

治宜活血化瘀、祛风通络。遵清代王清任对血瘀致病的治则，内服通窍活血汤加减：浮萍、桃仁、红花、川芎、赤芍、白芷、鸡血藤、威灵仙、鲜姜、老葱白、红枣，黄酒适量。赤芍、川芎行血活血，桃仁、红花活血通络，葱、姜通阳，麝香开窍，黄酒通络，佐以大枣缓和芳香辛窜药物之性。浮萍、威灵仙祛风除湿，鸡血藤养血通络，调和气血。

3. 肝郁气滞型

辨证要点：皮肤白斑，发病前常有郁闷不舒，心情不畅等精神因素，胸闷气短，女性多伴有月经不调，舌质红苔白，脉弦滑或弦细。

陈彤云教授认为：肝主藏血，为将军之官，性刚强故欲疏泄条达，以柔和为顺。若肝气郁结、怒则气上致肝气逆乱，疏泄不畅，则血海难以按时满溢，气血失调则月经后期；如肝郁化火，迫血妄行则月经先期而至。情志不遂、气机紊乱、气血失和，故见皮肤白斑。舌红苔白脉弦为肝郁气滞化火之征。

治宜疏肝理气，调和气血。方以柴胡疏肝散加减：当归、白芍、柴胡、枳壳、香附、郁金、白术、白芷、丹参、益母草、浮萍。方用四逆散去枳实以调畅气机，加枳壳、川芎、香附、丹参，增强疏肝行气，活血通络之效。当归、郁金、益母草活血调经。浮萍散在肌表之风邪，白芷祛风除湿。

4. 虚证型

(1) 肝肾阴虚，气血失和

辨证要点：白斑较小，境界清楚，边缘色素沉着较深，斑内毛发多变白，多见于眼睑周围及四肢远端，对称分布，发展缓慢，病程较长，或有遗传倾向，可兼有头昏、耳鸣、腰膝酸软、舌淡或红、苔少、脉细弱等。

陈彤云教授认为：肝肾同源，肝肾阴虚则水不涵木，肝体阴而用阳，肝体阴虚则肝阳用强，肝阳上亢故见头昏、耳鸣、腰膝酸软；虚火上结，气血失和，颜面失荣则生白斑。

治宜养血益肾，中和气血。内服滋补肝肾丸、神应养真丹加减：白蒺藜，沙苑子、炙何首乌、菟丝子、女贞子、生地、熟地，补骨脂、当归、红花、防风。方中菟丝子、女贞子、沙苑子、何首乌滋补肝肾，生熟地、当归、红花养血活血，白蒺藜、防风活血祛风，补骨脂补肾暖脾。诸药共奏养血益肾、调和气血之效。

（2）心肾不交，心脾两虚

辨证要点：白斑常沿一定神经分布区域发生，皮损多按皮节分布，多发生于青壮年。发病常突然，病程较短，而发展快，活动期往往仅 1 年左右。发病前常有一定的神经精神诱因，患者易激动，常有惊惕失眠，心悸，盗汗，倦怠乏力，妇女多伴有月经失调，舌质多红或边有齿痕，脉象多弦滑或沉细。

陈彤云教授认为：此型患者有情志致病因素，七情内伤，五志不遂均可致气机紊乱，忧愁思虑伤及心脾，气血生成不足则失去濡煦之职，使风邪易于袭表，阻滞经脉，而成白斑，正如《诸病源候论·白癜候》曰："此亦是风邪搏于皮肤，血气不和所生也。"此型与神经、精神因素有关。实验室检查常无明显异常。辨证属心肾不交，心脾两虚，气血失调。

治法为补益心脾，交通心肾，调和气血。处方：黄芪、党参、当归、川芎、白术、茯神、钩藤、石菖蒲、丹参、红花、补骨脂、白蒺藜、木香、桑椹。方中黄芪、党参、白术益气健脾，茯神、石菖蒲养心安神，当归、川芎、丹参、红花养血活血，桑椹、钩藤、补骨脂、白蒺藜平肝益肾调和气血。

【典型医案】

医案一

张某，女性，26岁，1990年6月3日初诊。

主诉：上唇右侧及前额白斑3月余。

现病史：3个月前无明确诱因出现口角白斑，未引起注意，最近前额出现相似白斑，情绪焦急，遂来就诊。现面部白斑，无痒痛；月经量少，周期正常；自觉异常疲倦、乏力；食纳一般，吃饭无定时；二便调。

舌脉：舌质淡，苔薄白，脉细。

皮科情况：右侧口角甲盖大小淡白色斑片，边缘模糊；前额右侧一相同大小、边缘较清晰的淡白色斑片；皮损压之均不退色。

辨证：气血失和。

治则：调和气血。

方药：八珍汤加减，党参10g，白术15g，茯苓15g，当归10g，川芎6g，白芍30g，熟地10g，补骨脂12g，枸杞子15g，沙苑子15g，白蒺藜15g，山萸肉15g，旱莲草15g，首乌15g，桑椹15g，黑芝麻15g，黑豆衣15g。30剂，水煎服，早晚饭后分温服。

外用药：补骨脂酊。

二诊（1990年7月3日）：上方服30剂后精神好转，食纳渐佳，口角右侧白斑边界模糊，色呈奶白色，微微接近正常肤色；前额白斑尚未有明显变化。舌脉同前。前方加黄芪30g、白芷10g，继服30剂。

三诊（1990年8月3日）：上方服30剂后右口角白斑已不明显，仔细观察似乎可见；前额白斑呈乳白色，本为圆形，现形态呈椭圆形，边缘清晰度差。疲倦好转，精力略充沛，经血量略多，进食亦好转。舌脉同前。前方加藏红花、益母草。继服30剂。

四诊（1990年9月3日）：上方服30剂后口角边缘白斑已不明显；前额白斑由乳白色已成为灰白色，边界颜色不清晰，全身无不适主诉。前方加防风以引药上行，继服30剂。

五诊（1990年11月3日）：上方30剂隔日服用，2个月复诊。口角右侧白斑已完全消退；前额白斑可以扑粉遮盖。继服前方，制成水丸，每服6g，日3次至愈。

【医案分析】 本例患者有情志因素，七情内伤，五志不遂均可致气机紊乱，气血失去濡煦之职，使风邪易于袭表，阻滞经脉，而成白斑，正如《诸病源候论·白癜候》曰："此亦是风邪搏于皮肤，血气不和所生也。"

陈彤云教授常根据舌脉、病史、兼证辨证施治。如见便干溲赤，舌红苔黄或腻，热证或湿热证明显的可加入胆草、黄芩、栀子清热利湿；便溏、舌淡、脉沉加入炒白术等健脾益气之品；舌暗或有瘀点加桃仁、红花活血化瘀；神疲乏力、腰膝酸软，滋补肾阳为要，可加菟丝子、仙灵脾、杜仲；舌红少苔，加麦冬、沙参。血瘀阻络：加蜈蚣、地龙、鸡血藤、丹参；脾气虚弱：黄芪、茯苓、白术、山药、薏苡仁；肝气郁滞：柴胡、郁金、香附、合欢；肝火旺盛：龙胆草、黄芩、丹皮、生地；肝阳上亢：紫石英、紫贝齿、生龙骨、珍珠母；肝肾阴虚：枸杞子、沙参、玉竹、山萸肉、熟地；肾阳不足：菟丝子、女贞子、旱莲草、覆盆子；风邪外袭：荆芥、防风。

医案二

周某，男，38岁，1999年6月9日初诊。

主诉：前额，腿部白斑5个月。

现病史：发病无明确诱因，小腿外侧、面部出现白斑，无痒痛感，未经系统治疗，皮损范围略有扩展；伴情绪急躁，心烦口渴，易怒；大便秘结，溲赤。

舌脉：舌质红，苔薄黄，脉滑。

皮科情况：左前额直径1.5cm大小白斑，境界清楚；右小腿外侧1.5cm×4cm大小白斑；皮损摩擦略发红。

辨证：肝郁气滞。

治则：清泻肝胆，疏风解郁。

方药：胆草10g，黄芩10g，生地15g，旱莲草10g，当归10g，白芷10g，元参15g，防风10g，补骨脂10g，柴胡10g，枳壳10g，郁金10g，麦冬10g，黑芝麻10g。14剂，水煎服，早晚饭后分温服。

二诊（1999年6月23日）：服药14剂，前额白斑开始见色素沉着。皮损范围未进一步扩展。情绪稳定，口渴症减，大便偏干，小便调。舌边尖红，苔薄黄，脉弦滑。上方加菊花10g，日1剂，连服4周。

三诊（1999年8月23日）：连续服药60剂，前额皮肤恢复正常，小腿部白斑色转粉，范围未扩大。情绪佳，无急躁、焦虑，纳可，眠佳，二便调。舌质红苔薄白，脉滑。上方去菊花，加木瓜、牛膝各10g，连服6周。

四诊（1999年10月23日）：上方连服60剂，右小腿白斑消退。一般可。舌脉同前。病愈停药。

【医案分析】 本例患者有明确的情志致病因素，平素工作劳累，性情急躁易怒，因此治疗中更侧重于疏肝理气，调节情志，并注意疏导患者的情志，使其平复心情，配合治疗。复诊时根据皮损发生部位，分别加入引经药菊花、木瓜、牛膝引药力直达病所。

陈彤云教授在临证治疗中，还常常据皮损部位加入引经药。发于头部：藁本或川芎；发于面部：菊花、凌霄花；发于眼睑部：谷精草；发于眉棱骨：白芷；发于鼻部：辛夷花；发于耳轮：龙胆草；发于口唇：芡实；发于胸部：厚朴；腰部：杜仲；背部：厚朴或杜仲；腹部：姜厚朴；发于乳房：橘皮、橘叶；发于阴囊：车前子；发于女阴：蛇床子；发于上肢或手：片姜黄；发于下肢：木瓜；发于四肢：桑枝。

医案三

赵某，男性，18岁，1973年9月12日初诊。

主诉：双小腿白斑3月。

现病史：自述车祸外伤后开始，双小腿被汽车撞伤，当时皮肉受损，未伤及骨，经过2个多月的治疗，皮肉愈合，但伤处皮肤呈白色。现双小腿白斑，无痒痛；纳可眠安；二便调。

舌脉：舌质淡红，苔薄白，脉弦滑。

皮科情况：双小腿伸侧大片不规则白斑，境界清楚，皮肤表面光滑无鳞屑，边缘皮肤色暗；部分白斑中微显淡粉色。

辨证：经络阻滞。

治则：活血化瘀通络。

方药：补阳还五汤加减，生芪30g，当归10g，赤芍15g，地龙10g，川芎6g，熟地10g，红花10g，桃仁10g，牛膝15g，补骨脂12g，白蒺藜15g，沙苑子15g，枸杞子15g，旱莲草15g，黑豆衣15g，蝉衣6g。20剂，水煎服，早晚饭后分温服。

二诊（1973年10月3日）：上方服20剂患者自觉变化不大，无其他不适。白斑变化不大，仅边缘深褐色略变淡些，白斑色泽略有生气。前方加穿山甲活血破瘀通络，继服 30 剂。

三诊（1973 年 11 月 3 日）：上方服 30 剂后白斑颜色逐渐红润，边缘境界也由深变浅，患者无其他不适，大便干燥。前方加生军，既可增加活血之力，又可荡涤大肠通便。继服 60 剂。

四诊（1974 年 1 月 3 日）：由于路途远，就诊不便，上方服用 60 剂，白斑颜色由粉变红，深色的边缘已模糊，将上方制成水丸，每服 6g，日 3 次。

五诊（1974 年 7 月 3 日）：服药半年后，白斑已不明显，但与正常肤色仍有区别，比正常肤色浅，呈粉红色，肤色光泽，仍模糊可见边界，色淡褐，白斑处皮肤润泽。

六诊（1975 年 1 月 3 日）：小腿处白斑肤色相互融合，仔细仍可看出白斑境界。患者对此疗效已相当满意。停服药，嘱其加强运动，多晒太阳。

【医案分析】 补阳还五汤始载于《医林改错》，原为主治中风气虚血瘀之证。此证由于车祸所致小腿外伤，创面虽然愈合，但跌扑损伤，积而为瘀，脉络阻滞，血流不畅，新血不生，以致瘀阻经脉，体肤失养而成白斑。故治疗多以活血破瘀之品，疏通经络，又以益气之品助新血生而使肌肤得以濡养，恢复正常。对于白癜风患者，陈老习用黑豆皮补肾乌须，同时加入沙苑子、旱莲草滋补肝肾，乌发生发。白蒺藜疏风控制皮损进展，且现代药理表明大剂量白蒺藜对酪氨酸酶活性有促进作用。药理研究证实，补骨脂对酪氨酸酶有明显的激活作用，可增加皮肤黑色素生成的速度和数量。因此陈老在治疗白癜风常合用补骨脂与白蒺藜。

医案四

曹某，女性，34 岁，2010 年 6 月 2 日初诊。

主诉：面额部白斑1个月。

现病史：既往曾有病史，经系统治疗控制病情9个月，近月余前额原白斑处，又出现新生白斑，局部无痒痛感；纳可；夜寐欠安；二便调。

舌脉：舌质红，苔薄白，脉滑。

皮科情况：前额部淡白色卵圆形色素脱失斑，边界清，边缘色素沉着。

辨证：肝肾不足，风邪袭腠。

治则：滋补肝肾，疏风解郁。

方药：茯苓10g，首乌10g，生地10g，熟地10g，旱莲草10g，当归10g，白芷10g，防风10g，补骨脂10g，柴胡10g，枳壳10g，郁金10g，草河车10g，黑芝麻10g，枣仁30g。30剂，水煎服，早晚饭后分温服。

二诊（2010年7月3日）：服药30剂，前额白斑明显消退。纳可，睡眠改善，二便调。舌质红，苔薄白，脉滑。治疗起效，效不更方，继服14日，巩固治疗。

【医案分析】 本例患者为复发病例。患病日久，虽经治已愈，但由于近期睡眠欠佳，病情有复发趋势，依辨证予以滋补肝肾为主，兼以疏风解郁，宁心安神之法，方中枣仁有安神之效，且草河车有免疫调节之功，共用较速收效。

陈彤云教授重视祖国医学“久病成瘀”之说，以行气解郁，疏风活血为治疗白癜风的常用法则。基本方中何首乌、生地、熟地、当归、旱莲草、补骨脂、黑芝麻，滋补肝肾，生精补血；柴胡、枳壳、郁金行气解郁；白芷、防风解肌疏风；茯苓补中安神；草河车清热解毒。中药药理研究证实，何首乌对酪氨酸酶有激活作用；补骨脂、白芷可促进黑素细胞黏附与迁移；白芷、旱莲草、补骨脂促进黑素细胞增殖。

医案五

李某，男性，50岁，1978年10月13日初诊。

主诉：左小腿伸侧白斑1年余。

现病史：左小腿外侧白斑1年余，未经治疗，无痒痛，近半年发展迅速，遂就诊。现左小腿外侧白斑，无痒痛；自觉口干欲饮；膝软无力；食纳正常；睡眠佳；二便调。

舌脉：舌质淡，苔薄白，脉细。

皮科情况：左小腿伸侧2cm×7cm瓷白色条状白斑，边界清楚，皮损光亮无鳞屑。

辨证：肝肾阴虚。

治则：滋补肝肾。

方药：熟地10g，山萸肉15g，枸杞子15g，茯苓15g，旱莲草15g，山药15g，补骨脂12g，白蒺藜15g，当归10g，沙参12g，麦冬10g，黑芝麻15g，杜仲10g，川断10g。30剂，水煎服，早晚饭后分温服。

外用药：补骨脂酊。

二诊（1978年11月13日）：上方服用30剂后皮损颜色略有血色，边界较前模糊，口干渴自觉好转，其他无变化。前方加沙苑子、桑椹、首乌。再服60剂。

三诊（1979年1月13日）：上方服用60剂后白斑中有黑芝麻粒大小黑斑点出现，自觉精神、体力均好转。舌脉同前。上方基础上加大首乌、桑椹用量，加白芷。

四诊（1979年4月13日）：上方服用60剂后患者自觉精神好，工作紧张，隔日服药1剂，连服3个月。白斑处色素斑点密集，部分融合成片，大小不一。一般情况可。效不更方，遂按原方配制水丸，每服6g，日3次，外用药同前。

五诊（1979年8月12日）：服用丸药已有数月。左小腿大片白斑已不见，只是在黑斑中露出星星点点的白色斑点。续服上方之丸药。

六诊（1979年12月13日）：4月后，左小腿白斑尽消退，原白斑处较正常肤色深。患者要求巩固治疗。

【医案分析】 本例患者有家族史，禀赋不足，肝肾亏虚，则精血无以充养体肤，风邪易于外袭，阻遏经脉，体肤失养，发为白斑。病之根本在于肝肾精亏，宜徐徐图之，不宜大力峻补，故疗程长。本方重在滋补肝肾，佐以陈老治疗白癜风习用之补骨脂、白蒺藜，充分运用中医皮肤科以色治色思路——以黑治白，以黑芝麻、首乌、桑椹、熟地等色黑之药以补色素减退之证。组方丝丝入扣，药物性味平和，久服亦可强身健体。

十二、白　疕

【概述】 白疕是一种皮损状如松皮，形如疹疥，搔起白皮的慢性炎症性皮肤病。亦称“疕风”。以浸润性红斑，上覆多层银白色糠秕状鳞屑，刮去鳞屑有薄膜现象和点状出血为临床特征。本病男女老幼皆可发病，但以青壮年为多，男性略多于女性。具有遗传倾向，发病有一定季节规律，冬重夏轻。常呈慢性经过，愈后易复发。相当于西医的寻常型银屑病。

祖国医学文献中有许多类似银屑病的记载，如“白疕”、“蛇虱”、“松皮癣”、“干癣”、疕风”等。殷墟甲骨文中就有“疕”字的记载，赵炳南老医生解释，从其字形结构上看，是病字头加上一个匕首的匕，如同匕首刺入皮肤一样，以形容其病情的顽固性。隋《诸病源候论》曰“干癣但有匡郭，皮枯索痒，搔之白屑出是也。”清《外科大成》记载“白疕，肤如疹疥，色白而痒，搔起白屑，俗呼蛇虱。由风邪客于皮肤，血燥不能荣养所致。”清《外科证治全书》文中载“白疕皮肤燥痒，起如疹疥而色白，搔之屑起，渐至肢体枯燥坼裂，血出痛楚，十指间皮厚而莫能搔痒。”清《医宗金鉴·外科心法要诀》白疕云，“此证俗名蛇虱。生于皮肤，形如疹疥，色白而痒，搔起白皮。由风邪客于皮肤，血燥不能荣养所致。”《医宗金鉴·外科心法要诀》亦云：“松皮癣，状如苍松之皮，红白斑点相连，时时作痒。”

【病因病机】 陈彤云教授认为白疕的病因病机，总以气血辨证为纲，多因血分或有热、瘀、燥，外发皮肤，形成斑疹。或因血热伤阴、血燥不荣、血瘀肌肤甲错而生鳞屑。热扰心神或血燥生风则见瘙痒无度。血热、外感毒邪始终是主要因素，所以在治疗时始终不忘凉血解毒。

【辨证论治】 陈彤云教授根据历代医家论述，结合自己临床经验，提出白疕病发病初期多为内有血热，外感风湿热毒之邪的血热证；病久形成内热伤阴化燥，肌肤失养的血燥证；热入营血，血热互结或服寒凉药物过多，热邪为寒所遏的血瘀证。从而将白疕病依血热、血燥、血瘀三型进行辨证。血热证凉血清热、血燥证养血祛风、血瘀证活血化瘀。但解毒凉血贯穿始终。在辨证论治基础上喜用蛇莓、龙葵、白英、白花蛇舌草、半枝莲等药；并注重养阴，喜用生地、元参、石斛等药；咽喉疼痛善用青果、射干、草河车；咽痒喜用蝉衣。

调护方面，陈彤云教授强调患者：①宜避风寒，尽量避免感冒（避免上呼吸道感染及消除感染性病灶），因为外感尤其咽部感染为白疕病复发及加重的重要因素。②不宜食用牛羊肉及辛辣食物。③保持充足的睡眠，消除精神创伤，解除思想顾虑。

1. 血热证

辨治要点：多见于进行期银屑病，表现为急性，皮疹发生及发展比较迅速，皮肤潮红，新出皮疹不断增多，多呈点滴状，鳞屑不能掩盖红斑，可有同形反应，表层易于剥离，剥离后有筛状出血点，基底浸润较浅，自觉瘙痒明显，常伴有口干舌燥、大便秘结、心烦易怒、小溲短赤等全身症状。舌质红或绛，舌苔薄白或微黄，脉弦滑或数。

陈彤云教授认为本病发生的机体内在因素是血热，即“内有蕴热，郁于血分”是其主要原因。而血热的形成又有多种因素，可因七情内伤，气机壅滞，郁久化火，以致心火亢盛，心主血脉，心火亢盛则热伏营血；或饮食失节，过食腥发动风之物，脾胃失和，气机不畅，郁久化热，因脾为水谷之海，气血之源，主统血而濡养四肢百骸，若其枢机不利则壅滞而内热生，外因则为受风湿热毒之邪发病。其与温病血分证不同，血分证是郁热迫血妄行，营血溢于脉外，故外发斑疹，压之不退色，而银屑病发之疹多可压之退色，为热邪迫使营血充斥于脉络。热壅血络则发为鲜红斑片或鲜红色丘疹，发病急骤，新出皮疹不断增多，旧有皮疹迅速扩大；血热生风化燥则干燥白色鳞屑迭出。血热内盛，热扰心神，则心烦易怒；热盛生风则瘙痒难耐；血分热炽，津血同源，热盛而耗液伤津，津不能上承，故口渴咽干，津不能下输大肠及膀胱，故大便秘结、小便短赤。舌质红或绛，舌苔白或黄，脉弦滑或数。

治宜凉血活血，清热解毒。方用凉血活血汤加减。主要药物有生槐花、土茯苓、板蓝根、紫草、生地、赤芍、丹参、连翘、丹皮、蛇莓、白花蛇舌草、白英等。其中生槐花、紫草、生地、丹皮、赤芍清热凉血；赤芍、丹参凉血活血；夹湿加土茯苓、白花蛇舌草、半枝莲；血热重，皮损红加白英、蛇莓增加凉血之力；大便干结加瓜蒌、草决明、大黄、生栀子；咽喉红肿、疼痛加射干、草河车；咽痒加蝉衣、咽干加青果、元参；若风盛者，可加白鲜皮、刺蒺藜、防风、秦艽、乌梢蛇；若夹杂湿邪者，可加薏苡仁、土茯苓、茵陈、防己、泽泻；若热盛者，可加龙胆草、大黄、栀子、黄芩、牡丹皮。

此期外用药以缓和无刺激为原则，用药力求简单，在皮损鲜红呈点滴状为主时，陈彤云教授多不用外用药物，若皮损处瘙痒可试用芩柏软膏，若皮损处感干裂疼痛可外用甘草油以润肤解毒。用药后嘱患者观察，如瘙痒加重，疹间正常皮肤发红，或皮疹红晕扩大，应及时停用外用药物，以防激惹继发红皮病。

2. 血瘀证

辨治要点为：多见于寻常型银屑病静止期。病程日久，皮损肥厚浸润呈皮革状，鳞屑较厚难以刮除，颜色暗红，经久不退。可伴心情郁闷，腹胀，女性有痛经。舌质紫暗、暗红或有瘀点、瘀斑，脉涩或细缓。

陈彤云教授认为：本型乃热入营血，血热互结，血液黏滞而运行不畅，或热灼脉络，血行不畅，瘀热不化，风、热之邪结聚于机体，致热结血瘀；气血不畅则皮肤失于濡养，或由于营血亏耗，生风生燥，更兼风寒外袭，六淫、七情及饮食等诸多因素使气机壅滞、营血失调，形成气滞血瘀；导致经络阻隔、气血凝滞而成本病。此时血液瘀结，无以渗于脉外为津液以滋养皮肤、肌肉，故肌肤干燥、甲错。

“久病多瘀”、“久病入络”，治宜活血化瘀行气。方用活血散瘀汤加减。主要药物有三棱、莪术、桃仁、红花、鸡血藤、鬼箭羽、白花蛇舌草、陈皮等。桃仁、红花、鸡血藤、鬼箭羽活血化瘀；三棱、莪术活血行气；白花蛇舌草化瘀解毒；陈皮行气调中。若为热结血瘀者，表现为皮损中心暗红肥厚，边缘略红，伴心烦，口干、便干溲赤，加用黄芩、生栀子、紫草、白茅根等凉血清热；若为湿毒内蕴，气血瘀滞，表现为皮损呈肥厚浸润性斑块，色暗红、鳞屑不多或黏腻鳞屑，不易剥除，舌质紫暗，有瘀斑，苔白腻，脉沉缓。治宜除湿解毒，活血化瘀软坚，可加用土茯苓、龙葵、白花蛇舌草以除湿解毒；生薏米、陈皮以健脾行气调中。若经前乳胀、或胸闷胁胀兼月经量少、后错伴有血块者属气滞血瘀加用柴胡、枳壳、益母草、丹参以行气活血化瘀。

此期皮损多为斑块状肥厚浸润，药物很难渗入，故此期皮损久治不愈，顽固难治，陈彤云教授治疗此型皮损多用高浓度角质剥脱剂并采用封包法，如以 5%～10%水杨酸软膏、0.1%维甲酸软膏，黑布药膏等药，用于躯干、四肢、手足处，涂药后以塑料薄膜封包 2～8 小时以增加药物渗透，延长药物作用时间，提高疗效，但应慎用于面、颈、外阴及皮肤皱褶部位，以免产生刺激。

3. 血燥证

辨证要点：多见于银屑病静止期或消退期。辨治要点为：病程较久，皮损淡红，原有皮损部分消退，很少有新发皮疹出现。皮疹浸润明显或不明显，鳞屑较多，可以覆盖住红斑，皮损干燥脱屑。伴口干咽燥，舌质淡红，舌苔少，脉缓或沉细。

陈彤云教授认为本型多因病程日久，血热盛耗液伤津，营血亏耗，生风化燥，毒热未尽，而阴血却已耗伤。肌肤失于滋养，白色干燥鳞屑迭出。正如：《医宗金鉴》论白疕时指出："固由风邪客皮肤，亦由血燥难荣外"，《外科正宗》认为本病的发生与血燥风毒克于脾肺二经有关。病程日久，血热盛，耗液伤津，营血亏耗，生风化燥，毒热未尽，而阴血却已耗伤。

肌肤失于滋养，干燥白色鳞屑迭出。

治宜养血润肤，活血散风。方以养血解毒汤加减治疗。主要药物有：生地、麦冬、元参、石斛、玉竹、土茯苓、鬼箭羽、当归、鸡血藤、夜交藤。方中当归养血活血润肤；鸡血藤、夜交藤、养血通络；地黄、元参、玉竹、石斛、麦冬养阴清热；土茯苓、鬼箭羽清解深入营血之毒热；若兼脾虚内湿者，加白术、茯苓健脾祛湿；阴虚血热者，加知母、黄柏、天冬、麦冬、槐花；痒感明显者，加白鲜皮、地肤子；血虚明显者而兼面色㿠白少气乏力者，加熟地、白芍、丹参、黄芪以益气养血。

血燥证（静止消退期）对肥厚浸润皮损外用药物同血瘀证。若为干燥伴大量细碎脱屑可以甘草油、白凡士林、维生素E霜等药外涂以滋润干燥皮损。

【典型医案】

医案一

孟某，女，39岁，2009年11月17日初诊。

主诉：周身起疹伴脱屑20余年，反复发作。

现病史：患者幼年时曾感冒后周身起疹，时至当地医院就诊，诊为“银屑病”，予治疗后（药物不详）皮疹消退，后每逢冬季发作，曾内服“激素”治疗，致体重增加，遂停用，曾长期外用肤轻松软膏。平素咽干，咽痒，心烦起急，大便干结。瘙痒明显。

既往史：体健，无不良嗜好，否认家族同类病史。

舌脉：舌质暗红，苔白略干边有齿痕，脉滑。

皮科情况：躯干、四肢密集粟粒至甲盖大小红色斑疹、丘疹、斑片，轻度浸润，鳞屑不能覆盖红斑，剥除鳞屑见点状出血；后背皮损融合成掌心大小斑片；间见少许抓痕；未见束状发；指趾甲未见异常。

辨证：内有蕴热，郁于血分，兼感毒邪。

治则：清热凉血解毒。

方药：羚羊角粉 0.6g（冲服），金银花 15g，连翘 30g，板蓝根 20g，大青叶 15g，丹参 30g，生地 15g，紫草 10g，元参 10g，麦冬 10g，草河车 15g，北豆根 6g，黄芩 10g，丹皮 10g。14 剂，水煎服，早晚饭后温服。

外用药：芩柏软膏外用，嘱停外用肤轻松软膏。

嘱：慎起居，预防感冒，忌食辛辣刺激饮食。

二诊（2009 年 12 月 1 日）：上方服用 14 剂后躯干、四肢新出疹增多，小腹部、双下肢皮损融合成片，有同形反应，瘙痒明显，口干，便可，眠可。舌红苔黄略干燥，脉滑数。考虑患者皮疹仍处于进行期，为热毒入血分，恐阴液受伤，故仿赵炳南老先生解毒凉血汤之意于前方减羚羊角粉加生玳瑁 6g、天花粉 15g、玉竹 12g 加强清热解毒、凉营护阴之力，日 1 剂，连服 7 日。外用白凡士林。

三诊（2009 年 12 月 8 日）：上方服用 7 剂后未见新出疹，原皮损颜色转淡，躯干、双上肢皮损中心开始消退，少量脱屑，自觉皮损瘙痒，咽干、咽痛好转，纳可，二便调。舌质红，少苔，脉弦。证属阴血耗伤，肌肤失养。加滋阴润肤之品。上方去生玳瑁、金银花、连翘、北豆根加北沙参 15g。

四诊（2010 年 1 月 5 日）：上方服用 28 剂后，皮损基本消退。

【医案分析】 陈彤云教授认为本患者由于禀赋不耐，素体血热，复感风热毒邪，致毒热伏于营血，发于肌肤而为病。于我院就诊前，曾阶段内服、外用激素类药物，骤然停用，出现反跳现象，皮损较前加重，故处方仍以凉血清热解毒为法，加入天花粉、玉竹以清热生津，解毒润燥，养肺胃之阴，扶正祛邪。

此例患者初为内有郁热，外感毒邪，故治以清热凉血解毒。久之内热伤阴化燥，加以滋阴润燥之品，终获全功。陈彤云教授强调，在治疗白疕血热证时，尽量选用甘寒之品以凉血清热，少用苦寒药物以防化燥伤阴；注意邪去大半时加用甘寒养肺阴、养胃阴药物，如玉竹、麦冬、北沙参之数，而非咸寒养肝肾之阴之品；另外，清热凉血解毒药贯穿治疗始终，即清热、凉血、解毒、养阴四者的灵活加减运用。

医案二

王某，男，29岁，2009年7月14日初诊。

主诉：周身反复起红斑、丘疹、脱屑伴痒4年余，加重半年。

现病史：4年前无明显诱因周身反复起红疹、脱屑，伴瘙痒，曾在多家医院诊为“银屑病”，予中药内服（具体不详）。皮疹时轻时重，无明显季节性。现症见：周身泛发淡红色丘疹、斑片，脱屑较多并干燥，瘙痒明显，咽干，咽痒，纳眠可，二便调。

既往史：既往体健，否认慢性病史。

个人史：嗜食辛辣饮食。

家族史：其父有银屑病史。

舌脉：舌质淡红，苔薄黄，脉滑。

查体：咽红，双扁桃体未见肿大。

皮科情况：头皮、躯干、四肢散在较多红色、淡红色粟米至黄豆大小丘疹、斑片，上覆银白鳞屑，搔抓后鳞屑成层脱落，刮除鳞屑可见薄膜现象，点状出血；双小腿皮损融合成片，鳞屑厚积；未见束状发及点凹甲。

辨证：血热伤阴，肌肤失养。

治则：凉血养阴，清热解毒。

方药：生地30g，丹参30g，当归10g，紫草10g，元参15g，麦冬10g，北沙参15g，鸡血藤15g，草河车15g，北豆根6g，土茯苓15g，板蓝根20g。14剂，水煎服，早晚饭后温服。

外用药：5%水杨酸软膏。

医嘱：预防感冒，忌食辛辣刺激饮食。

二诊（2009年7月28日）：药后部分皮损中心明显变薄，瘙痒减轻，咽干咽痒仍明显。皮损表现：头皮躯干，面部，四肢散见浸润淡红斑片，上覆薄鳞屑，舌质红，脉细滑。上方加入青果6g，天花粉10g以助清热解毒利咽养阴之力。继服21剂。

三诊（2009年8月17日）：周身皮损消退大半，疹色变浅，鳞屑减少，皮疹时瘙痒，无新发皮疹，双上肢可见大小不等淡红斑片，少量鳞屑，头皮内皮疹减少，双下肢皮损色略红，浸润较厚，少量脱屑。纳眠可，大便软，不成形。舌淡暗，苔白，脉细滑。舌脉症均说明患者内热已去大半，皮损向静止期发展，但患者下肢皮损仍红，显示余热未尽，故加入紫草根12g，茜草根12g，丹参20g以加强凉血活血，解毒化瘀之力。

四诊（2009年10月13日）：上方服用50剂后躯干、四肢皮损基本消退，可见色素减退斑片，个别皮损边缘轻度隆起，上覆薄鳞屑。舌尖红，苔薄黄，脉滑。效不更方。14剂，水煎服。

五诊（2009年10月27日）：皮损消退，临床痊愈。

【医案分析】 本例患者皮疹色淡红为主，鳞屑干燥，咽痒咽干，证属血燥夹热。一般来说，血燥证多见于静止期或消退期银屑病，病情较为稳定，病程长，皮损色淡红，较少新疹发生，原有皮损部分消退，表面鳞屑较多而细碎。陈彤云教授认为，白疕病程长且反复发作，来就诊的患者多数已经过长期多种治疗，所以，尽管白疕病血热为本，但疾病日久且经长期凉血解毒治疗后，大多并非初发时的血热证，而形成因血热日久伤阴耗血以致阴血亏虚，生风化燥而成血虚、血燥证；或因毒热日久，气血瘀结而致经脉阻塞形成血瘀证，但或多或少兼有热毒，故治疗时除辨血瘀、血燥之外，要注意夹毒之多少，酌情加入清热凉血解毒之品。临证时见陈彤云教授多于凉血之中加入解毒和养阴之品，认为单苦寒清热凉血解毒治疗会更加伤阴，故于其中加入益阴养血药物，且多用甘寒之品，较少采用苦寒药物。以使祛邪而不伤正。且肺主皮毛，咽喉为肺卫之门户，白疕患者多伴有咽干咽痒，故解毒利咽以祛邪外出、防邪深入的治疗思路，亦为陈彤云教授重视。方中生地清热凉血，养阴生津，善清血热。元参滋阴凉血，解毒散结，土茯苓清热解毒共为君药。北沙参、麦冬清肺热养肺阴生津，丹参、鸡血藤养血润燥。板蓝根、紫草凉血解毒。共奏养血滋阴，清热解毒之功。

医案三

张某，男，60岁，2011年4月27日初诊。

主诉：全身反复起红斑、丘疹、脱屑20年。

现病史：患者20年前无明显诱因头皮起疹伴脱屑，曾在多家医院就诊，诊为“脂溢性皮炎”并予对症治疗（用药具体不详），后皮疹逐渐增多，波及躯干、四肢。皮疹瘙痒，起初冬重夏轻，近5年间皮损无明显季节变化。经用多种中西药物治疗，疗效不著。病史过程中未见红皮、脓疱现象及关节变化。现症见：头皮、周身泛发暗红丘疹、斑块，瘙痒，大便软，小便调。

既往史：既往体健。

舌脉：舌质紫暗有瘀点，舌下络脉屈曲粗大，苔白腻，脉沉。

皮科情况：头皮遍覆银白色鳞屑，周身多发暗红色丘疹、斑块。腰背、四肢伸侧大片地图状肥厚浸润性斑块，色暗红，后背鳞屑厚积，不易剥除。未见束状发及指趾甲变化。

辨证：湿邪内蕴，气血瘀滞。

治则：除湿健脾，活血化瘀解毒。

方药：土茯苓 30g，生薏米 30g，丹参 15g，鸡血藤 30g，桃仁 10g，红花 10g，赤芍 10g，鬼箭羽 10g，龙葵 10g，三棱 10g，莪术 10g，紫草 15g。14 剂，水煎服，早晚饭后温服。

外用药：5%水杨酸软膏封包治疗；中药药浴治疗（当归 20g，鸡血藤 30g，楮桃叶 50g，生侧柏叶 50g，地肤子 20g，透骨草 20g）。

医嘱：预防感冒，忌食辛辣刺激饮食。

二诊（2011 年 5 月 12 日）：药后皮损浸润略薄，皮疹色变淡，鳞屑减少。仍大便稀溏，舌紫暗，苔白腻，脉沉。前方加炒白术 10g 以健脾燥湿。继服 28 剂。

三诊（2011 年 6 月 14 日）：药后背部大片皮损散开，四肢皮损明显变薄，色暗淡。舌质淡暗，有齿痕，苔白，脉沉，前方加党参 6g 以健脾益气。继服 28 剂。皮损处继以 5%水杨酸软膏封包治疗。

四诊（2011 年 7 月 13 日）：上方服用 28 剂后皮损基本消退，后背、四肢可见大片色素沉着斑片，鳞屑不明显，舌淡暗，苔白，脉沉缓。临床痊愈。

【医案分析】 陈彤云教授认为，血瘀证多见于顽固性银屑病，患者病史长，多方治疗，经久不愈。且患者年龄偏大，皮损表现为暗红肥厚浸润明显，久病入络，缠绵难愈者每多兼夹湿邪为患，故以活血化瘀通络、健脾祛湿解毒为法。外洗方以养血活血，祛风止痒为法。其中楮桃叶性味甘凉，功能祛风除湿，清热杀虫，润肤止痒。

从不同时期的用药变化可以看出，早年间陈彤云教授治疗寻常型银屑病以养血凉血，解毒清热为主，近几年则以凉血养阴解毒为主。从而反映出陈彤云教授对寻常型银屑病的认识也是在不断变化发展的。

十三、四 弯 风

【概述】 四弯风，是一种好发于四肢弯曲处，以瘙痒为特征的皮肤病。多由婴儿期的“奶癣”、“胎敛疮”发展而来，表现为湿性者多发于1～3个月的肥胖婴儿，干性者往往发生于2岁以上较为消瘦的小儿，部分患儿，如其本人或父母、兄弟、姐妹等有过敏性鼻炎、哮喘病史者，常常迁延至儿童期或成人期，四弯风多与西医特应性皮炎的儿童期及成人期相似。儿童期多为亚急性、慢性湿疮表现，皮损好发于四肢肘窝、腘窝；成人期多发生牛皮癣样病变，多与鼻炎或哮喘交替发作，很难治愈。

在清代《医宗金鉴·外科心法要诀》记载：“此证生在两腿弯，脚弯，每月一发，形如风癣，属风邪袭入腠理而成。其痒无度，搔破津水，形如湿癣。”

【病因病机】 陈彤云教授根据历代医家论述，结合自己的临床经验，提出四弯风与湿疮类似，其发病与多种因素有关，更与脾胃功能密切相关。

陈老认为本病发生多由内外两方面因素构成。内因一为妊娠时母食辛热发物，遗热于儿，致患儿先天禀赋不耐，脾失健运，湿从内生，湿久化热，湿热相搏，郁于肌肤腠理；二为患儿平素饮食不节，过食、频食酒肉、鱼、虾、蟹、蛋等腥荤动风之物，损伤脾胃，脾失健运，湿从内生；三可由七情内伤致病，如长期精神紧张，导致肝郁不舒，日久及脾，导致脾失健运，而发为本病。外因责之于风湿热三气。内外两邪相搏，充于腠理，浸淫肌肤，发为本病。湿热蕴久，耗伤阴血，化燥生风，而致血虚风燥，肌肤甲错。发病总由脾虚湿滞为本，风湿热邪为标。

【辨证论治】 陈彤云教授认为本病多由婴儿湿疮发展而来，患者病程长，本有禀赋不耐，又兼患病日久，故多为本虚标实之证。临床多表现为发作期及缓解期交替发生，陈彤云教授依其临床表现，发作期多辨为风湿热内蕴，缓解期多辨为脾虚湿盛或阴虚风燥。

急性发作期根据其皮损表现不同，偏于风热为患，治以疏风清热；偏于湿热为患，治以清热利湿。缓解期，脾虚湿重治以健脾祛湿；血虚风燥，治以养血润肤；湿热为患日久伤阴，治以滋阴清虚热。因本病瘙痒剧烈，且患者患病日久，多伴有焦虑、急躁，故陈彤云教授治疗时或加酸枣仁汤以养心安神；或加重镇安神之品以熄风安神止痒。“诸痛痒疮，皆属于心”、“诸湿肿满，皆属于脾”，陈彤云教授治疗本病，从清心火，健脾利湿，养血润肤，滋阴清热等多方面考虑。

1. 风湿热蕴证

辨证要点：此证多类似亚急性湿疹、慢性湿疹急性发作。

皮损好发于面部、颈部、四肢、肘窝、腘窝，皮肤潮红，偏湿性者，可见浸渍、糜烂、流滋为主；偏干性者，可见皮肤潮红、干燥、脱屑或有丘疹、片状浸润。均伴剧痒；小便短赤，大便干。舌质红，苔黄腻，脉弦数或弦滑。

陈彤云教授认为：本病多因先天禀性不耐，内有胎火湿热，外受风湿热邪，二者蕴阻肌肤所致，或因消化不良、衣物摩擦、肥皂水洗等刺激而诱发。辨证多以脾虚为本，风湿热邪为标。急性发作以风湿热邪盛为主，风热重多表现为干性，湿重多表现为湿性。

偏风热治以疏风清热，偏湿热治以清热利湿。总以清热除湿汤加减。药用金银花、连翘、丹皮、白茅根、生地、胆草、黄芩、白鲜皮、白蒺藜等。陈彤云教授依据《素问·至真要大论》“风淫于内，治以辛凉，佐以苦甘”，方中金银花、连翘辛凉透表；生地、丹皮、白茅根苦、甘、寒养阴清热并可凉血，以先安未受邪之地；胆草、黄芩性味苦寒，功在清热燥湿；龙胆草长于清肝胆热；黄芩清肺热；白鲜皮、白蒺藜清热燥湿，祛风止痒；大便干燥者可加川军泻热通便。

2. 脾虚湿蕴证

辨证要点：多类似于亚急性湿疮。表现为：发病较为缓慢，皮损淡红，多为丘疹，丘疱疹，皮损轻度潮红，瘙痒，融合成片，抓后糜烂渗出较多，皮疹多累及四肢伸侧或屈侧，常在肘窝、腘窝处，伴消化不良、大便稀溏。舌质淡，苔白或白腻，脉缓或滑。

陈彤云教授认为：此型多因患儿先天禀赋不耐，脾失健运，湿从内生，郁于肌肤腠理兼外受风邪而发病，如清代《医宗金鉴·外科心法要诀》记载：“此证生在两腿弯，脚弯，每月一发，形如风癣，属风邪袭入腠理而成。其痒无度，搔破津水，形如湿癣。”又如《疡科捷径·下部》记载：“四弯风岁腿弯生，淫痒滋延似癣形。外受风邪兼湿热，消风之妙最为灵。”脾虚水湿不运，表现为湿重于热。“诸湿肿满，皆属于脾”。

本型发病较缓慢，脾主湿，脾失健运，饮食失宜，湿从内生。治宜健脾利湿，佐以清热。方用除湿止痒汤加减，其中茯苓、白术、山药、扁豆、生薏米健脾渗湿；湿久化热，故用黄芩、胆草苦寒泄热；泽泻、茵陈利湿清热，枳壳理气宽胸；生地、甘草、竹叶、灯心草清心利水。共奏清心火、利脾湿之效。

3. 血虚风燥证

此型辨证要点为：多类似于亚急性湿疮、慢性湿疮或牛皮癣。表现为：患处皮肤肥厚、粗糙干燥，脱屑，有显著苔藓样改变，伴见抓痕、血痂、皮肤色素沉着。偶有渗液或渗血，瘙痒明显，伴口干，舌质红或淡，苔少，脉沉细或细弱。儿童期多见于四肢肘窝、腘窝；成人期多见于周身。

陈彤云教授认为：此型多由婴儿期缠绵不愈，迁延而来。患者患病日久不已，耗血伤阴，化燥生风，肌肤失养，更兼渗出日久亦有伤阴耗液，而致阴虚、血虚，生风化燥。临床中此型最为常见。

治宜健脾燥湿，养血润肤。陈彤云教授多用茯苓、白术、扁豆、山药健脾益气燥湿；当归、生地、丹参、鸡血藤、首乌藤、白芍养血活血润燥；阴虚生内热，故用青蒿、地骨皮养阴清热。此型治疗中重视养血活血，其源于“治风先治血，血行风自灭”理论。

【典型医案】

医案一

安某，女，16 岁，2006 年 9 月 7 日初诊。

主诉：周身反复起疹伴瘙痒10余年，加重3个月。

现病史：患者自幼年起周身反复起红斑、丘疹，痒甚，抓后流黄水，迁延日久，皮损时轻时重。近3个月，因高考复习紧张，皮损时有发作，面颈红斑、丘疹，局部干燥，瘙痒；纳食可，眠欠安，时有便秘。

个人史：平素性情急躁；月经周期后错7天左右，量少。

家族史：其母及本人有过敏性鼻炎病史。

舌脉：舌尖红，苔黄，脉弦数。

皮科情况：面、颈、双手、双肘弯弥漫性红色斑片，干燥，脱屑，少量渗出；间见抓痕及血痂。

辨证：湿热内蕴证。

治则：清热利湿解毒。

方药：胆草10g，黄芩12g，生地10g，白茅根20g，丹参30g，金银花20g，连翘10g，茯苓10g，山药15g，地肤子15g，丹皮10g，白蒺藜10g，首乌藤15g。14付水煎服，早晚饭后分温服。

外用药：马齿苋水剂湿敷；甘草油调祛湿散外涂渗出皮损。

医嘱：忌食辛辣刺激饮食。避免肥皂、浴液等碱性物质刺激。

二诊（2006年9月21日）：服用药方14剂后，瘙痒已止，大部分皮损消退，糜烂渗出减少，痂皮脱落。后以小儿健肤合剂清热健脾利湿为调理，巩固疗效。

【医案分析】 陈彤云教授认为本例病患属于慢性湿疮急性发作。患者自幼发病，素有脾虚湿蕴，复因高考紧张，导致心火内生、肝胆火盛而发病。总属脾虚为本，湿热之邪为标，为本虚标实之证。故以胆草、黄芩、金银花、连翘清心火、利肝胆经湿热；生地、丹皮、白茅根清心火凉血；茯苓、山药健脾益气利湿；白蒺藜、地肤子祛湿、祛风止痒；丹参、首乌藤养血润燥。诸药合用，清热泻火，健脾养血，标本兼顾，祛邪而不伤正。

医案二

薛某，男，17岁，2011年10月11日初诊。

主诉：全身反复起疹伴瘙痒10余年，加重半月。

现病史：10余年来，全身反复起皮疹，瘙痒，搔抓后易渗出，反复发作，至多家医院，诊为异位性皮炎。经中药内服，外用“尤卓尔软膏”等药。皮损时轻时重，但从未完全消退，半月前，因过食海带后，皮损加重，瘙痒剧烈，影响睡眠。

个人史：平素手足心热，现面色萎黄，眼周黑圈。

舌脉：舌质淡红，苔白，脉弦细。

皮科情况：前额部皮肤粗糙、肥厚伴脱屑。全身皮肤干燥脱屑，肘窝、腘窝皮疹融合成片，粗糙脱屑，多处抓痕血痂，部分皮损糜烂，渗出黏液。

辨证：脾虚湿蕴，肌肤失养。

治则：健脾除湿，养血润燥。

方药：生薏米15g，山药15g，茯苓10g，扁豆10g，生熟地各15g，赤白芍各10g，首乌藤15g，鸡血藤15g，地骨皮15g，青蒿15g，白蒺藜30g，玉竹10g，银柴胡15g，珍珠母30g，生龙齿30g，丹参10g。14付水煎服，早晚饭后分温服。

二诊（2011年10月25日）：服药14剂后，皮损好转，前额部皮损变薄，皮损面积缩小，渗出、糜烂不明显。诉近日鼻塞、流清涕、打喷嚏。睡眠略好转。手足心热减轻。上方减银柴胡加苍耳子6g、辛夷10g以宣通鼻窍，继服14剂。

三诊（2011年11月8日）：服药14剂后，鼻塞好转，皮损基本消退。临床痊愈。继服14剂以巩固疗效。

【医案分析】 陈彤云教授认为本型属脾虚湿蕴日久，伤阴化燥生风。方中生薏米、山药、茯苓、扁豆健脾祛湿；生熟地、赤白芍、丹参、首乌藤、鸡血藤养血祛风；地骨皮、青蒿、玉竹、银柴胡滋阴清虚热；珍珠母、生龙齿、白蒺藜重镇安神、祛风止痒。诸药合用，共奏健脾除湿，滋阴养血安神之功。

十四、女阴白斑

【概述】 女阴白斑是发生在女性外阴的色素脱失，呈白色角化性病变，在祖国医学里未见到与此相似的病名。在过去封建社会里女性患此病也会羞于出口而不会去就诊，故在文献中找不到相似病名。本病多发生于妇女更年期以后，患者往往以外阴瘙痒来就诊，皮科门诊此病并不少见。

【病因病机】 其发病绝大多数为绝经期以后，发病部位为肝经所环绕，肝经起于足趾，经过内踝上行，沿着股部内侧进入阴毛中，绕过阴部，肾又开窍于二阴，故本病与肝肾二脏有关。在治疗中，患者是在绝经之后，即肝肾亏虚之际，同时又为肝肾二脏所属，故在治疗时以滋补肝肾治之；有的患者面色萎黄憔悴，精神萎靡，症为气虚血虚，气血两虚之态，此因为“前阴者宗筋之所聚，太阴阳明之所会，属脾胃也”，故在临床上也常见气血两虚者。

【辨证论治】 开始感到瘙痒，逐渐局部退色、发白，有的患者局部皮肤增厚，变硬，脱屑，皲裂，由于剧烈瘙痒，甚则糜烂渗水，行路不便，痛苦难忍，长期不愈，往往阴唇日益萎缩，阴道口狭小。以上各症皆为肝肾阴虚，气虚血虚。

【典型医案】

医案一

于某，女，56岁，1976年来诊。

主诉：外阴瘙痒多年，加重1年。

现病史：外阴瘙痒多年，近1年瘙痒加重，坐卧不安，影响工作，前几年痒但并未介意，近期发现外阴变白而来求诊。患者精神萎靡，面色㿠白，自觉乏力，日夜瘙痒，影响工作、休息，食纳尚佳，5年前闭经，二便调。

舌脉：舌质淡，脉沉细。

皮科情况：局部小阴唇及会阴部为白色，局部干燥、光滑。

辨证：肝肾阴虚，气血两虚。

治则：滋补肝肾、益气养血。

方药：生芪30g，党参15g，当归10g，白芍30g，茯苓15g，白术15g，熟地10g，山萸肉15g，枸杞子15g，补骨脂10g，女贞子15g，旱莲草15g，生龙齿30g（先煎），生石决30g（先煎）。21付水煎服，早晚饭后分温服。外敷当归紫草膏。

二诊（具体时间不详）：药后自觉痒轻，可以从容主持会议，但夜间仍痒。查：局部干燥好转，阴唇已润泽，淡白色如常。前方加首乌15g、黑芝麻15g，继服3周。

三诊（具体时间不详）：自述痒减轻，有时可以安睡，乏力好转，其他无不适。查：面色好转，略有光泽、血色。局部已不干燥，皮损不是死白，而略显红润。精神好，食纳亦可，二便调。患者工作繁忙，煎药浪费时间，提出配丸药，遂以上方配成小蜜丸，每次服6g，日服三次。

四诊（具体时间不详）：一年后复查，患者精神好，面色亦不憔悴，局部病情稳定，痒轻，白斑略现淡红色。仍按原方配蜜丸，每次服 6g，日三次。外敷当归紫草软膏。三年后复查：精神好，已离休，每日增加外出锻炼，饮食二便均正常，但局部仍不时瘙痒。查：局部情况稳定，白斑色如前，日间不痒，隔数日夜间痒。四年来从未间断内服药及外用药。患者要求能否暂时停药，查舌脉与前相同，嘱服六味地黄丸，每日一丸，日二次。

五诊（10 年后电话随访）：患者诉痒轻，自觉精神很好，做起家务劳动不觉吃力，其他一切正常，仅有时感到腰酸。查：面色好，有精神。局部白斑大小如常，颜色较淡，但小阴唇更加萎缩。仍主张吃六味地黄丸。

六诊（3 年陈老家访）：患者精神尚好，形体略显消瘦，由于心血管病手术，已停服六味地黄丸，目前休养在家。查：局部小阴唇已无，阴道口缩小。仍不时痒，外用药治疗为主，当前注意力集中于心脑血管病。

【医案分析】 患者中老年女性，已绝经 5 年，肝肾阴津亏虚，气血不足，不能荣养阴器而发为白斑，症见局部小阴唇及会阴部为白色，精神萎靡，面色皖白，自觉乏力。治以滋补肝肾、益气养血。方中生芪、党参、当归益气养血，茯苓、白术健脾益气燥湿，熟地、山萸肉滋阴益肾，白芍养血敛阴，枸杞子、补骨脂、女贞子、旱莲草补肝肾，养阴津，生龙齿、生石决重镇安神以止瘙痒。二诊时，患者瘙痒减轻，加首乌、黑芝麻以加强滋补肝肾之功。后期继以成药六味地黄丸滋肝补肾。一直以滋补肝肾维持了几十年，并未恶化。

医案二

吴某，女，70 岁，2009 年就诊。

主诉：外阴瘙痒1年。

现病史：外阴瘙痒约1年，坐卧不安，经某医院确诊为女阴白斑，治疗以维生素口服，外敷新适确得，自觉效果不明显，故邀请中医治疗。患者精神饱满，红光满面，剧痒难忍，口干喜饮，性急，于40多岁闭经，其他一切正常。

舌脉：舌质淡，脉细滑。

皮科情况：局部大阴唇正常，小阴唇退色。

辨证：肝肾阴虚。

治则：滋补肝肾，潜镇肝阳。

方药：生龙齿30g，生石决30g，当归10g，白芍30g，熟地10g，茯苓15g，山萸肉20g，枸杞子15g，丹皮10g，山药15g，石斛10g，玉竹10g，白蒺藜12g。14付水煎服，早晚饭后分温服。外敷当归紫草膏。

二诊（具体时间不详）：患者保健医生来电，诉症状减轻，邀请再次往诊。患者满面笑容兴奋地迎接我，说痒轻多了，日间可忍受。查：局部情况无变化，局部退色，光滑，无分泌物。处方：前方加桑椹15g，首乌15g；外用药不变。

三诊（具体时间不详）：患者诉痒日益减轻，日间已不明显，但到夜间仍痒，精力充沛，工作不受影响。查：局部白斑色淡，略显红润。无其他不适，运动恢复，游泳、打高尔夫均不受局部影响。内服、外用方药同前，内服方隔日1付。

四诊（具体时间不详）：服药半年，经医院检查，局部无发展，患者诉偶痒，精神好，每日正常工作，但不时急躁，大便干燥。查：局部小阴唇及会阴部白色不明显，略显黏膜本色。处方：前方加胆草6g，生栀子6g，每月服10付。

五诊（具体时间不详）：半年后通过医院检查后再邀中医检查。查：局部不见萎缩，小阴唇如前，但白斑色已不太明显，自觉痒，但不太明显。处方：每周服前方 2 付，外用药同前。

六诊（具体时间不详）：1 年后，经过医院检查，情况良好，并邀请中医复查。查：局部黏膜色泽接近正常，小阴唇大小如前。嘱每月服前药 8 付。

七诊（具体时间不详）：病程已有四年。医院复查结果情况良好，没有发展。查：局部白斑色不显，小阴唇大小正常，光滑。夜间有时痒，自觉呈习惯性。仍服中药每周 2 付。目前情况很好，每半年在医院复查，情况稳定。现已痊愈，外用药也停止。

【医案分析】 患者老年女性，工作紧张、劳累致闭经，肝肾阴血亏虚，皮肤黏膜失于濡养，而致局部皮肤黏膜退色。阴血亏虚，阴不制阳，肝阳上亢，而见口干喜饮，脾气急躁。方用熟地、山萸肉、山药滋阴益肾，当归、白芍养血敛阴，桑椹、首乌、枸杞子滋补肝肾，茯苓健脾除湿，生龙齿、生石决重镇潜阳，白蒺藜止痒，丹皮、石斛、玉竹清热养阴生津，胆草泻肝火，生栀子清热除烦。全方共奏滋补肝肾，潜镇肝阳之功，取得满意效果，至今患者未复发，生活正常。

医案三

李某，女，54 岁，2009 年 10 月初诊。

主诉：外阴瘙痒。

现病史：外阴痒，经本院妇科检查，诊为外阴白斑。患者由于工作繁忙，情绪易急躁、焦虑。已闭经，无其他异常。

舌脉：舌质淡，脉滑细。

皮科情况：患者面色暗黄、憔悴。外阴会阴及小阴唇部退色，大阴唇干燥，局部干燥脱皮，轻痒。

辨证：肝肾阴虚，气虚血虚兼肝旺。

治则：滋补肝肾，益气养血，泻肝火。

方药：生芪 20g，党参 10g，茯苓 15g，白术 15g，白芍 30g，熟地 10g，当归 10g，补骨脂 12g，枸杞子 15g，山萸肉 15g，山药 15g，旱莲草 15g，胆草 10g，生栀子 10g，白蒺藜 10g。30 付水煎服，早晚饭后分温服。外用硅霜。剧痒时自搽氢化可的松。

二诊（2009 年 11 月初）：自述痒轻。查：局部干燥好转，大阴唇皮肤光滑，白斑无变化。处方：上方加女贞子 15g，桑椹 15g，继服 30 付。仍外用硅霜，瘙痒剧烈时，可外用激素药膏，但每月仅可用一次。

三诊（2009 年 12 月初）：1 月痒 1 次。查：大小阴唇正常，白斑并不如前那么瓷白，继服前方。

【医案分析】 患者绝经，肝肾渐亏，气血不充，上不能滋养皮肤，致面色暗黄、憔悴，下不能荣养阴器，致外阴会阴及小阴唇部退色。血虚生风化燥，故局部干燥脱皮，瘙痒难耐，阴津亏虚，阴不制阳，肝火上扰，可见情绪急躁、焦虑。治以滋补肝肾，益气养血，泻肝火。生芪、党参、茯苓、白术、山药补气健脾除湿，白芍敛阴生津，熟地、当归养血滋阴，补骨脂、枸杞子、山萸肉、女贞子、旱莲草、桑椹滋补肝肾，胆草、生栀子泻肝清热，白蒺藜止痒。

十五、瘢痕疙瘩

【概述】 瘢痕疙瘩中医称为蟹足肿，是一种良性纤维组织增生性皮肤病，多发于外伤、烧烫伤、手术等创伤后。临床上好发于胸部、肩背部以及上臂部，为边界清楚、表面光滑、隆起的、坚实的丘疹及斑块，缓慢增大，初起呈红色或粉红色，并逐渐转为褐色、白色，大小不一，小如豆、大如核桃；可形成蟹足状、蜈蚣状等。多无自觉症状，部分人可有不同程度的瘙痒或刺痛感。由于本病所生形如蟹足、蜈蚣、肉龟等，故中医谓之“蟹足肿”、“肉龟疮”等。

【病因病机】 陈彤云教授认为本病多因先天禀赋，后天受金、刀、水、火之伤，余毒未净，复受外邪侵入肌肤致湿热搏结，血瘀凝滞肌肤络脉而成。

【辨证论治】 陈彤云教授认为本病因先天禀赋异常，受外伤后局部余毒未清，阻滞脉络，致脉络不通，气血运行瘀滞，致血瘀、痰凝聚结局部，而成本病。属气滞血瘀证，治疗以活血化瘀，软坚散结为则，除口服中药外尚强调适当采用中药外用软坚散结、内外合治。

辨证要点：局部皮损坚硬，皮色淡红或发白，自觉痒痛不适。舌脉一般无明显异常。部分患者可见舌暗红，舌苔薄白或薄黄，脉弦或弦涩。

治以活血化瘀，软坚散结。可口服健脾除湿汤或大黄䗪虫丸。健脾除湿汤主要药物有茯苓、白术、陈皮、枳壳、薏米、猪苓、泽泻、丹参、鸡血藤、红花、鬼箭羽、夏枯草。方中丹参、红花、鸡血藤、鬼箭羽活血化瘀通络，陈皮、枳壳行气活血，茯苓、猪苓、白术、薏米、泽泻健脾除湿化痰，夏枯草软坚散结。瘢痕质地坚硬，加三棱 10g，莪术 10g，炮甲 10g，软坚散节；瘢痕坚硬伴疼痛，加炮山甲 10g，浙贝母 12g，解毒散结。

联合黑布药膏外敷。药用老黑醋 2500ml，五倍子 840g，金头蜈蚣 10 条研面，冰片 3g，蜂蜜 180g。制法：将黑醋放于砂锅内煎开 30 分钟，再加蜂蜜煎沸，然后用铁筛将五倍子粉慢慢均匀筛入，边撒边朝同一方向搅拌，撒完后改用文火煎成膏状离火，最后兑入蜈蚣面和冰片粉搅拌均匀，储存在搪瓷罐或玻璃罐中备用（勿用金属器皿储存）。用时厚敷患处（约1～3mm 厚），上用黑布覆盖，每 2～3 天换药 1 次。

【典型医案】

梅某，女，70 余岁，2008 年初诊。

主诉：胸部长疙瘩多年，痒，痛。

现病史：患者前胸长有一茶杯口大小的增生性斑块，色红，微肿，自觉痛、痒，影响休息。同时患者患有高血压，体质较弱，来诊时有人搀扶，行动缓慢。大便正常，小便频，舌质嫩淡，脉象沉细。

辨证：气滞血瘀。

治则：活血化瘀，软坚散结。

方药：夏枯草 20g，连翘 30g，生牡蛎 30g，浙贝 10g，丹参 20g，僵蚕 10g，红花 10g，桃仁 10g，当归 10g，川芎 6g，三棱 10g，莪术 10g，双花 30g，公英 30g，野菊 15g，白芷 10g。14 付水煎服，早晚饭后分温服。外用化毒散膏加黑布药膏。

二诊（具体时间不详）：患者按期就诊，诉疼痛转轻，查：病灶大小无变化，红肿略消，方药：前方加川山甲 10g，加大活血祛瘀之力，20 付水煎服，早晚饭后分温服。

三诊（具体时间不详）：患者诉疼痛进一步减轻，查：局部病灶略见平、萎缩，红肿全消，舌脉无变化。方药继以前方加生皂角刺 6g 消肿托毒，20 付水煎服，早晚饭后分温服。

四诊（具体时间不详）：患者诉疼痛减轻，轻痒，查：病灶范围见小，红肿较前减轻。方药：前方加元胡 12g 加大止痛之力，20 付水煎服，早晚饭后分温服。

五诊（具体时间不详）：病灶较前萎缩，痛痒均减轻。方药：前方加黄芪20g，太子参20g，增强益气，以强活血之功，20付水煎服，早晚饭后分温服。

六诊（具体时间不详）：查：病灶继续好转，变小、萎缩，患者自诉夜尿频，影响休息，脉细无力，舌质淡嫩，暂停上方，改为黄芪30g，党参10g，茯苓15g，白术15g，乌药10g，山药15g，益智仁10g，桑螵蛸10g，覆盆子10g，金樱子10g，20付水煎服，早晚饭后分温服。

七诊（具体时间不详）：患者病灶情况稳定，可见病灶缩小，痒大大减轻，但诉夜尿频，一夜7～8次，影响休息，因此疲倦无力，服上方略有好转，遂继续使用外用药，转院治疗夜尿症。

【医案分析】 此方以活血化瘀的红花、桃仁、三棱、莪术为主，夏枯草、连翘、生牡蛎、浙贝软坚化痰为辅，佐以解毒的双花、公英、野菊，白芷止痛。

本例患者非常合作，按时治疗，按时敷药，瘢痕疙瘩逐渐萎缩，痛止痒轻，内服以活血化瘀、软坚散结之方，外用黑布药膏加化毒散膏约一年之久，后因夜尿过频逐渐消瘦，遂入院检查，但外用药一直未停。

十六、激素依赖性皮炎

【概述】 本病是由于长期外用激素类药膏导致皮肤潮红、毛细血管扩张、色素失调、烧灼感，甚至出现痤疮及酒渣鼻样皮疹的一种皮肤病。是近年来逐渐增多的一种常发于面部的损容性皮肤病。激素对各种原因（如感染、过敏、物理因子等）引起的皮肤炎症有明显的非特异性抑制作用，外用后虽可使病情迅速改善，但激素只是抑制炎症反应，而不是治愈炎症，非正规的激素滥用，一旦停药，则原发病复发或恶化。当重新外用激素后上述症状和体征很快消退，再度停药，迅速再发，且比以前更剧烈，一般药物难以控制，使患者反复使用形成依赖，因此称之为激素依赖性皮炎。激素的运用始于近代医学，因此古籍中并无本病的相关记载，根据其病因、症状表现可归属于药毒、风湿疡范畴。

【病因病机】 陈彤云教授认为，激素依赖性皮炎的病因无疑是外用激素不当或过度使用。中医认为激素类药物其药性属于辛燥、甘温之品，久用有生热耗津、亢阳伤阴之弊。陈彤云教授根据《内经》“诸痛痒疮，皆属于心……皆属于火”的理论分析本病，认为心是火脏，主血脉，其华在面，从激素的临床治疗作用以及本病临床表现为颜面红肿，灼热瘙痒来看，心火亢盛、热伤血络为其主要病机。

【辨证论治】 陈彤云教授以脏腑辨证为基础，总结本病辨证属心火亢盛，热伤血络。由于导致非正规外用激素的原发病和激素依赖性皮炎的皮损表现不尽相同，在治疗中应在清热凉血大法的基础上，灵活地辨证治疗。

辨证要点：面部皮肤充血潮红，灼热、痛痒；伴心烦躁，口干口渴；小便黄，舌质红，无苔，脉数。

治疗上本着清热凉血的大法，以泻心汤加减：黄芩、黄连、大黄、生地、白茅根、竹叶、木通、广角（或水牛角、羚羊角粉）、滑石、甘草。有肝热时加龙胆草；痒重时可加散风药祛风止痒，如菊花、薄荷或刺蒺藜；色素沉着、皮肤萎缩可加丹参、玫瑰花、僵蚕。

外用药以清凉、安抚为主，并注意避免外界冷、热及日光等理化刺激。皮损较轻或外用激素时间较短，可立即停止外用激素；皮损重或外用激素时间长者，可先换用副作用相对小的弱效激素制剂，再逐步掺入硅霜等单纯的滋润保护剂，直至完全停止使用。若不论病情轻重程度、激素使用时间长短，均立即停用，有可能出现皮损的大幅“反跳”，难以用常规药物控制。

【典型医案】

左某，女性，40岁，2009年11月10日初诊。

主诉：面部潮红1年余。

现病史：患者1年前因面部瘙痒起疹，连续外用激素类药膏数月后，面部潮红无法消退，并伴有灼热感，遂就诊。现症见：面部皮肤潮红，灼热感，干燥脱皮；纳眠可，小便黄赤，大便干。

舌脉：舌质红，苔少，脉弦数。

皮科情况：双侧面颊皮肤潮红，间见少许细小毛囊性丘疹；伴细碎、干燥鳞屑，局部毛细血管扩张。

辨证：心火亢盛，热伤血络。

治则：清热凉血。

方药：黄芩10g，黄连6g，大黄3g，生地10g，白茅根30g，羚羊角粉0.3g，竹叶6g，通草6g，滑石粉10g，甘草6g。7付水煎服，早晚饭后分温服。

二诊（2009年11月17日）：服药7剂后，面部灼热感减轻，仍潮红，大便略干，小便调。舌质红苔少，脉弦。前方去羚羊角粉，加凌霄花10g，鸡冠花10g加强凉血活血之功，继服14日。

三诊（2009年12月1日）：服药14剂后，皮损灼热感消失，潮红大部分减退，二便调。舌质红苔薄白，脉弦。诸症缓解，换服中成药栀子金花丸7日巩固疗效。

【医案分析】 本病患者由于长期滥用糖皮质激素所致，其特点是用药后原发病迅速改善，但不能根治，一旦停药，1～2天内，用药部位再发生皮疹或原发病恶化；当重新外用糖皮质激素后，上述症状很快减退。本病相当于中医“药毒”。

此患者属心火壅盛，热伤血络，肌肤失养，故见面颊潮红，灼热痛痒，舌质红，根据辨证选择清热凉血之方药。方中黄芩、黄连、大黄泻热解毒；桑白皮、生地、白茅根、羚羊角粉清热凉血；竹叶、通草、滑石粉使邪热从小便而去。诸药共用清热凉血。二诊时热毒已减，故减羚羊角粉，加入凌霄花、鸡冠花增加凉血活血消斑之力。三诊时皮损大部分好转，故予栀子金花丸清解余毒，巩固治疗。

十七、热　疮

【概述】 热疮，又称“热气疮”，病名出自晋·葛洪《肘后备急方》。本病相当于现代医学的单纯疱疹，是由单纯疱疹病毒感染引起的一种急性病毒性皮肤病。表现为红斑基础上迅速出现的簇集性小水疱，破后糜烂、渗液、结痂，愈后遗留色素沉着；局部自觉灼热、刺痛和瘙痒感，可伴发局部淋巴结炎及淋巴管炎；多见于成年人；好发于皮肤黏膜交界处，特别以口唇、鼻孔周围多见，亦可见于会阴部；多在热病之后或高热过程中出现；病程一般1～2周，可以自愈，但易于反复发作。

【病因病机】 陈彤云教授指出，在《诸病源候论·热疮候》中：“诸阳气在表，阳气盛则表热。因运动劳役，腠理则虚而开，为风邪所客。风热相搏，留于皮肤则生疮。初作瘭浆，黄汁出，风多则痒，热多则痛”；《圣济总录·热疮》中：

“热疮本于热盛，风气因而乘之，故特谓之热疮”，皆是对本病病机的具体描述，并将本病归纳为外感风热毒邪，客于肺胃二经，热气蕴蒸肌肤；或由肝胆湿热下注，阻于阴部而成；或因反复发作，热邪伤津，阴虚内热所致。其中，若先天不足，外感热毒，热毒炽盛，毒入营血，内攻脏腑将出现危重症候。

【辨证论治】 陈彤云教授中医造诣的启蒙源于父亲陈树人先生，陈树人老先生擅治温热病，因此，陈彤云教授自幼耳濡目染，临证善于运用温热病的辨治思路，多根据病位的深浅、病势轻重的趋势，选择相应的治疗方法。陈彤云教授认为本病的发生与风热、时毒有关，亦属温病范畴。治疗上常运用温病学所创立的卫气营血、三焦辨证的理论体系，根据不同时期，采用不同的治法。初起在肺卫应宣肺透疹；出疹期肺经热盛，宜清肺透疹；后期邪热伤津，宜养阴攻毒。用药上更是轻证时“但用轻剂解之，即便痊可”，而重症采用重剂治疗。并根据前人“疹宜透发，勿宜补气”的经验，主张初透之际，不可早用凉泻，免致邪遏热伏，疹不外透，毒郁于内，而致变证。认为轻者使用重剂克伐太过，易伤气血，又有引邪入里之弊。

1. 心火炽盛，兼感外邪

辨证要点：多见于热性病后，红斑及簇集性小水疱，自觉局部灼热刺痒；伴口干，口渴，心烦急躁，小便黄赤，大便干燥。舌尖红，苔白，脉滑或数。

陈彤云教授认为若患者心经郁热，再加外感风热时毒，则常见此证型。治疗心经火热证的常用方多选导赤散，治法上不宜苦寒直折，而宜清心与养阴兼顾，利水以导热下行，使蕴热从小便而泄。

治宜清解余毒，清心利水。常以导赤散加减。主要药物有生地、木通、淡竹叶、生甘草等。方中生地甘寒而润，入心肾经，凉血滋阴以制心火；木通苦寒，入心与小肠经，上清心经之火，下导小肠之热，两药相配，滋阴制火而不恋邪，利水通淋而不伤阴，共为君药。竹叶甘淡，清心除烦，淡渗利窍，导心火下行，为臣药。生甘草梢清热解毒，尚可直达茎中而止痛，并能调和诸药，还可防木通、生地之寒凉伤胃，为方中佐使。

2. 肺胃湿热，兼感外邪

辨证要点：皮疹色淡红，水疱饱满，刺痒胀痛，破后结痂或糜烂、渗出；伴口腻或渴不欲饮，小便黄，大便干或黏滞不爽。舌质红，舌体胖大，苔白腻或黄腻，脉滑或缓。

陈彤云教授认为，若炎性水疱，周围红晕明显，则为湿热或时毒所致。多以清解肺胃、利湿解毒为法。

治宜清肺胃热，利湿解毒。常以黄连解毒汤加减。黄连解毒汤可以泻火解毒，治疗三焦火热证。其中黄连擅长于清热燥湿，清热解毒，作用于中焦；黄芩则主要作用于上焦；黄柏主要作用于下焦；栀子清热利水，使热邪从小便排出。可加车前子、泽泻、茯苓、冬瓜皮、萆薢等利湿之品。

3. 气阴两伤证

辨证要点：常见于病史久，反复发作患者。水疱色淡，痒痛症状不显；伴面色㿠白，少气懒言，畏寒肢冷，脘痞纳呆；舌质淡，苔少或无苔，脉细数。

陈彤云教授认为若是病程日久、反复发作者，易有气阴不足之弊，故清解余毒的同时，需加用益气养阴、扶正固表的治疗。

治宜益气养阴，扶正固本，清解余毒。常用人参固本汤、玉屏风散加减。其中人参、黄芪益气固表；熟地，天冬，麦冬，五味子滋养阴津；白术健脾利湿；知母、黄柏清上炎虚火。共奏扶正清解余毒之功。

【典型医案】

医案一

王某，男性，23 岁，2010 年 2 月 16 日初诊。

主诉：口唇部起水疱 3 天。

现病史：外感发热 1 周后出现口唇部起水疱，局部灼热、刺痒；伴口干，口渴，心烦急躁，小便黄赤，大便干燥。

舌脉：舌尖红，苔白，脉滑略数。

皮科情况：上唇部炎性红斑，其上簇集性绿豆大小张力性水疱，疱液略浑浊，少许结痂。

辨证：心火炽盛，兼感外邪。

治则：清解余毒，清心利水。

方药：生地 15g，木通 10g，竹叶 10g，甘草 6g，茯苓 10g，生薏米 15g，泽泻 10g，陈皮 10g，板蓝根 20g，麦冬 10g，知母 10g，黄柏 10g。7 付水煎服，早晚饭后分温服。

二诊（2010 年 2 月 24 日）：服上药 7 剂后，皮损全部干燥结痂，部分痂皮脱落，局部痒痛症状明显改善，口干渴明显减轻，二便调。舌质淡红苔薄白，脉滑。上方去麦冬、知母，继服 5 日后停药。

【医案分析】 本例患者明确有热性病后期发病的特点，根据诸症显象，辨证明确，导赤散之主证。导赤散为治心经火热证的常用方，又是体现清热利水养阴治法的基础方。方中生地黄、木通、竹叶、生甘草清心利水养阴，主治心经火热证。心火循经上炎，而见心胸烦热、面赤、口舌生疮；火热内灼，阴液被耗，故见口渴、意欲饮冷；心与小肠相表里，心热下移小肠，泌别失职，乃见小便赤涩、刺痛；心火上炎而又阴液不足，故治法不宜苦寒直折，而宜清心与养阴兼顾，利水以导热下行，使蕴热从小便而泄。方中生地甘寒而润，入心肾经，凉血滋阴以制心火；木通苦寒，入心与小肠经，上清心经之火，下导小肠之热，两药相配，滋阴制火而不恋邪，利水通淋而不伤阴，共为君药。竹叶甘淡，清心除烦，淡渗利窍，导心火下行，为臣药。生甘草梢清热解毒，尚可直达茎中而止痛，并能调和诸药，还可防木通、生地之寒凉伤胃，为方中佐使。四药合用，共收清热利水养阴之效。

医案二

刘某，女性，38岁，2008年10月14日初诊。

主诉：下颌部起水疱伴痒1周。

现病史：1周前始于下颌部起水疱，渐增多，局部刺痒，微胀痛；伴口腻或渴不欲饮，小便黄，大便干或黏滞不爽。

舌脉：舌质红苔白腻，舌体胖大，脉滑缓。

皮科情况：下颌部钱币大小淡红色斑片，其上多数水疱，疱壁紧张，小部分破溃糜烂。

辨证：肺胃湿热，兼感外邪。

治则：清肺胃热，利湿解毒。

方药：黄连10g，黄芩10g，黄柏10g，栀子6g，板蓝根15g，大青叶10g，车前子10g，木通6g，泽泻10g，茯苓10g，冬瓜皮10g，萆薢10g。7付水煎服，早晚饭后分温服。

二诊（2008年10月21日）：服上药7剂后，水疱全部干燥结痂，部分痂皮脱落，少许脓痂未脱。口渴明显减轻，大便调。舌质淡红苔白，脉滑。上方加公英、连翘加强清热解毒力量，继服7剂。

三诊（2008年10月28日）：水疱全部消退，脱皮脱落，局部淡红色斑片，无痒痛感。二便调。舌质淡红苔薄白，舌体略胖大，脉滑。换服除湿丸2周以巩固疗效。

【医案分析】 本例患者诸症显示有胃肠湿热，故选黄连解毒汤治疗。方中黄连、黄芩、黄柏、栀子可清三焦蕴热，通利三焦；板蓝根、大青叶清解毒邪，车前子、木通、泽泻清热利水。二诊时病情控制，但可见脓痂，故加连翘、公英以加强解毒之功。三诊时病情基本已愈，但舌脉之象仍有脾湿，故以成药除湿丸健脾利湿，巩固治疗。

医案三

庄某，男性，40 岁，2009 年 6 月 24 日初诊。

主诉：面、唇反复起水疱 1 年余，复发 2 天。

现病史：近 1 年余，间断于面颊、唇周起水疱，伴痒痛，经治约 10 天左右可愈，但时有复发。2 天前劳累后病情反复，唇部、面颊两处新生水疱，轻微痒痛；伴乏力，面色㿠白，畏寒，自汗肢冷；脘痞纳呆；大便溏，小便调。

舌脉：舌质淡，苔少，脉细数。

皮科情况：面颊、上唇两处钱币大小淡红斑，其上可见水疱，色淡，疱壁略松弛。

辨证：气阴两伤证。

治则：益气养阴，扶正固本，清解余毒。

方药：人参 10g，党参 10g，炙黄芪 10g，熟地黄 10g，麦冬 10g，天冬 10，茯苓 10g，白术 10g，防风 10g，炒薏米 15g，知母 10g，黄柏 10g。7 付水煎服，早晚饭后分温服。

二诊（2009 年 7 月 1 日）：服药后部分水疱干涸，无痒痛，乏力缓解；纳可，无腹胀，大便成形，小便调。舌质淡红，苔少，脉细。上方去党参、黄柏，继服 7 日。

三诊（2009 年 7 月 8 日）：皮损完全消退，局部淡红色斑片；精神可，仍有少许自汗现象；纳佳，眠安，二便调。舌质淡红，苔薄白，脉滑。换服成药玉屏风颗粒 7 日巩固疗效。

【医案分析】 本病患者病史久，反复发作，致气阴两伤，故临证可见乏力，面色㿠白，畏寒，自汗肢冷，脘痞纳呆，大便溏等症状，皮损亦色淡，痒痛不显，根据辨证选择益气养阴、扶正祛邪之方药。方中人参、党参、炙黄芪、防风益气固表；熟地黄、麦冬、天冬滋阴；茯苓、白术、薏米益气、健脾利湿；黄柏、知母清上炎之虚火；诸药共用以益气固表，扶正清解余毒。二诊时虚火已去，故减黄柏。三诊时病愈，仅有自汗之证，故予玉屏风颗粒固表敛汗巩固治疗。

十八、紫　癜　风

【概述】 紫癜风是一种常见的非感染性慢性炎症性皮肤病，以表面有一层角质薄膜的红色或紫红色多角形扁平丘疹为典型皮损，常见于四肢、口腔及外阴部黏膜，多同时受累。常见于成年人，在长期慢性发展过程中，丘疹常呈各种特殊形状或不同的排列。属于现代医学扁平苔藓范畴。

祖国医学对此病早有记载《证治准绳》："夫紫癜风者，由皮肤生紫点，搔之皮起，而不痒痛者是也。"古代医家对本病的病因早有一定的认识，如清·吴谦《医宗金鉴·外科心法要诀》："总由热体风邪、湿气侵入毛孔，与气血凝滞，毛窍闭塞而成。多生面项，斑点游走，延蔓成片，初无痛痒，久之微痒"；很多医家认为，本病的发生是由于患者的禀赋不足，失于调养，劳伤肝肾，或素体血热，日久耗阴，复感风湿邪热，郁阻肤腠，脾失运化，湿热内生，气血不畅，瘀阻脉络所致。湿热内蕴与血虚风燥是发病的重要因素。

【病因病机】 陈彤云教授认为本病的发作是由于患者素体

阴血不足，脾失健运，湿蕴不化，复感风热，湿热凝滞，发于肌肤而成；或因肝肾不足，阴虚内热，虚火上炎而致。病因主要有风、湿、热、瘀等，与肝、脾、肾关系最为密切。

【辨证论治】 陈彤云教授认为辨证时须把握肝、脾、肾的脏腑定位，并结合风、湿、热、瘀等要点，分析皮损特点。皮疹肥厚、浸润，表面紫红色、光滑，瘙痒明显，女子白带多，舌质淡，苔白，脉缓，为脾失健运，风湿蕴阻经络所致；口腔黏膜可见有白色条纹或网纹，有时伴充血或糜烂，有灼痛感或有味觉异常，伴口干咽燥，头昏耳鸣，潮热，眠差多梦，疲劳乏力，纳差，舌质红，光滑无苔，脉细数，为肝肾不足、阴虚火旺所致。斑色紫暗者属血瘀；斑色淡、白属气滞。治疗上将本病分为三个证型加以辨证论治。

1. 风湿蕴阻证

辨证要点：病程一般较短，皮损呈环状或线状排列；皮疹肥厚、浸润，表面紫红色、光滑；瘙痒明显；脘腹痞闷，纳呆，肢体困重，大便溏泄不爽，女子白带多。舌质淡，苔白，脉缓。

陈彤云教授认为：这是由于患者素体阴血不足，脾失运化，湿蕴不化，复感风邪，湿热凝滞，气机不畅，肌肤失养而发。风湿蕴肤，则皮肤瘙痒；湿热蕴结脾胃，运化失司，气机受阻，升降失常，故见脘腹痞闷，纳呆，大便溏泄不爽；湿热下注，则女子白带多。

治疗宜疏风利湿，活血通络。主要药物有蝉衣、白僵蚕、白鲜皮、地肤子、车前草、土茯苓、苦参、鸡血藤、首乌藤、丹参等，重在祛风利湿。方中蝉衣、白僵蚕、白鲜皮祛风止痒；白鲜皮、地肤子、土茯苓、苦参清热利湿；车前草清热利湿、利尿止泻；所谓“治风先治血，血行风自灭”，故用鸡血藤、首乌藤、丹参养血活血通络；诸药合用，风除湿去痒止，气血调和，则皮疹消退。如脘腹胀满，呕恶厌食，加陈皮、厚朴、木香理气；肢体困乏，纳差，加茯苓、白术、白扁豆健脾。

2. 阴虚火旺证

辨证要点：皮疹多见于黏膜部位，临床常见口腔黏膜白色条纹或网纹、紫红色斑，伴充血或糜烂，有灼痛感或有味觉异常；可伴有口干咽燥，头昏耳鸣，潮热，疲劳乏力；纳差，多梦，大便干结，小便短黄。舌质红，光滑无苔，脉细数。

陈彤云教授认为：这是由于患者肝肾不足，风湿热邪，蕴于肌腠之间，日久不得疏泄，虚火上炎，熏蒸于口腔黏膜而发。肝肾不足，清窍失养，故见头晕耳鸣，眠差多梦；阴虚火旺，则口干咽燥，潮热，大便干结，小便短黄。

治疗宜滋补肝肾，滋阴降火。方用沙参麦冬汤加减。主要药物有沙参、麦冬、金银花、玄参、知母、女贞子、玉竹、熟地、白芍、茯苓等。全方重在滋阴降火，补益肝肾。方中沙参、麦冬、玉竹、知母、玄参生津润燥；知母、玄参、金银花合用降虚火；女贞子、熟地补益肝肾；熟地、白芍养血敛肝；茯苓防滋腻太过而健脾利湿；诸药合用，肝肾健，虚火降，则皮疹消退。如皮损糜烂结痂，伴纳差，疲劳乏力，加生白术、生薏仁健脾利湿。

3. 气滞血瘀证

辨证要点：病程较长，皮疹呈紫红色、褐色，或伴色素沉着，微痒；口腔黏膜可见白色网纹或斑纹，有粗糙、麻木感，可有充血或糜烂，或有刺痛感；常伴口苦咽燥，面色暗淡，月经失调；腹胀纳差；眠安或多梦；便干尿黄。舌质暗红，苔黄，脉弦。

陈彤云教授认为：此型患者多因外受风湿热之邪，搏于肌肤，气机不畅，气滞血瘀，肌肤失于濡养而发于肌肤。气机阻滞，运化失常，故见腹胀纳差；妇女气郁血瘀，冲任经脉受阻，则月经失调；气血瘀滞而化热，故见口苦咽燥，便干尿黄。

治疗宜活血化瘀，理气解毒。方用桃红四物汤加减，重在养血活血。主要药物有当归、生地、红花、赤芍、桃仁、枳壳、柴胡、甘草、川芎等。方中生地替换熟地，既能滋阴补血，又免滋腻太过；当归、赤芍、川芎养血活血；桃仁、红花加强活血作用；柴胡行气；甘草调和诸药；诸药合用，以达到行气、活血化瘀的作用。如情志抑郁或急躁易怒，胸胁胀痛，加白芍、陈皮、枳壳行气疏肝；如痛经，加益母草、蒲黄调经止痛；如脘腹胀满，加木香、厚朴。

【典型医案】

医案一

刘某，女性，26 岁，2010 年 5 月 11 日初诊。

主诉：躯干起红斑、痒 2 月。

现病史：患者 2 月前曾发生外感，愈后躯干部出现红斑，痒感明显，近日红斑增多，痒感加重；伴周身乏力，纳谷不香，口不干，大便偏稀。

舌脉：舌淡红边有齿痕，苔白，脉缓。

皮科情况：躯干部散见指盖大小多角形的紫红色斑块，边缘清晰，表面光滑，浸润，上有少量细薄鳞屑，皮损呈环状或线状排列。

辨证：风湿蕴阻证。

治则：祛风利湿，活血通络。

方药：白鲜皮 10g，地肤子 10g，苦参 15g，防风 10g，当归10g，川芎 10g，丹参 15g，鸡血藤 15g，白术 15g，茯苓 15g。21 剂水煎服，早晚饭后分温服。

二诊（2010 年 5 月 27 日）：服药半月后，躯干部无新发皮损，腹部红斑颜色较前为淡，脱屑不多，仍痒，纳可，大便调。舌暗红，苔薄白，脉沉。上方去防风，加刺蒺藜 10g，僵蚕 10g，以加强祛风止痒的作用。14 剂，服法同前。

三诊（2010 年 6 月 10 日）：服药 2 周后，病情进一步好转，痒感明显减轻，腹背部皮损部分消退。纳可，二便调。舌暗红，苔薄白，脉沉。上方加首乌藤 15g 养血祛风止痒。14 剂，服法同前。

【医案分析】 患者典型皮损表现为指盖大小多角形的紫红色斑块，边缘清晰，表面光滑，浸润，上有少量细薄鳞屑，皮损呈环状或线状排列，以躯干部为主，皮损痒。根据典型皮损表现、分布及症状，诊断为紫癜风（扁平苔藓）。皮损为淡红，表明其热象不重；皮损发展较快，痒感明显，为风邪较盛；周身乏力，纳谷不香，大便偏稀，舌淡红边有齿痕，苔白，脉缓，为湿盛阻碍气机所致。陈彤云教授在治疗上以祛风利湿，活血通络为大法。方中用白鲜皮、地肤子、防风、苦参、僵蚕祛风利湿以止痒；白术、茯苓健脾利湿以扶正；当归、川芎、丹参、鸡血藤、首乌藤养血活血通络。全方共奏祛风利湿，活血通络之效，风除湿祛痒止，气血调和，皮损消退，疾病愈。

医案二

王某，男，45 岁，2009 年 11 月 25 日初诊。

主诉：口腔反复起红斑、破溃 1 年余。

现病史：患者 1 年多来口腔反复“溃疡”，在北京口腔医院病理诊断为口腔“扁平苔藓”，口服维生素治疗效果不显。现症见：口腔左侧白色斑片，痒感明显，伴有腰酸乏力，烦躁；纳可，轻度口干，夜寐欠安，二便调。

舌脉：舌质红，苔少，脉细。

皮科情况：左侧口腔颊黏膜见白色扁平丘疹，部分融合成片，表面有网状条纹，皮损轻度浸润，周边轻度炎性红斑。

辨证：阴虚火旺证。

治则：滋补肝肾，清解虚热。

方药：北沙参15g，石斛15g，玉竹10g，麦冬10g，茯苓15g，夏枯草15g，黄柏10g，盐知母10g，肉桂3g，白芍15g，熟地10g，生白术15g。14剂水煎服，早晚饭后分温服。

医嘱：忌食辛辣、鱼虾蟹等发物。

二诊（2009年12月22日）：服药后口腔痒感症状减轻，左侧口腔颊黏膜处仍可见轻度浸润的白色扁平斑片。纳可，大便调，时有腰酸乏力，烦躁，夜寐欠安。舌边尖红，苔少，脉细。上方加生牡蛎15g，川贝10g软坚散结。14剂，服法同前。

三诊（2010年2月3日）：服药后口腔痒感症状继续减轻，皮损面积较前有所缩小，腰酸乏力症状好转，纳可，大便调。舌边尖红，苔薄白，脉细。上方加连翘20g清热解毒。14剂，服法同前。

四诊（2010年4月21日）：服药后口腔痒感基本已除，左侧口腔颊黏膜处白色扁平斑片面积较前明显缩小且变薄，烦躁、夜寐欠安较前好转，纳可，大便调。舌边尖红苔薄白，脉细。上方去肉桂、白芍、熟地，加双花15g、藏青果9g以清热解毒利咽。14剂，服法同前。

【医案分析】 患者因肝肾不足、阴虚内热、虚火上炎于口而发病。肝肾不足，故可见腰酸乏力；阴虚生内热，热扰心神则可见烦躁，夜寐欠安；热伤津，则见口干；舌质红，苔少，脉细，亦为肝肾阴虚，虚火上炎之证。治疗上以滋补肝肾，清解虚热为大法。方中用北沙参、石斛、玉竹、麦冬、白芍、熟地滋补肝肾养阴；黄柏、知母清虚热；肉桂补肝肾之阳，引火归原，阳中求阴，“善补阳者必于阴中求阳，则阳得阴助而生化无穷，善补阴者必于阳中求阴，阴得阳生而化源不竭”；生牡蛎、川贝、夏枯草软坚散结以消斑片；丹参养血活血通络；连翘、双花、干青果清热解毒利咽。

本例患者病史1年余，口腔黏膜处反复出现皮损，轻度浸润，部分融合成片；久病反复发作，陈彤云教授根据其病史特点，辨为阴虚火旺证，治疗上以滋补肝肾为主，辅以清解虚热，治疗过程中加入生牡蛎、川贝、夏枯草以软坚散结消斑。陈老结合现代药理学研究使用双花、连翘、干青果清热解毒，这三味中药药理学研究其对皮肤的细菌、真菌有抑制作用，而口腔的疾患往往伴有细菌、真菌的感染，真菌、细菌的有效清除，对口腔“溃疡”及皮损的消退是十分有利的。本病例辨证准确，用药合理，中西医结合，故取得了好的疗效。

医案三

赵某，女性，56岁，2009年11月10日初诊。

主诉：身起红斑，伴痒12年。

现病史：患者12年前躯干部出现暗紫色红斑，阵发性瘙痒，在当地医院行病理检查，诊断为“扁平苔藓”，口服维生素、抗组胺药及外用激素药等效果不显，暗紫色斑片逐渐增多，瘙痒加重；口不干，大便调。

舌脉：舌暗红，苔薄白，脉沉。

皮科情况：背部密集指盖大小的暗紫红色斑块，高出皮面，表面光滑；未见溃疡，糜烂渗出；间见少许抓痕血痂。

辨证：气滞血瘀证。

治则：活血化瘀。

方药：当归10g，川芎10g，丹参15g，鸡血藤15g，桃仁10g，红花10g，沙参15g，枳壳10g，首乌藤15g，夏枯草15g。21剂水煎服，早晚饭后分温服。

二诊（2009年12月1日）：周身无新发皮损，背部斑块较前略平，痒感有所减轻。舌暗红，苔薄白，脉沉。上方加三棱10g，柴胡10g行气破瘀。21剂，服法同前。

三诊（2010年1月5日）：服药后无明显不适反应，背部斑块继续变薄，肩部部分皮损呈消退趋势，痒感明显减轻。纳可，二便调。舌暗红，苔薄白，脉沉。上方加莪术6g，陈皮10g再加强行气活血之力。21剂，服法同前。

【医案分析】 紫癜风（扁平苔藓）临床治疗上根据临床表现常分为风湿蕴阻、阴虚火旺、气滞血瘀三个证型。该患者病程较长，典型皮损表现为指盖大小的暗紫红色斑块，高出皮面，表面光滑，舌暗红，苔薄白，脉沉。证属气滞血瘀证。方中用桃仁、红花、三棱、莪术活血化瘀；当归、川芎、鸡血藤、首乌藤养血活血；陈皮、枳壳、柴胡理气以活血，气行则血行；夏枯草软坚散结，以助血行化瘀。此例患者瘙痒明显，方中有当归、川芎、鸡血藤、首乌藤养血，沙参滋阴润燥，最终达到止痒的效果。本患者治疗以活血化瘀为主导，配合养血理气等方法，注重气血之间的关系，故收效。

十九、马　疥

【概述】 马疥是一种以剧烈瘙痒为主要症状的皮肤病。皮损初为淡红色丘疹，渐发展成暗红或灰褐色黄豆至蚕豆大小半球形坚实性结节，呈疣状，散在孤立，本病相当于西医的结节性痒疹，又称疣状固定性荨麻疹或结节性苔藓。多见于中老年人，女性多见，好发于四肢伸侧及手足背部，尤以小腿伸侧更为多发。病因不清，可能与昆虫叮咬、胃肠功能紊乱及内分泌障碍等有关。

中医对本病的记载最早见于《诸病源候论·疥候》，其描述为“马疥者，皮肉隐嶙起，作根，搔之不知痛”；明代《证治准绳·疡医》记载：“马疥、水疥、干疥、湿疥种类不一，生于手足，乃至遍体，或痒、或痛、或焮、或肿、或皮肉隐嶙，或抓之凸起，或脓水浸淫。”

中医认为，本病或由邪毒外侵所致，体内脾虚湿蕴，复感外邪风毒；或昆虫叮咬，毒汁内侵，湿邪风毒凝聚，经络阻隔，气血凝滞，形成结节而作痒；或由情志内伤所致，忧愁、思虑、忧郁、恼怒过度，伤及身体，造成气血失调，营血不足，脉络受阻，气血瘀滞，肌肤失去濡养而发为本病。

【病因病机】 皮外科鼻祖赵炳南老先生称本病为“顽湿聚结”，明确指出湿邪在本病致病病因病机中的重要地位。湿邪分为内湿和外湿，外湿是由淋雨下水、居住潮湿、冒受雾露等形成；内湿可由脾气虚弱，运化失健，水液不能正常输布而化为湿浊；或食油腻、生冷过多，饮酒过量而形成。湿邪致病多由内外合邪而为，具有阻遏气机、损伤阳气、黏滞缠绵、重浊趋下等特点。湿郁肌表，阻滞经气则致瘙痒剧烈，即所谓“湿盛则痒”。

在众多有结节表现的皮肤病中，陈彤云教授擅以结节这一皮损表现辨证分析。如结节小而色如正常皮肤，伴瘙痒者为血虚风盛；小而色红不痒者为气血凝滞；大而色红，灼热疼痛者多为血热；大而色紫者多为寒凝血瘀；皮色不变者多属气滞或痰湿凝聚；表面粗糙者多为顽湿或血燥。陈老还认为结节的形成多有瘀滞，皮色鲜红而有核者为湿热而致气血凝滞，如结节性红斑；皮色鲜红而顶有脓头者为毒热炽盛而致血气壅涩，如疖与疖病等；皮色暗红而渐成硬块者为湿热感毒而致气血凝滞，如头部乳头状皮炎；皮色如常或紫红色而有核者多为痰核流注或寒凝痰聚，如皮肤淀粉样变、瘰疬痰核、硬红斑等；又有体内蕴湿，外感虫邪风毒，日久而致湿毒凝聚，表现为正常肤色或褐色、坚硬、半球状结节，见于结节性痒疹；或气血不和，湿毒内蕴，阻滞气机正常运行而致气血凝滞，表现为颜面黄红色半球形小结节，见于颜面播散性粟粒性狼疮。

【辨证论治】 本病病程日久，缠绵难愈，乃湿邪特点之一；气机被遏，经络受阻，气血运行不畅，聚而形成结节，乃湿邪特点之二；瘙痒剧烈，昼夜不休，乃湿邪特点之三。综上为本病顽湿病机的形成。赵炳南老先生称之为“顽湿聚结”，正是基于此。赵老认为湿邪可因脾失健运而致，湿积日久又致脾被湿所困，脾气不足而致脾气虚弱，实际是一种逆向循环。湿久可从一个极端表现（即渗出、流水）转化成另一个极端表现（即干燥、角化），故集中投以健脾益气之药以从根本上解决脾虚湿盛问题。赵老治湿，常以健脾益气为法，惯用健脾除湿汤。本方集中了大量的健脾益气药，采取扶正气，祛湿邪（顽湿），以达脾健湿自消之目的。陈彤云教授早年曾师从于赵炳南老先生，对于赵老治湿的思路有深刻的理解，又结合自身多年的临床经验，认为“久病必生痰”、“久病入络”，故临证多运用虫类药以祛邪（痰）搜风通络。

本病治疗的总原则是除湿解毒，疏风润燥止痒，活血软坚散结。病情早期结节较小、浸润不深时，多以除湿解毒，疏风止痒为主，可重用荆芥、防风、苦参、刺蒺藜、白鲜皮、全虫等药味；至后期，结节坚硬较大、顽固不愈者，除前法外，可加用或重用活血软坚散结之品，如赤白芍、当归、丹参、威灵仙、川军等，或加用丸药如大黄䗪虫丸、散结灵等；若脾胃失和，运化失职致湿聚体内者，宜加用枳壳、厚朴、陈皮等运化中焦，化湿散结。

本病瘙痒剧烈，就“痒”一症则有风、湿、热、虫、血虚之分。其中风痒最为主要。“风为百病之长”，风邪既可单独致病，又可夹诸邪而发病。风痒有热、寒之别，前者病位在肌肤之表，急性期居多，治疗上常选荆防方加减，方中以荆芥、防风、薄荷、蝉衣为主药，疏风解表，清热止痒；后者病位在腠理，慢性期居多，治疗上常选麻黄方加减，方中以麻黄、杏仁、干姜皮为主药，辛温宣肺，以开腠理，祛邪外出。如风毒凝聚，则皮损肥厚，状如苔藓，临证常以全虫方加减治疗，方中以全虫、皂刺、猪牙皂角为主药，对于顽固、蕴久的湿邪所致之痒，用之最为相宜。

1. 湿热聚结证

辨证要点：皮肤散在红褐色坚实丘疹、结节，呈疣状损害，瘙痒剧烈，经久不消，搔之表皮剥蚀、结血痂，或有渗出；常伴肢体困重，胸闷脘痞；女性带下量多质稠；食少纳呆，眠欠安，小便黄，大便不爽。舌质淡，苔薄白，脉滑缓。

陈彤云教授认为：此类患者素体蕴湿，外感风毒或昆虫叮咬，湿邪风毒凝聚，日久而化热，发于肌肤。湿性重着，则肢体困重；湿阻气机，则胸闷脘痞；湿困脾阳，阻碍运化，则食少纳呆；湿热下注，则带下黏稠，大便不爽。

治疗宜除湿解毒，疏风止痒。方用全虫方加减。主要药物有全虫、皂刺、猪牙皂角、刺蒺藜、炒槐花、威灵仙、苦参、白鲜皮、黄柏等。全方重在搜风通络，化湿散结。方中全虫性辛平，入肝经走而不守，熄内外表里之风；皂刺辛散温通，消肿托毒，治风杀虫；猪牙皂角涤清胃肠湿滞，消风止痒散毒；白鲜皮气寒善行，味苦性燥，清热散风，燥湿止痒，协同苦参以助全虫祛除表浅外风蕴湿而止痒；刺蒺藜辛、苦、温，祛风"治诸风病疡"、"身体风痒"，有较好的止痒作用；刺蒺藜协同祛风除湿通络的威灵仙，能够辅助全虫祛除深在之风毒蕴湿而治顽固性的瘙痒。另外，脾胃气滞则蕴湿，湿蕴日久则生毒，顽湿聚毒客于皮肤则瘙痒无度，故方中佐以黄柏、炒槐花，旨在行气，清胃肠之结热，以期调理胃肠，清除湿热蕴积之根源。诸药合用，祛湿散结，祛风止痒，则结节消。如久不愈者加丹参、红花活血软坚；湿热重者加黄芩、黄柏、苍术清热燥湿；血虚者加阿胶、鸡血藤养血活血；心烦不眠者加夜交藤、合欢皮、酸枣仁养心安神解郁；纳食欠佳者加砂仁、白术、神粬健脾开胃。

2. 血瘀风燥证

辨证要点：病程日久，皮肤散在紫红或紫褐色坚硬结节，局部皮肤肥厚、粗糙干燥，伴瘙痒；常伴口舌干燥；女性月经后期，血块多，血色暗；纳尚可，小便短少，大便偏干。舌质紫暗，苔薄白，脉涩。

陈彤云教授认为：此类患者久病生瘀，再受风燥之邪，而发为本病。血瘀凝滞，冲任失调，则女性月经后期，血块多，血色暗；风燥伤津，则口舌干燥，小便短少，大便偏干。

治疗宜活血化瘀，疏风止痒。方用四物消风散加减。主要药物有当归、川芎、赤芍、生地黄、荆芥、防风、白鲜皮、蝉衣、柴胡、薄荷、独活、大枣、红花、丹参。全方重在活血祛风止痒。本方由四物汤合消风散加减而成，方中当归、川芎、赤芍、生地黄养血活血；荆芥、防风、蝉衣开发腠理，透解瘀滞肌肤的风毒之邪而止痒；薄荷清热疏风；白鲜皮祛风止痒；柴胡行气开郁；红花、丹参活血；独活祛风湿。诸药合用，达疏风活血祛瘀之药效。如瘙痒甚，加地肤子、白蒺藜疏风止痒；大便干结，加少量大黄泻热通腑，同时又有活血化瘀之功；夜寐欠安，加珍珠母重镇安神。

【典型医案】

医案一

陈某，女，43 岁，2010 年 4 月 12 日初诊。

主诉：四肢起疹、痒 1 月余。

现病史：患者 1 月前无明确诱因出现双上臂起疹，色红，瘙痒剧烈，自行外用药膏（具体药名不详）治疗，效不显。后皮损逐渐增多，瘙痒难耐，搔抓剧烈，出现硬结。纳可，眠欠安，大便黏滞不爽。

舌脉：舌质淡苔薄白，脉滑缓。

皮科情况：四肢伸侧多数暗红至暗褐色黄豆至蚕豆大小丘疹、结节，部分皮疹呈疣状增生损害；间见多数抓痕、血痂。

辨证：湿热聚结证。

治则：除湿解毒，疏风止痒。

方药：全虫 5g，猪牙皂角 5g，皂刺 5g，威灵仙 12g，白鲜皮 10g，白蒺藜 9g，苦参 10g，黄柏 10g，炒槐花 15g，地肤子 15g，黄芩 10，酸枣仁 30g，夜交藤 15g，合欢皮 10g。14 剂水煎服，早晚饭后分温服。

二诊（2010 年 4 月 26 日）：服药后瘙痒症状减轻，四肢抓痕、血痂明显减少，周身皮损颜色转暗，无新生皮疹，部分硬结有所吸收。纳可，情绪稳定，睡眠改善，大便通畅。舌脉同前。上方去黄芩、夜交藤、合欢皮，加茯苓、生薏米各 15g 以加强健脾利湿止痒之功。21 剂，服法同前。

三诊（2010 年 5 月 17 日）：皮疹消退明显，皮肤略干燥，双小腿伸侧、双上臂外侧少许暗褐色硬结，无抓痕、血痂；可见多数皮疹消退所留色素沉着斑。纳可，眠安，二便调。舌质淡苔白，脉滑。上方去猪牙皂角、皂刺、威灵仙，加夏枯草、鸡血藤各 15g 以软坚散结，养血润肤；加白术 15g、萆薢 10g 以加强利湿止痒之效。14 剂，服法同前。

四诊（2010 年 5 月 31 日）：皮疹基本消退，仅余少许褐色绿豆大小硬结，余处皮疹皆已消退。一般情况可。前方去全虫、酸枣仁，加焦三仙 30g 保护脾胃，巩固疗效。并嘱患者逐渐减量服用。

【医案分析】 此例患者病史不长，皮损局限于四肢，且搔抓严重，继发损害为主，故治疗上以全虫方缓解其瘙痒症状，使其搔抓减轻，则皮疹自然消退。方中全虫、皂刺、猪牙皂角为主药，全虫熄内外表里之风，皂刺治风杀虫，猪牙皂角消风利湿，解毒止痒。盖热性散，毒性聚，若欲祛其湿毒，非攻发内托辛扬不得消散。而全虫、皂刺、猪牙皂角三者同伍，既能熄风止痒，又能托毒攻伐，对于顽固蕴久深在之湿毒作痒，用之最为相宜。白鲜皮、苦参清热散风，燥湿止痒，刺蒺藜祛风止痒，威灵仙除湿通络，黄柏、炒槐花行气清热。

医案二

王某，男性，18 岁，1967 年 9 月 3 日初诊。

主诉：双小腿起疹、痒 2 月余。

现病史：患者 2 月余前外出蚊虫叮咬后，始于小腿起红色丘疹，瘙痒难忍，未经系统治疗，后反复搔抓，皮疹渐增多，变硬，遂来我院就诊。现症见双小腿多数暗红色丘疹、硬结，瘙痒剧烈，难以入睡，食纳佳，大便偏软，日 2 次。

舌脉：舌质红，苔白，脉滑。

皮科情况：双小腿伸侧散见绿豆至黄豆大小不等微红色、褐色的丘疹、斑疹、结节；多数抓痕、结痂，部分硬结上覆血痂。

辨证：湿热聚结证。

治则：清利湿热，解毒散结。

方药：龙胆草 10g，黄芩 10g，生地 15g，黄柏 10g，茯苓 15g，生白术 15g，茵陈 15g，生薏米 15g，连翘 20g，野菊花 15g，赤芍 15g，丹皮 12g，夏枯草 15g，生牡蛎 30g，僵蚕 10g，地肤子 15g。21 剂水煎服，早晚饭后分温服。

外用黑色拔膏棍、肤疾宁硬膏。

二诊（1967 年 9 月 24 日）：服药后症状有所改善，部分结节变小、变平，双小腿屈侧皮疹仍无变化，结节颜色暗褐色，坚实。自述痒轻，已能入睡，大便已正常。舌质淡红苔白，脉滑。上方去龙胆草、野菊花、赤芍、丹皮，加当归 10g，川芎 6g，红花 10g，桃仁 10g 活血化瘀，土贝母 10g 化痰散结，加大苡米用量至 30g 以加强利湿之力。继服 30 剂，外用药同前。

三诊（1967 年 10 月 24 日）：大部分皮疹变平，颜色亦转淡，有的接近肤色；少数坚实硬结，色黑，奇痒。纳食佳，眠尚安，二便调。舌质淡红苔白，脉弦。上方去黄芩、生地、黄柏、白术、地肤子，加三棱 10g，莪术 10g 活血化瘀；皂刺 10g，全虫 3g 搜风止痒；牛膝 10g 引药下行。继服 30 剂，外用药维持。

四诊（1967 年 12 月 2 日）：皮疹大部分消退，剩余结节缩小，痒轻，可安静入睡。纳眠佳，二便调。舌质淡红苔薄白，脉弦。停服中药，外用黑布药膏治疗。

【医案分析】 本例患者年轻气血盛，属阳热体质，平素饮食亦无太多节制，致使湿热内聚，虽病程数月不久，然外有昆虫叮咬史，致毒汁内侵，内有湿热之邪，湿热与风毒凝聚，经络阻隔，气血凝滞，形成结节而发病。故治疗上当以清解热毒，散结止痒为法。方用清热除湿汤加减，方中龙胆草、黄芩、生地、黄柏、茵陈、野菊花清热解毒；茯苓、生白术、生薏米健脾利湿；赤芍、丹皮活血通络；连翘、夏枯草、生牡蛎、僵蚕、地肤子软坚散结止痒。二诊时症状有所改善，热象减轻，痒较前减轻，故前方去龙胆草、野菊花、赤芍、丹皮，加当归、川芎、红花、桃仁、土贝母以加强活血散结之力；并加大苡米用量以加强利湿之功。三诊时症状进一步改善，结节减轻，仅少许皮疹坚实难消，故去黄芩、生地、黄柏、白术、地肤子，加三棱、莪术破血逐瘀散结；加皂刺、全虫疏风止痒；加牛膝引药力下行。四诊时少许剩余皮疹，痒轻，故停用内服药，改以活血软坚散结的外用药膏治疗为主。

医案三

向某，男，53岁，2010年3月9日初诊。

主诉：全身反复起疹、痒10余年，加重1月余。

现病史：患者10余年前始于肩背部起红斑、丘疹，瘙痒无度，反复搔抓刺激，未经系统诊治，皮疹范围逐渐扩大至四肢，秋冬季加重，后间断外治，效果不佳。近1月余，皮疹瘙痒加剧，夜不能寐。纳可，大便干结。

舌脉：舌质紫暗，苔薄白，脉涩。

皮科情况：躯干、四肢多见紫红或紫褐色结节，局部皮肤肥厚干燥，可见抓痕、血痂。

辨证：血瘀风燥证。

治则：活血化瘀，疏风止痒。

方药：当归10g，川芎6g，赤芍15g，生地黄15g，荆芥

6g，防风10g，白鲜皮10g，蝉衣6g，柴胡6g，薄荷6g，独活10g，大枣5枚，红花6g，丹参15g，地肤子15g，白蒺藜9g，大黄3g，珍珠母30g。14剂水煎服，早晚饭后分温服。

外用复方黄连膏。

二诊（2010年3月23日）：服药后瘙痒略缓解，夜间尤甚；四肢、肩背部可见抓痕、血痂，局部皮肤粗糙、肥厚。纳可，眠欠安，大便通畅。舌脉同前。上方去蝉衣、薄荷、大枣、柴胡，加鸡血藤15g、首乌藤15g养血活血化瘀。14剂，服法同前，外用药同前。

三诊（2010年4月6日）：瘙痒减轻明显，皮疹部分有消退趋势，颜色较前变浅淡；肩背部皮肤粗糙缓解，局部变薄，抓痕、结痂减少。纳可，眠尚安，二便调。舌质暗，苔薄白，脉沉。此次药后症状改善明显，皮疹色转淡，皮肤粗糙、肥厚亦较前有所改观，瘙痒减轻。调整方药，去荆芥、独活，加红花至10g、丹参至20g以加强活血破瘀之力；加入土贝母15g、夏枯草15g以软坚散结；加焦三仙30g调和脾胃。21剂，服法同前，外用药同前。

四诊（2010年4月27日）：诸症明显减轻，四肢淡褐色小结节，少许抓痕，无结痂；瘙痒轻。纳可，眠安，二便调。舌脉同前。病情平稳，皮疹消退已达60%，改以润燥止痒、活血化瘀中成药内服，巩固治疗。继服30剂，外用药维持。

五诊（2010年5月25日）：病情稳定，皮损进一步消退，周身少许粟粒大小斑疹，结节已退，局部色素沉着。舌质暗红，苔白，脉弦。病情恢复达85%，诸症改善，皮疹亦大部分消退，建议停服中药，外用药继续治疗。

【医案分析】 此例患者病史久，久病必生瘀，久病入络，因此治疗处方中重用了红花、丹参等活血药味以加强活血祛瘀的力量，并运用藤类药味以通络祛瘀。四物消风散中当归、川芎活血祛瘀，对结节之消散有明显作用；生地黄、赤芍清热，合白鲜皮共除湿热作痒之毒；蝉蜕、独活、薄荷、荆芥祛风；柴胡、防风、大枣扶正气，祛毒邪。诸药合用，既能祛风又除湿热，对风、湿、热引起的肌肤瘙痒，疗效颇佳。

医案四

于某，男性，45岁，1979年10月10日初诊。

主诉：双腿起疹、痒2年，加重1月。

现病史：患者2年前始于双小腿起红色丘疹、斑疹，伴瘙痒，未引起重视，反复搔抓，皮疹渐增多，扩展至大腿，瘙痒剧烈，间断外用药膏（药名不详）治疗，效不显。1月前加重，遂来我院就诊。现症见双腿多数暗红褐色丘疹、硬结，瘙痒剧烈；性情急躁，夜不能寐，疲倦，口干思饮，食纳一般，二便正常。

舌脉：舌质暗，舌下脉络紫暗，苔白，脉弦。

皮科情况：双下肢伸侧密集多数绿豆至蚕豆大小深褐色或黑褐色丘疹、斑疹、结节；局部坚实、肥厚、干燥、脱屑；双小腿多数抓痕、血痂。

辨证：血瘀风燥证。

治则：活血化瘀，疏风润燥止痒。

方药：生芪30g，当归10g，赤芍15g，川芎6g，地龙10g，红花10g，桃仁10g，三棱10g，莪术10g，白芍30g，熟地10g，皂刺10g，丹参30g，僵蚕10g，珍珠母30g，天花粉15g，玉竹12g，石斛10g。30剂水煎服，早晚饭后分温服。

外用复方黄连膏、黑布药膏。

二诊（1980年2月11日）：服药后症状改善，双下肢结节变小、变平，质地变软，色转暗淡；瘙痒明显减轻；口干减轻，但痰多；纳可，可安静入睡，二便调。舌质淡红，苔白，脉滑。前方去石斛、玉竹，加茯苓 15g，贝母 10g，生薏米 15g，利湿散结。继服 30 剂，服法同前，外用药同前。

三诊（1980 年 6 月 15 日）：下肢大部分结节已平，少许顽固皮疹未消，色淡，质软，痒轻，余无不适；纳眠佳，二便调。舌质淡红，苔薄白，脉滑。皮疹消退 80%以上，建议停内服药，改以外用药治疗为主。

【医案分析】 本例患者病史久，皮疹瘙痒剧烈，夜不能寐，日久致性情急躁易怒，神疲乏力，舌下脉络瘀紫，综合辨证属气血瘀滞、血虚风燥之证，久病必伤及正气，故治以养血补血良方四物汤与补气、活血、通络之补阳还五汤加减。方中熟地甘温味厚质润，长于滋养阴血，补肾填精，为补血要药；当归甘辛温，为补血良药，兼具活血作用；白芍养血益阴；川芎活血行气；生黄芪补益元气，意在气旺则血行，瘀祛络通；赤芍、桃仁、红花协同当归以活血祛瘀；地龙通经活络，力专善走，周行全身，以行药力；丹参、三棱、莪术活血破血逐瘀；皂刺、僵蚕、珍珠母软坚散结、重镇安神止痒；天花粉、玉竹、石斛滋阴。全方重在补气药与活血药相伍，使气旺血行以治本，祛瘀通络、软坚散结以治标。二诊时诸症缓解，皮疹亦有所减轻，口干减轻，出现痰多，故去石斛、玉竹，加茯苓、贝母、生薏米利湿化痰。三诊时皮疹大部分消退，诸症改善，故改以外治为主。

二十、水　疥

【概述】 水疥好发于儿童，以春秋较多，夏冬亦可见。临床表现为躯干、四肢群集或散在花生米大小略带纺锤形的红色风团样损害，或有伪足，顶端有小水疱，水疱内容清；或淡红色、淡褐色较硬的粟粒大丘疹，搔抓后呈风团样肿大；瘙痒剧烈而影响睡眠。属现代医学丘疹性荨麻疹范畴。

目前认为本病的发生与昆虫叮咬后所致的一种皮肤过敏变态反应有关，常见的昆虫包括臭虫、跳蚤、蚊、虱、螨等。搔抓可引起继发感染，一般无全身症状，局部淋巴结无肿大。

水疥出自《诸病源候论》卷三十五，书分疥为大疥、马疥、水疥、干疥、湿疥。巢氏谓："水疥者，如小瘭浆，摘破有水出，此一种小轻"，水疥是指诸疥中之较轻者。

【病因病机】 古代医家多认为水疥的发生主要是由于先天禀赋不耐，内蕴湿热，加之饮食失调，昆虫叮咬，毒湿热诸邪聚于肌肤而发本病。陈彤云教授认为本病多因禀性不耐，食入腥发之品，脾胃运化失调，湿热郁阻肌肤；或因湿热内蕴，外感虫毒，以致湿热交阻于肌肤；或因肠内寄生虫；或因胎中遗热，蕴于肌肤，复感风邪，风热搏结而发为本病。

【辨证论治】 针对病因病机，陈老在本病辨证时主张脏腑辨证与卫气营血辨证相结合，脏腑辨证多注重脾、胃两经，卫气营血辨证则重视卫分证、气分证。另一方面，仔细分析"湿、热、毒、风、虫"等特点，加以辨证。临证具体辨证论治常从风热、食滞、湿热等方面着手。

1. 风热证

辨证要点：周身风团、红斑，中心有小丘疹或水疱；昆虫刺咬者常可见刺伤；部分糜烂结痂。舌尖红，苔薄黄，脉浮数。

治疗宜清热解毒，疏风止痒。用桑菊饮加减。常用药物有桑叶、菊花、荆芥、防风、蝉衣、金银花、生地黄、苦参、丹皮、生甘草、蒲公英等。

2. 食滞证

辨证要点：皮损为小丘疹及风团、红斑，偶见水疱及糜烂结痂；伴腹胀纳呆，咽干，小便短赤，大便秘结。舌质稍红，苔白，脉滑。

治疗宜清热消导，疏风止痒。方用小儿香橘丹加减。常用药物有连翘、木香、神曲、橘皮、防风、薄荷、黄芩、栀子、赤芍、焦三仙、焦槟榔、炒莱菔子等。

3. 湿热证

辨证要点：风团样丘疹上的水疱较大（甚或为大疱，个别可见脓疱），糜烂，渗液，痒甚；皮疹多发于下半身；或伴有发热。舌质红，苔黄腻，脉滑数。

治疗宜清热利湿，佐以祛风。方用黄连解毒汤加减。常用药物有黄连、黄芩、栀子、野菊花、薏苡仁、土茯苓、滑石、丹皮、泽泻、蝉蜕、黄柏、金银花、连翘等。

【典型医案】

医案一

李某，女，15 岁，2011 年 3 月 31 日初诊。

主诉：四肢起红斑、小水疱伴痒 1 周余。

现病史：1 周前四肢出现红色风团，伴痒，自外用激素类软膏，效果不显。近日皮疹逐渐增多，少许小水疱，痒感加重，伴轻度口干口渴，纳谷不香，时有腹胀，大便偏干，日一行。

舌脉：舌尖红，苔白，脉滑数。

皮科情况：四肢多数红色风团，部分风团顶部有小水疱，局部少许渗液、结痂；间见少许抓痕、血痂。

辨证：内有食滞，外感风邪证。

治则：清热消导，疏风止痒。

方药：黄芩 6g，栀子 6g，连翘 6g，薄荷 3g，防风 6g，白鲜皮 6g，焦三仙 15g，焦槟榔 10g，莱菔子 10g，炒麦芽 10g。水煎服，日 1 剂，连服 7 日。外用炉甘石洗剂。

二诊（2011 年 4 月 7 日）：服药后上肢无新生皮损，下肢数个新生丘疹，原丘疹部分消退；二便正常。舌质淡红，苔白，脉滑。上方加茯苓 10g，日 1 剂，连服 7 日。

三诊（2011 年 4 月 14 日）：药后四肢丘疹基本消退，局部留有色素沉着斑。舌质淡红，苔白，脉滑。上方加白术 6g，日 1 剂，连服 7 日。

【医案分析】 此患者风团多位于四肢部，部分风团顶部有小水疱，伴纳谷不香，时有腹胀，大便偏干，舌尖红，苔白，脉滑数，为内有食滞，外感风邪所致，属于食滞证。陈彤云教授在治疗上消导、健脾贯穿始终，同时配以清热疏风之品，方中用焦三仙、焦槟榔、莱菔子、炒麦芽消导化滞；茯苓、白术健脾除湿；黄芩、栀子、连翘、薄荷清热解毒；防风、白鲜皮疏风止痒。同时嘱患儿及家属应注意避免昆虫叮咬，清淡饮食，以防止复发。

医案二

朴某，女，5 岁

主诉：身上起疙瘩 1 周。

现病史：1 周前无明显诱因身起丘疹，痒，纳可，眠安，大便 2～3 日一次。

个人史：无特殊。

舌脉：舌质嫩红，脉弦。

皮科情况：四肢伸侧散在花生米大小的风团样疹，顶端有小水疱。

辨证：内有积滞，外受风邪。

治则：健脾消积，疏风止痒。

方药：荆芥6g，防风6g，茯苓10g，生白术10g，丹皮10g，赤芍10g，白鲜皮10g，地肤子10g，焦三仙30g，焦槟榔6g，炒莱菔子6g。10付，水煎内服。

【医案分析】 小儿丘疹样荨麻疹是季节病，服药10付即痊愈，叮嘱其不吃腥发食物，避免蚊虫叮咬，疹退即愈。但往往第二年还会复发。

陈老诊病，重视望闻问切四诊合参，尤重舌诊，常说："舌为心之苗，又为脾之外候，苔是胃之气。"观舌以判断外邪的轻重，正邪的消长，病势的进退，以及胃气的存复情况。察舌质的变化，用红、绛、光、裂、淡、嫩和燥润来区分热、燥、津伤的程度及脏腑气血的盛衰。若为肠胃疾病，黄苔主脾胃病、热证、里证，白厚腻苔为中阳不振，饮食停滞或湿浊郁积，上溢于苔。在局部皮损辨证中，陈老认为：一般急性、泛发性、瘙痒剧烈、变化快的皮肤病，多伴有口干渴、尿黄便秘、心烦、发热、面红等，多属阳证、表证、热证、实证；反之，一般慢性、湿润性、厚性、自觉症状轻或不明显的皮肤病，多伴有口黏淡、纳呆、腹胀满等，多属阴证、里证、虚证、寒证。

医案三

许某，女，5岁，2013年6月20日来诊。

主诉：双小腿起红疹半月余，剧痒。

病情简述：双小腿散在红色风团样丘疹，顶端已抓破，留有血痂。坐卧不安，喜冷饮，小便黄，大便调。舌质红，脉浮数。

辨证：血热外受风邪。

治则：清热凉血，疏风止痒。

方药：菊花 10g，荆芥 5g，生地 10g，白茅根 12g，丹皮 10g，竹叶 10g，黄芩 10g，白鲜皮 10g，地肤子 10g，生栀子 3g，车前草 10g，猪苓 10g，7 付水煎服，早晚饭后分温服。

二诊（2013 年 6 月 28 日）：服药后皮疹未见新发，痒减轻，二便调，但纳食较差，原方加麦芽、神曲、焦山楂各 10g，7 付水煎服，早晚饭后分温服。

三诊（2013 年 7 月 10 日）：患者病情好转，已不痒，食欲好转，二便调。

【医案分析】 此患者病发于双小腿，剧痒，坐卧不安，口干喜冷饮，小便黄，舌质红、脉数，属血热外感风邪之证。治疗宜清血热、疏风，方用生地、丹皮、茅根凉血，黄芩、竹叶清上焦热，菊花、荆芥疏风，白鲜皮、地肤子、车前草、猪苓祛湿止痒，栀子除烦。二诊加麦芽、神曲、焦山楂消导开胃。在治疗中特别叮嘱注意环境卫生，防止蚊虫叮咬。

中篇　经验效方选

一、调肝化瘀汤

【出处】 本方为陈彤云教授自拟方。由《太平惠民和剂局方》之“逍遥散”、《医宗金鉴·妇科心法要诀》之“桃红四物汤”合方加减化裁而来。

【组成】 柴胡 10g、茯苓 15g、僵蚕 15g、当归 10g、川芎 10g、白芍 20g、熟地 10g、薄荷 5g（后下）、桃仁 10g、红花 10g。

【用法】 水煎服，日 2 次。

【功用】 疏肝理气，活血化瘀。

【适用范围】

1. 肝郁气滞证　情志不遂、精神抑郁、烦躁易怒。女性可见月经先后不定期，经前乳房胀痛。舌质暗红，苔薄白或薄黄，脉弦或弦细。

2. 血瘀证：面目黧黑，肌肤甲错，病久可见局部肿块，伴有疼痛。女性月经后期，经量少而色暗。舌质暗伴瘀点、瘀斑，苔白，脉弦或涩。

【方剂释义】 本方证因肝气郁结，气滞血瘀所形成，临床主治肝郁血瘀导致诸证。方中柴胡疏肝解郁为君药。根据中医五行理论中“木”与“土”的关系，“见肝之病，知肝传脾，当先实脾”，而以茯苓健脾和中为臣药，使运化有权，气血有源。当归补血调经，味甘缓急，是肝郁血虚之要药；川芎辛温活血行气；白芍养血敛阴，柔肝止痛；熟地甘温养血，滋肾水，益真阴；上四味药共用能使营气安而通行经隧；再以桃仁、红花活血化瘀；共奏养血和血、活血化瘀之功为佐。僵蚕祛风散结；薄荷少许，助柴胡疏解肝郁之热。综合全方，既补肝体，又助肝用，气血兼顾，肝脾并治，立法全面，用药周到，故以调肝化瘀命名，为调理肝气、活血化瘀之良方。

【临床辨治应用】 调肝化瘀汤临床主要用于因肝气郁结，气滞血瘀所致诸证。以女性较多见，表现为情志不舒，急躁易怒，胸胁乳房胀满或局部肿块，可伴疼痛。女性月经不调，先后不定期，量少色暗等。陈彤云教授应用本方，主要用于黧黑斑（黄褐斑）、马疥（结节性痒疹）、蛇串疮（带状疱疹后遗神经痛）、紫癜病（血管炎）、腓腨发（硬红斑）、瓜藤缠（结节性红斑）等。

1. 黧黑斑　即黄褐斑。本病多见于成年女性，亦有少数男性患者。病变主要发生在前额、鼻背、颧颊及口周，严重者累及整个面部皮肤。皮损为大小不等、形态不规则的斑片，呈淡黄、浅褐、青褐或淡黑色。情绪波动、日光照射及某些内分泌疾病均可诱发或加重本病，中医辨证属肝郁气滞血瘀者，可用调肝化瘀汤加减治疗。肝藏血，主疏泄，情志不遂或暴怒伤肝，肝气郁结，疏泄失调，气血悖逆，不能上荣于面，则生褐色斑片。“无瘀不成斑”是陈彤云教授临证多年对本病的认识。在辨证治疗的基础上，加用桃仁、红花、当归、川芎、泽兰、坤草等活血化瘀药物。白僵蚕亦为陈彤云教授治疗黧黑肝斑的必用之品。僵蚕为虫蚁之品，祛风化痰，善搜络邪而走头面，《本经》记载其能“灭黑黯，令人面色好”是为使药。陈彤云教授经常讲：此病病因复杂，病程长，取效慢，但不论病因为何，患者均要避免日晒，否则会加重病情。

加减应用：若经前乳房胀痛者，可加青皮10g、王不留行10g、郁金10g、橘叶10g以疏肝理气软坚散结；心烦易怒、口苦、便干者，可加黄芩10g、栀子10g、丹皮10g以清肝热并导热下行；月经后期者，可加益母草15g以活血调经；痛经者，可加乌药10g、元胡10g以理气止痛；月经先期、量多者，可加椿皮10g或白头翁10g、秦皮6g以清利下焦湿热；月经量少者，可加阿胶10g以养血调经。

2. 马疥　即结节性痒疹。本病常见于蚊虫或其他虫类叮咬后发病，与胃肠功能紊乱及内分泌障碍也可能有一定关系。皮疹以红色丘疹、半球形结节为主，顶端可角化明显，表面粗糙，散在孤立，触之有坚实感。因瘙痒明显，反复搔抓，形成抓痕、结痂等继发性损害。常伴急躁易怒，睡眠欠佳。中医辨证属肝郁气滞血瘀者，陈彤云教授常用本方加减治疗。

加减应用：若失眠多梦者，可加炒枣仁15g、珍珠母30g、首乌藤15g以安神；大便干结者，可加大黄3～5g泻热通便；瘙痒明显者，可加白鲜皮15g、白蒺藜9g、苦参10g清热疏风止痒；本病病情严重者，皮疹范围广泛，结节较多，坚实，剧痒难忍，可外用穿山甲磨之或外涂蛇床子酊（取蛇床子25g，以75%酒精浸泡3天）以止痒。

3. 蛇串疮　即带状疱疹。这里主要用于带状疱疹后遗神经痛，本病是一种皮肤上出现成簇水疱，沿身体一侧呈带状分布的急性疱疹性皮肤病。由湿热毒邪，阻滞气血经络，外攻皮肤所致，一般身体强壮，年龄不高者往往很快痊愈，不留后遗症。但年纪大，体弱伴有其他老年疾患者，可损及气阴。本病后期气血瘀滞，经络阻遏，不通则痛。可依疼痛性质辨证，以胀痛为主者多为气滞，且疼痛游走不定，痛无定处，时轻时重，轻重每与情绪变化有关；以刺痛为主者多为血瘀，痛处固定不移，疼痛持续不已，局部拒按，入夜尤甚。陈彤云教授临床常应用本方治疗气滞血瘀诸证，伴见情志不畅者。

加减应用：若腹胀便溏兼脾虚气滞者，可加砂仁 5～10g、陈皮 10g 以理气化滞；年老体弱者，加用生黄芪 30g、党参 15g 以扶助正气。

4. 紫癜病　这里指血管炎。本病是指有血管及其周围的炎症及坏死表现的临床病理过程。临床可呈现不同表现，皮疹以红斑、紫癜、丘疹为主者累及浅表细小血管，还可见风团样、脓疱性、皮下结节等损害，为累及中小血管所致。临床伴有肝郁气滞血瘀表现者，陈彤云教授常用本方加减治疗。

加减应用：若伴见发热者，可加生石膏 30g、黄芩 10g、丹皮 10g 清热凉血、清气分热以退热；皮损疼痛者，可加元胡 10g 理气止痛；形成溃疡者，初期可加公英 30g、地丁 15g 清热解毒，后期可加生黄芪 15g、白芷 10g 益气扶正、化腐生肌、托毒外出。

5. 腓腨发　即硬红斑。本病常发生于青年女性小腿的屈侧面，病程慢性，反复发作，与年龄、性别、寒冷及血液循环状态有关。曾被认为是一种皮肤结核病，但皮损处很少能分离到结核杆菌。皮疹表现以深在的结节为主，可破溃形成溃疡，愈合后形成瘢痕。临床所见皮疹以暗红色结节为主，伴有气滞血瘀之表现者，陈彤云教授常以本方加减治疗。

加减应用：若局部破溃疼痛者，可加生黄芪 30g、党参 15g、川牛膝 10g、元胡 10g 益气活血、通络止痛；腰膝酸软无力者，可加杜仲 10g、桑寄生 10g、怀牛膝 10g 补益肝肾、强筋健骨；女性月经量少色淡或暗者，可加龟板胶 10g、鹿角胶补益精血，此二者均为血肉有情之品，峻补精髓，其中龟板胶偏于补阴，鹿角胶偏于补阳，在补阴之中加入补阳药物，寓阴中求阳之意。

6. 瓜藤缠　即结节性红斑。本病是以皮肤血管炎和脂膜炎为病理基础，以下肢疼痛性结节为临床特点的一种皮肤病，可见于任何年龄，但好发于中青年女性，春秋季多见。发病前可有咽痛、发热、乏力及肌肉关节疼痛等前驱症状。皮损多发于小腿伸侧，不破溃，偶可累及四肢及躯干。陈彤云教授临床常用本方治疗皮损色红，皮下结节压痛明显者。

加减应用：若疼痛明显者，可加元胡 10g、虎杖 15g、路路通 15g、伸筋草 15g 活血行气止痛；硬结聚而不散者，可加夏枯草 15g、连翘 10g 解毒散结。

二、补中益气汤

【出处】 本方出自金代名医李东垣《脾胃论》。

【组成】 黄芪 15g、甘草（炙）15g、人参（去芦）10g、当归身（酒焙干或晒干）6g、橘皮（不去白）6～9g、升麻6～9g、柴胡 6～9g、白术 9g。

【用法】 水煎服，日 2 次。或作丸剂，每服 10～15g，日 2～3 次，温开水或姜汤下。

【功用】 补中益气，升阳举陷。

【适用范围】

1. 脾胃气虚证：发热，自汗出，渴喜温饮，少气懒言，体倦肢软，面色㿠白，大便稀溏。舌质淡，苔薄白，脉洪而虚。

2. 气虚下陷证：脱肛，子宫下垂，久泻，久痢，久疟等，以及清阳下陷诸证。

【方剂释义】 本方主治因脾虚气陷，清阳不升，及由气虚而致摄纳不力所形成诸证。脾胃为后天之本，气血生化之源，《素问·灵兰秘典论》“脾胃者，仓廪之官，五味出焉”。脾胃虚弱则化源不足，气虚血弱，致四肢、肌肉失于濡养；中气不足，清阳不升而见脱垂之证。方中黄芪甘温质轻，入脾肺二经，补中益气，升阳固表为君。辅以人参大补元气；白术、炙甘草甘温补中，健脾益气，以固后天之本，益气血生化之源；三药合为臣药，助黄芪补中益气。当归养血调营；橘皮理气醒脾，畅通中焦，调气机以助清阳之气上升，又使诸甘药补而不滞；二者合用，调气行血，共为佐药。清气不升，中气下陷，故以升麻引阳明清气上行；柴胡引少阳清气上腾，逆转下陷之中气，复其本位，使卫外强而腠理密；二者有引经之用，共为使药。综合全方，以补益中气为要，尤以补气与升提同用为妙。一则补气健脾，使后天生化有源，脾胃气虚诸证得解；一则升提中气，以复中焦升降之枢，举下陷之阳，使下脱、下垂之证自复其位。

【临床辨治应用】 补中益气汤临床主要用于因脾胃虚弱、气虚下陷所致诸证。临证以年老体弱者较多见，表现为少气懒言，倦怠乏力，面色㿠白，大便稀溏，严重者伴脱肛，子宫下垂等。陈彤云教授治病，着眼于“证”的异同，而不单局限于“病”的异同，即采用“异病同治”之法。脾胃为后天之本，气血生化之源，陈彤云教授临证时极为重视脾胃在疾病发生发展和治疗中的重要作用。《内经》有云：“有胃气则生，无胃气则死。”陈彤云教授对这一理论有深刻的认识，体现在临证诊病过程中。如应用清热泻火药时，注意顾护脾胃，不使过用苦寒之品而败胃；在应用补益药时，又兼顾中焦气机，以防滋腻太过而阻滞中焦。陈彤云教授应用本方，主要用于颜面雀啄（颜面播散性粟粒性狼疮）、红蝴蝶疮（红斑狼疮）、蛇串疮（带状疱疹后遗神经痛）、黧黑斑（黄褐斑）及某些皮肤病兼脾胃虚弱诸证者。

1. 颜面雀啄　即颜面播散性粟粒性狼疮。本病多见于成年人，病变主要在眼睑、颊部及鼻侧。皮疹为粟粒大小圆形或略带扁平的丘疹、结节，表面光滑，玻片压诊呈苹果酱色。初期疹色以红褐或略带紫红色为主，后期则皮疹颜色淡暗。陈彤云教授认为本病后期多兼脾胃气虚表现，可用补中益气汤加减治疗。

加减应用：若余毒未清者，可减黄芪、人参，加金银花30g、蒲公英30g、败酱草15g以清未尽之邪，邪气散则余毒随之而解；皮疹渐消，但仍留有印痕者，可加红花6g、桃仁10g、玫瑰花10g以活血化瘀促进色素吸收。

2. 红蝴蝶疮　即红斑狼疮。本病属自身免疫性疾病，发病与禀赋不足，七情内伤，致阴阳气血失衡，气血瘀滞，经络阻隔或日光阳毒，侵袭肌肤，燔灼营血，热毒入里，脉络阻滞，内伤脏腑有关。以中青年女性多见。陈彤云教授认为本病病程日久，在稳定恢复期时，皮疹表现常以色淡而暗为主，或基本消退，伴有脾虚气弱诸证者，可应用补中益气汤加减治疗。

加减应用：若女性月经不调，量少色淡暗者，为气血生化无源，可加制首乌10g、白芍10g养血柔肝，补益精血以养血调经；大便秘结因气虚推动无力或津亏血燥肠道失濡者，可加火麻仁10g、郁李仁10g润肠通便。

3. 蛇串疮　即带状疱疹。本方多用于本病后期神经痛的治疗。本病是一种病毒感染性的急性疱疹性皮肤病，以皮肤上出现成簇水疱，沿身体一侧呈带状分布，伴疼痛为特点。由湿热毒邪，阻滞气血经络，外攻皮肤所致，日久可损及气阴。本病初期以皮损症状为主，多为湿热困阻，或湿重于热，或热重于湿；后期多以疼痛为主诉，为热毒未消，经络阻遏，气血瘀滞，经络不通则痛；或老年人气血虚弱，运行无力而瘀滞不通；或日久伤阴耗气，经络失养致不荣则痛。后遗神经痛阶段皮损基本已消退，可依疼痛性质辨证，以胀痛为主者多为气滞，痛无定处，游走不定，时轻时重，变化每与情绪相关；以刺痛为主者多为血瘀，痛处固定不移，疼痛持续不已，局部拒按，入夜尤甚。陈彤云教授结合自己多年临床实践，对带状疱疹后遗神经痛方面的治疗有独到之处。对于气血两虚，经络阻滞者，皮损多已消退，局部仍阵发性疼痛，喜温喜按，或局部麻木感；此型多发生于患病程度较重、年老体弱之人；年老体弱患者，因年事已高，病邪不能速去，成缠绵之势；脾虚气弱，运化失常，气不行则血滞成瘀，经络阻滞不通则痛。当补益气血，侧重于扶正祛邪，活血化瘀止痛。如《临证指南医案》云："久病必入于络，络中气血，虚实寒热，稍有留邪，皆能致痛"，患者"瘀"与"虚"并存，因此陈彤云教授治疗带状疱疹后遗神经痛，务求其本，以健脾、益气、养血之剂，扶助人体正气，再以活血通络止痛之剂配合，标本兼而治之。

加减应用：若气虚明显者，重用黄芪 30g、太子参 15g 以大补脾胃之元气，令气旺血行，瘀去络通；局部麻木明显者，可加地龙 6g、伸筋草 10g 以舒筋活络；发于上肢者，可加桂枝 6g 以引经通络；发于下肢者，可加川牛膝 10g 以强壮筋骨，引药下行；经络阻滞明显，疼痛较甚者，可加元胡 15g、川楝子 9g 活血行气止痛；余毒未尽者，可加龙胆草 10g、蒲公英 15g 以清热解毒，泄残留之邪气而奏祛邪扶正之功。

4. 黧黑斑　即黄褐斑。本病多见于女性，好发于前额、面颊、口周及鼻背，呈对称性淡褐色至深褐色斑。陈彤云教授认为本病可因肾气不足，肾水亏虚不能制火，虚火上炎，颜面失荣而成斑；或情志不遂，肝郁气结，郁久化热，致气机逆乱，气血瘀滞而成；或饮食失节，劳伤脾土，中焦转运失司，气血失于温煦，则变生褐斑。其中因脾虚气弱者，斑色较淡，为淡黄至淡褐色，面色晦暗无泽，陈彤云教授常用本方加减治疗，意在益气健脾，摄血归经。

加减应用：若月经量少者，可去升麻；血虚明显者，可加白芍 30g、熟地 10g、山萸肉 15g、枸杞子 15g、龟板胶 20g 滋阴养血；心神不宁，夜寐不安者，可加酸枣仁 15g、柏子仁 10g 宁心安神助眠。

三、归 脾 汤

【出处】 本方出自宋代严用和《济生方》。

【组成】 白术 30g、茯神去木 30g、黄芪去芦 30g、龙眼肉 30g、酸枣仁（炒）30g、人参 15g、木香 15g、炙甘草 8g、当归 3g、远志（蜜炙）3g。

【用法】 加入生姜五片，枣一枚，水煎服，日 2 次。

【功用】 益气补血，健脾养心。

【适用范围】

1. 心脾两虚证：思虑过度，劳伤心脾，气血不足。心悸怔忡，健忘失眠，盗汗虚热，食少体倦，面色萎黄。舌质淡，苔薄白，脉细缓。

2. 脾不统血证：便血，妇女崩漏，月经提前，量多色淡或淋漓不止或带下。

【方剂释义】 本方主治心脾两虚，气血不足之证。因思虑过度，劳伤心脾，气血亏虚所致。心藏神而主血，其用为思，脾藏意而统血，思虑过度，心脾气血暗耗，脾气亏虚则体倦、食少；心血不足则见惊悸、怔忡、健忘、不寐、盗汗，面色萎黄；舌质淡，苔薄白，脉细缓均属气血不足之象。脾为气血生化之源，《灵枢·决气》曰："中焦受气取汁，变化而赤是为血"，脾虚则气血生化乏源。方中以人参、黄芪、白术、甘草补气健脾，脾健则气充，以生血行血；当归、龙眼肉补血养心，气血充足，则脉道通利，固摄有权。黄芪、龙眼用为君药，益气养血。人参、白术、当归为臣，助君健脾益气养血之功。酸枣仁、茯神、远志宁心安神，心神宁则无思虑更伤心脾之虞，用为佐药；木香辛苦而温，行气调中，《珍珠囊》曰其能"散滞气，调诸气，和胃气，泄肺气"，理气醒脾，调中宣滞，以防补益药滋腻碍胃，与酸枣仁、茯神、远志共为佐药。炙甘草调和诸药为使。本方用法中姜、枣调和脾胃，以资化源。脾气虚，血失所统的月经过多，崩漏便血，可通过补脾以统血，益气以摄血而得治。综合全方，心脾兼顾，气血双补，补而不滞，为治疗思虑过度，劳伤心脾，气血两虚之良方。本方特点：一是心脾同治，重点在脾，“脾胃者，仓廪之官”，为后天之本，脾健旺则气血生化有源；二是气血双补，重在补气，气能生血亦能行血，气旺则血生，气旺则血行，行血而不滞，血充足则心有所养；三是在全方一众补气养血药味中，佐以木香，理气醒脾，调中行滞，补而不滞。

【临床辨治应用】 归脾汤主要用于心脾两虚，脾不统血所见诸证。临床见心悸、怔忡、健忘、失眠、食少、体倦、面色萎黄以及各种出血表现。陈彤云教授临证常用于黧黑斑（黄褐斑）、湿疮（慢性湿疹）患者伴见以上症状者。

1. 黧黑斑　即黄褐斑。本病多见于女性，以颜面部对称性淡褐色至深褐色斑为主要表现。因心脾两虚，气血不足，面失荣养，见面色萎黄无华，斑色较淡；女性以血为本，心脾两虚，气血不足，血虚则肌肤失养，面色枯槁，身体羸弱，为不足之象，故陈彤云教授应用本方于此，意在使脾胃健，气血生化有源，气血充实，心脾安，诸证得除，从而去除面尘，恢复荣润光泽的面容。

加减应用：若血虚明显者，加白芍 30g、熟地 10g、阿胶 10g 滋阴补血；心神不宁、夜寐不安者，加合欢皮 10g、柏子仁 10g 宁心安神助眠；女性患者经量偏少、色淡或点滴即净之肾气虚者，可加菟丝子 15g、杜仲 10g、枸杞子 15g、山萸肉 15g 补肝肾、益精血；脘腹胀满者，可加茯苓 15g、陈皮 10g 健脾益气、行气调中。

2. 湿疮　这里指慢性湿疹。本病常由急性、亚急性湿疹反复发作不愈转变而来，亦可因经常搔抓、摩擦或其他刺激，以致发病开始时即表现为慢性湿疹。病程呈慢性经过，可长达数月或数年，也可因刺激而急性发作。皮损多浸润肥厚，表面粗糙，呈暗红色或伴色素沉着；多为局限性斑块，常见于手足、小腿、肘窝、乳房、外阴、肛门等处，边缘比较清楚；瘙痒为本病常见而顽固的症状，往往严重影响患者的睡眠，导致反复搔抓刺激而使病情加重。陈彤云教授常用于辨证为心脾两虚证的患者，皮损多颜色偏淡，瘙痒以夜间尤甚。

加减应用：若瘙痒明显者，可加白鲜皮 15g、白蒺藜 9g、苦参 10g 疏风清热止痒；皮损肥厚粗糙者，可加白芍 15g、鸡血藤 15g、首乌藤 15g 养血润肤；睡眠欠佳者，可加柏子仁 10g、合欢皮 10g 宁心解郁安神；忧郁寡欢、郁闷不舒者，可加柴胡 6g、郁金 10g、合欢花 10g 疏肝活血，解郁安神。

四、归肾丸

【出处】 本方出自明代张景岳《景岳全书》。

【组成】 熟地 250g、山药 120g、山茱萸肉 120g、茯苓 120g、当归 90g、枸杞 120g、杜仲（炒）120g、菟丝子 120g。

【用法】 先将熟地熬成膏，余药共为细末。炼蜜同熟地膏为丸，如梧桐子大。每服 100 余丸，空腹时用滚水成淡盐汤送下。

【功用】 滋补肾阴。

【适用范围】 肾阴不足。证见精衰血少，腰酸脚软，形容憔悴，阳痿遗精。

【方剂释义】 本方主治肾阴不足所致诸证。肾为先天之本，藏“先天之精”，为脏腑阴阳之本，主骨生髓。“腰者，肾之府”，肾阴不足，骨髓失于充养，则见腰酸脚软。精血同源，精亏血亦虚少，肌肤失于荣养，则见憔悴之貌。“肾者主蛰，封藏之本，精之处也"，肾精不足则失封藏之职，故见阳痿遗精。方中熟地质滋静守，入肝肾，善养血滋阴，补精益髓，《本草纲目》记载"填骨髓，长肌肉，生精血，补五脏，内伤不足……"，为治肝肾阴虚之要药，故用为君药。山药甘平，入脾、肺、肾经，益气养阴、补脾肺肾；山药入肾而益肾阴，又兼涩性，善治肾虚所致之腰膝酸软、阳痿遗精等，《本草经读》记载"山药，能补肾填精，精足则阴强、目明、耳聪"；山萸肉酸而微温，入肝、肾经，补益肝肾，既可温助肾阳，又能平补肝肾精血，亦兼有良好的收敛固涩作用；以上两药，共为臣药。茯苓药性平和，既利水，又健脾，利水而不伤气，为利水渗湿之要药；当归甘、辛、温，具有补血活血润肠之功，"精血同源"，精亏则血亦少，故以当归入心肝二经而善补血，为补血活血之要药，《景岳全书·本草正》记载："当归，其味甘而重，故专能补血；其气轻而辛，故又能行血。补中有动，行中有补，诚血中之气药，亦血中之圣药也。……大约佐之补则补，故养营补血，补气生精，安五脏，强形体，益神志，凡有虚损之病，无所不宜……"；枸杞味甘质润，善滋补肝肾之阴，又有明目之功，《景岳全书·新方八略》云其"善补阳者必于阴中求阳，则阳得阴助而生化无穷"，其性平不寒无伤阳之虞，滋补肝肾而有养血之功，《本草通玄》记载"枸杞平而不热，有补水制火之能，与地黄同功"；杜仲甘温，补肝温肾，肝充则筋健，肾充则骨强，有良好的强筋健骨之效，《本草备要》记载其"甘温能补，微辛能润。色紫入肝经气分，润肝燥，补肝虚……"；菟丝子辛甘性平，入肝肾，平补阴阳，补肝肾而益精养血；以上诸药共为佐药，助君臣滋补肾阴。综合全方，益气、养阴、补血、助阳药同用，肝肾并治，精血共生，使精充血旺，诸证悉除。

【临床辨治应用】 归肾丸主要用于肾阴不足所致诸证。临床常见精衰血少，腰酸脚软，形容憔悴，阳痿遗精等现象；女性患者则见月经后期，量偏少。陈彤云教授临证应用，常用于黧黑斑（黄褐斑）、阴疮（外阴白斑）见以上症状者。

1. 黧黑斑　即黄褐斑。本病中青年女性患者多见，以颜面部对称性淡褐色至深褐色斑为主要表现，其中斑色淡黑色，边界清晰；面色晦暗，形容枯槁，伴见月经量少，色淡无块者，辨证属肾虚为主，肾为先天之本，肾虚则精亏血少，血虚则无以上荣颜面肌肤，故见面部色斑。陈彤云教授应用本方，补益肝肾、填精补血，使精充血旺、气血充盛则肝肾不足诸证缓解，面部色斑得除。

加减应用：若血虚明显者，可加白芍 30g、阿胶 10g 加强养血之功；肠燥便秘者，可加何首乌 10g、麻仁 10g 润肠通便；须发变白且易脱落者，可加黑芝麻 15g、核桃仁 10g 补肾益精，黑须发。

2. 阴疮　即外阴白斑。指妇女外阴部皮肤和黏膜变白、变粗或萎缩的外阴病变。外阴部为肝肾经络循行之处，除全身因素外，外阴局部潮湿、热刺激等也可导致本病的发生。临床可见局部皮肤和黏膜变白、变薄、干燥而失去弹性，严重者可出现萎缩；局部常伴有瘙痒、灼热及疼痛感。陈彤云教授临床常用本方治疗女子精亏血少，伴见月经量少色淡，面色无华者。

加减应用：若瘙痒明显者，可加用并重用生龙齿 30g、生石决明 30g 平肝潜阳；睡眠欠佳者，可加炒酸枣仁 15g、柏子仁 10g 安神助眠；局部干燥瘙痒不适者，可加用蛇床子 10g、苦参 10g、白鲜皮 10g 煎水外洗，但应注意避免局部烫洗刺激。

五、六味地黄丸

【出处】 本方出自宋代钱乙《小儿药证直诀》，由金匮肾气丸化裁而来。

【组成】 熟地 24g、山茱萸 12g、山药 12g、泽泻 9g、茯苓 9g、丹皮 9g。

【用法】 上药为末，炼蜜为丸，温水服。

【功用】 滋补肝肾。

【适用范围】

1. 肝肾不足，肾阴亏损证：腰膝酸软，眩晕，耳鸣，盗汗遗精，小儿囟开不合。

2. 虚火上炎证：骨蒸潮热，手足心热，或消渴，或虚火牙痛，口燥咽干，舌红，少苔，脉细数。

【方剂释义】 本方为滋阴补肾之著名方剂。主治肝肾不足，肾阴亏损，虚火上炎所见诸证。腰为肾之府，肾为先天之本，主骨生髓，故肾阴不足则骨髓不充，见腰膝酸软；脑为髓海，肾阴亏损，则髓海空虚，故头晕目眩；肾开窍于耳，肾阴不足，精不上承，故耳鸣；肾虚水不济火，相火不藏，扰动精室，故见遗精；阴虚则生内热，故见骨蒸潮热，手足心热，消渴，盗汗等；虚火上炎则口燥咽干。方中熟地滋阴补肾，填精益髓为君药。山茱萸滋养肝肾而涩精；山药补脾固精；二者共为臣药。以上三药，共补肝、脾、肾，而以补肾阴为主，补其不足为治病求本。泽泻甘淡而寒，利水渗湿，并能清泄相火，又可防熟地之滋腻，《本草通玄》记载“盖相火妄动而遗泄者，得泽泻清之而精自藏”；丹皮清肝泻火，凉血退蒸，并制山茱萸之酸收；茯苓淡渗利湿，健脾利水而不伤气，可助山药健脾行运化之职；以上三泻之药共用，使湿浊得泄，平其偏胜而治标，共为佐药。综合全方，以三补三泻之药，肝、脾、肾三阴并补，补药用量重于泻药，以补肾阴为主，辅之以清肝泻火渗湿之品，构成通补开合之剂，为补阴方药之祖。

【临床辨治应用】 六味地黄丸用于肝肾不足，肾阴亏损，虚火上炎所见诸证。临床见腰膝酸软，眩晕，耳鸣，盗汗遗精，骨蒸潮热，手足心热，或消渴、口燥咽干等症状者。陈彤云教授应用本方，主要治疗黧黑斑（黄褐斑）、阴疮（外阴白斑）、面尘（黑变病）等见以上诸证者。

1. 黧黑斑　即黄褐斑。本病是发生于面部，呈对称性分布的淡黄褐色或深褐色的斑片的色素性皮肤病，多见于女性，尤其是孕妇，未婚女性及男性也有发病。古籍文献中对本病记述较早，从晋代起有“皯黯”、“面黑皯”、“面皯”等称谓，至明代《外科正宗》始称“黧黑斑”。肾阴不足，水不涵木，则肝之阴血亦虚，女子以血为本，肝血虚则肌肤失于荣养，面色晦暗，聚而成斑，颜色以暗褐或淡黑色为主。陈彤云教授应用本方，用治肝肾不足之证，此证多因过劳或久病消耗，致肾水亏耗，阴虚火旺，虚火上炎，水不制火，阴血耗伤，血虚不能华面，面络瘀滞所致。临床除面部色斑，还可伴见月经量少，虚烦不得眠，手足心热，双目干涩等症。正如《外科正宗》所说：“黧黑斑者，水亏不能制火，血弱不能华肉，以致火燥结成斑黑，色枯不泽”，运用本方补肝肾之不足，益精补血，使精血盛，上荣于面部，凝滞之斑得以消除。

加减应用：若虚烦不眠者，可加酸枣仁 15g、柏子仁 10g、远志 10g 安神助眠；肠燥便秘者，可加何首乌 10g、麻仁 10g 润肠通便；郁闷不舒者，可加柴胡 6g、郁金 10g 行气解郁，使气血通畅，郁结得疏。

2. 阴疮　即外阴白斑。为女性外阴局部皮肤和黏膜出现限局性白色斑片为特征，为经络失调在局部的表现。肝脉绕阴器，肾开窍于二阴，外界刺激致皮肤粗糙，经久不愈则可形成萎缩的病变。临床常伴有瘙痒、灼热及疼痛感。证见肝肾不足诸证者，陈彤云教授常用本方加减治疗。

加减应用：若瘙痒明显者，可加苦参 10g、黄柏 10g 清热燥湿止痒；局部干燥不适者，可加用蛇床子 10g、地肤子 10g 煎水局部外洗，但应注意水温，不可烫洗刺激；月经量少者，可加当归 6g、益母草 15g 养血活血调经。

3. 面尘　即黑变病。为好发于颜面部淡褐、深褐、灰黑色色素沉着斑。病因尚未清楚，与接触煤焦油衍生物及日光照射有一定关系。本病常发生于暴露部位，特别是额、颞、颈部以及胸部、手背等；无痒痛等不适症状。陈彤云教授临床常用本方治疗肝肾不足、虚火上炎所致诸证，伴见腰膝酸软，眩晕，耳鸣，手足心热等症状者。

加减应用：若月经不调者，可加当归 6g、川芎 6g、阿胶 10g 行气活血、养血调经；情志不舒者，可加薄荷 5g、柴胡 6g、香附 10g 疏肝解郁、调理壅滞之气机。

六、六　一　散

【出处】　本方出自金代刘完素之《河间医学六书·黄帝素问宣明论方》。

【组成】　滑石 180g、甘草 30g。

【用法】　上为末，每服 9g，温水调或加蜜，或葱豉汤调。

【功用】　清暑利湿。

【适用范围】　感受暑湿。身热烦渴，小便不利，或泄泻。

【方剂释义】　本方主治暑邪夹湿所致诸证。暑为阳邪而通于心，故伤于暑者见身热，心烦；暑热伤津，津不上承则口渴；湿阻于内，膀胱气化不利，故小便不利，或为泄泻。方名“六一散”，如《增补内经拾遗方论》曰：“六一者，方用滑石六两，甘草一两，因数而名之也”；又谓“不曰一六，而曰六一，乾下坤上，阴阳交而泰之道也。一曰天水散，天一生水，地六成之，阴阳之义也……”方中滑石质重体滑，甘淡性寒，寒能清六腑，淡则利膀胱，故清热利小便，使邪有出路，用为君药，柯琴称其“寒能胜热，甘不伤脾，含天乙之精而具流走之性……能上清水源，下通水道，荡涤六腑之邪热从小便而泄”。甘草调和内外，清热和中，与滑石配伍甘寒生津，用以为佐，保元气而泻虚火，使五脏自和，小便利而津不伤。经曰：“治温以清，凉而行之。”综合全方，以治疗暑湿病为重点。然药少力薄，故适用于暑湿病之轻证。刘河间云：“此方能统治上下表里三焦湿热，然必暑而夹湿者，用之为宜。”全方二药合用，清热不留湿，利水而不伤阴，是治疗暑湿病的常用方剂。

【临床辨治应用】 六一散主要用于暑热夹湿所致诸证。临床常见身热烦渴，小便不利等症状。陈彤云教授认为，本方可治疗一切夹湿证，虽药味简单，但效果好，在皮肤科治疗应用很广泛。如湿疮（湿疹）中有丘疱疹、渗出者常佐之。大疱病、汗疱疹、生殖器疱疹等有湿热之表现，出现小便不利者常佐以六一散加减治疗。

1. 湿疮　即湿疹。本病是皮肤科常见的一种过敏性炎症性皮肤病，以多形性皮疹、渗出倾向、对称分布、易于复发和慢性化、自觉剧烈瘙痒为特点。临床见丘疱疹、水疱、渗出损害者，可用本方治疗。陈彤云教授在临证中善于抓住主证，精准辨证，注意顾护正气，扶正以祛邪，总以清利湿热为主，但会注意利湿不留邪以及运用理气药以调畅气机，使湿邪得以祛除。

加减应用：若瘙痒重者，可加白鲜皮 15g、苦参 10g 清热燥湿止痒；渗出明显者，可加猪苓 10g、茵陈 15g 清热利湿；继发感染者，可加金银花 30g、蒲公英 30g 加强清热解毒之力；大便秘结者，可加熟军 10g 泻热通便，使邪有出路。

2. 天疱病　即大疱病。此类疾病与患者自身免疫有一定关系，包括天疱疮、大疱性类天疱疮、疱疹样天疱疮等。临床常见水疱、大疱损害，并伴有糜烂、渗出，重者可继发感染，形成溃疡。陈彤云教授临证常佐以本方加减治疗。

加减应用：若以湿为主、渗出明显者，可加车前子 15g、冬瓜皮 15g、泽泻 10g 清热利湿；继发感染或伴发热者，可加金银花 30g、蒲公英 30g、生石膏 30g 清热泻火解毒。

3. 湿疮（汗疱性）　即汗疱疹。又称为出汗不良，为一种手掌、足跖部的水疱性疾病。病因不清，过去曾认为由手足多汗，汗液潴留皮内引起，目前多认为是一种皮肤湿疹样反应。好发于春末夏初，典型皮疹为位于表皮深处的小水疱，无炎症反应，疱液清，干涸后形成脱屑。陈彤云教授临床常用本方治疗具有暑湿表现者，伴见身热烦渴，小便不利等症状。

加减应用：伴瘙痒不适者，可加白鲜皮 10g、苦参 10g 清热燥湿止痒；后期局部皮肤干燥者，可加地肤子 10g、鸡血藤 10g 养血润肤。

4. 阴疱疮　即生殖器疱疹。本病是发生于生殖器部位的单纯疱疹，是病毒性传染性皮肤病，与发生于口角外的单纯疱疹不同，绝大多数通过性关系传染。男性好发于包皮、龟头、冠状沟；女性好发于阴唇、阴阜、阴蒂或子宫颈。皮损特点为水疱极易破溃糜烂，局部疼痛明显，可继发感染，临床伴有烦热口渴，小便不利等症状时，陈彤云教授常以本方加减治疗。

加减应用：若继发感染者，可加黄柏 10g、蒲公英 30g 清热解毒；疼痛明显者，可加元胡 10g 行气止痛。

七、理 中 丸

【出处】 本方出自东汉张仲景《伤寒论》。

【组成】 人参 90g、干姜 90g、炙甘草 90g、白术 90g。

【用法】 上药捣筛为末，蜜和为丸，温水送服。

【功用】 温中祛寒，补气健脾。

【适用范围】

1. 中焦虚寒，自利不渴，呕吐腹痛，不欲饮食，霍乱等。

2. 阳虚失血。

3. 小儿慢惊，病后喜唾涎沫，以及胸痹等。

【方剂释义】 本方主治脾胃虚寒所致诸证。“理中者，理中焦之气，以交阴阳也。上焦属阳，下焦属阴，而中焦则为阴阳相偶之处”。方中以干姜辛温大热，温中祛寒为君，主证以寒为主，虚次之，故应用“寒者热之”的原则，干姜有温中回阳之功，能散脾胃之寒，为温暖中焦之主药；人参味甘性微温，大补元气，有强壮之功，“能回阳气于垂绝，去虚邪于俄顷”，为治虚劳内伤第一要药，人参入脾经，善补脾胃之气，补中益气为臣，使气旺则阳生；脾胃虚寒，中焦运化失职，阳虚水泛，佐以白术补气健脾，燥湿利水，以助运化；炙甘草和中益气，助干姜益气生阳，调和诸药为使。全方合用，使中阳温运，中气旺盛，以复清阳上升，浊阴下降，使湿浊去，虚寒除，阴阳调和，是治疗中焦虚寒证的代表方剂。

【临床辨治应用】 理中丸主要用于中焦脾胃虚寒所致诸证。临床常见脘腹疼痛，喜温喜按，畏寒肢冷，或伴恶心呕吐，不欲饮食等。陈彤云教授应用本方，主要用于某些慢性湿疮（湿疹）、四弯风（异位性皮炎）患者，此类患者常述及胃部怕凉、畏寒喜热饮，往往药中寒凉药味多一些，即自觉胃中不适，甚则冷痛，尤喜温按；女性常伴月经不调，痛经等。故常在治疗中佐以白术、干姜、甘草、太子参等药味，温中散寒，以助恢复中阳。陈彤云教授认为，通常在皮肤病之初，血热、湿热等辨证者居多，临床常应用清热、凉血、利湿、解毒的药味，但多数皮肤疾患往往反复发作，缠绵难愈，而治疗给予寒凉的药味日久则易伤及脾胃，损伤中阳，导致胃部不适、畏寒喜暖、恶冷喜温，见此证者，可予理中丸加减治疗。

1. 湿疮　这里指慢性湿疹。本病是由多种内外因素共同作用，引起的迟发型变态反应性疾病，而慢性湿疹常由于急性或亚急性湿疹迁延不愈而成。某些消化系统疾病、内分泌失调、精神因素等也可诱发或加重本病。因病程日久，皮损多色暗，粗糙肥厚，伴明显瘙痒感。陈彤云教授临床辨治本病以“湿”为主，湿邪的产生与脾胃息息相关，临床合并脾胃虚寒表现者甚多，可应用本方加减治疗。

加减应用：瘙痒明显者，可加白鲜皮 15g、白蒺藜 9g、地肤子 15g 祛风止痒；皮损肥厚者，可加鸡血藤 10g、首乌藤 15g 养血润肤；若大便溏泄者，可加茯苓 30g、炒薏米 30g 健脾益气、渗湿止泻。

2. 四弯风　即异位性皮炎。本病是具有遗传倾向的一种过敏性、反应性皮肤病，多数患者由婴儿湿疹反复发作迁延而成，家族中可有哮喘或过敏性鼻炎等遗传过敏史，是一种具有慢性、复发性、瘙痒性、炎症性特点的皮肤病。本病病因及发病机制较为复杂，与遗传、免疫、神经精神因素、感染、气候及生活环境等有相关性。临床通常可分为三个阶段，即婴儿期、儿童期、青年/成人期；病程反复、迁延日久；皮损多表现为暗红或暗褐色斑片，肥厚粗糙；瘙痒剧烈。陈彤云教授在临床兼有脾胃虚寒的表现者的治疗中，常应用本方加减治疗。

加减应用：瘙痒剧烈者，可加全虫 5g、白鲜皮 15g、白蒺藜 9g 祛风止痒；皮肤干燥粗糙者，可加鸡血藤 15g、地肤子

15g 养血润燥止痒。

八、清营汤

【出处】 本方出自清代吴瑭（鞠通）《温病条辨》。

【组成】 犀角 2g（已禁用，现用适量水牛角代）、生地 15～20g、元参 9g、竹叶心 5g、麦冬 9g、丹参 9g、黄连 5g、银花 9g、连翘心 9g。

【用法】 水煎温服，日 2 次。

【功用】 清营透热，养阴活血。

【适用范围】 邪热传营，身热夜甚，神烦少寐，时有谵语，目喜开或喜闭，口渴或不渴，或斑疹隐隐，舌绛而干，脉数。

【方剂释义】 本方主治邪热由气入营，热在营分内陷所致诸证。邪初入营，未及动血，见身热由白昼烦热渴饮转为身热夜甚；邪热内陷，扰动神明，则少寐而时有谵语；斑疹隐隐，为热毒盛于气营，将及血分，即叶天士所谓“斑疹皆为邪气外露之象，发出宜神情清爽，为外解里和之意，如斑疹出而神昏者，正不胜邪，内陷为患”。方中犀角咸寒，咸入血分，苦寒泻热，又清凉透发，寒而不遏，大清营分热毒，清心肝之火治内陷之症，并有退斑之效，用为君药；生地、麦冬、元参滋养阴液，使清热而不伤津，共为臣药；银花、连翘心清热解毒，又可透营转气，使营分邪热从气分而解，给邪以出路；黄连苦寒，清心解毒；丹参活血消瘀以助退斑；竹叶心善清心、胃之火，清热除烦又有生津之功，《本草求真》记载“竹叶据书皆载凉心缓脾……轻能解上，辛能散邪，甘能缓脾，凉能入心，寒能疗热……”综合全方，一是清营分热毒，二是滋养热伤之阴，三是透热转气，使邪从外解。本方是治疗邪热入营的代表方剂。

【临床辨治应用】 清营汤是临床常用方，主要用于邪热入营以及内陷所致诸证。临床表现为身热夜甚，神烦少寐，时有谵语，或斑疹隐隐等症状。皮损表现多色红或绛，皮温偏高。陈彤云教授应用本方，常用于丹毒、红皮、登豆疮（脓疱性银屑病）等，有时红蝴蝶疮（系统性红斑狼疮）伴有发热、烦躁口渴症状时，也以本方为主加减治疗。

1. 丹毒（腿游风/抱头火丹） 即丹毒。本病是由 A 族 β 型溶血性链球菌所致的感染性皮肤病。多由皮肤或黏膜破伤处侵入，亦可由血行感染。足癣和鼻炎常是引起小腿丹毒和颜面丹毒的主要诱因。临床发病急剧，常有恶寒、发热、头痛、恶心、呕吐等前驱症状。继而出现水肿性红斑，境界清楚，表面紧张，皮温偏高，并迅速扩大，可在红斑基础上发生水疱。自觉灼热疼痛，局部淋巴结可肿大。陈彤云教授临床常用本方治疗邪热入营之证，伴见发热、烦渴、疹色鲜红者。

加减应用：若继发感染者，可加丹皮 15g、蒲公英 30g、紫花地丁 15g 清热凉血解毒；疼痛明显者，可加川芎 6g、元胡 10g 行气止痛；水肿或形成水疱者，可加车前子 15g、冬瓜皮 15g、泽泻 10g 清热利湿消肿。

2. 红皮 即红皮病。是一种严重的皮肤病，病因复杂，主要致病因素大致可归纳为四类，即药物过敏、继发于其他皮肤病、继发于恶性肿瘤及原因不明。很多皮肤病在发展过程中，由于各种原因可形成红皮病样表现，如湿疹、银屑病、异位性皮炎、毛发红糠疹等。临床表现为全身皮肤弥漫性潮红、浸润、肿胀、脱屑，伴高热等全身症状。陈彤云教授临证见有邪热入营症状者，常使用本方加减治疗。

加减应用：若发热甚者，可加生石膏 30g、寒水石 15g 清热泻火退热；水肿明显者，可加冬瓜皮 15g、大腹皮 10g、茯苓皮 15g 利水消肿；瘙痒明显者，可加白鲜皮 15g、苦参 10g

清热燥湿，祛风止痒。

3. 登豆疮　即脓疱型银屑病。本病临床较少见，属于不稳定型银屑病，可分为泛发性及限局性脓疱型银屑病两种。皮损特点为在浸润性红斑基础上，出现密集的针头至粟粒大小的浅在性无菌性小脓疱，表面覆盖不典型的银屑病样干燥鳞屑，脓疱干涸后脱屑。常反复发作，致病程迁延，病势缠绵。临床以密集脓疱、浸润红斑为主要表现，伴见发热烦渴者，陈彤云教授常以本方加减治疗。

加减应用：脓疱密集者，可加土茯苓 30g、蒲公英 30g、紫花地丁 15g、草河车 15g、败酱草 15g 清热解毒；高热者，可加生石膏 30g、寒水石 15g、丹皮 15g 清热凉血退热；大便干结者，可加大黄 6g 泻热通便。

4. 红蝴蝶疮　这里指系统性红斑狼疮。本病是一种自身免疫性疾病，多见于中青年女性，是一个病谱性疾病。病因复杂，涉及遗传、病毒、药物、物理因素以及性激素等。系统性红斑狼疮累及多脏器，如皮肤、关节、肾脏等，表现多样，活动期可伴发热、乏力、疲倦等表现。陈彤云教授在临床症见发热、口渴、烦躁，且皮损广泛而色红者，常使用本方加减治疗。

加减应用：发热口渴者，可加生石膏 30g、丹皮 15g、知母 10g 清热凉血生津；大便干燥者，可加熟军 10g、芒硝 10g 泻热通便。

九、普济消毒饮

【出处】　本方出自金代李东垣《东垣试效方》。

【组成】　黄芩（酒炒）15g、黄连（酒炒）15g、陈皮 6g、生甘草 6g、元参 6g、柴胡 6g、桔梗 6g、连翘 3g、板蓝根 3g、马勃 3g、鼠黏子 3g、薄荷 3g、白僵蚕 2g、升麻 2g、人参 3g。

【用法】 上药炒为末，半用汤调，时时服之；半蜜为丸，噙化。

【功用】 清热解毒，疏风散邪。

【适用范围】 大头瘟。风热疫毒，上攻头面，恶寒发热，头面红肿疼痛，目不能开，咽喉不利，舌燥口渴，舌红苔黄，脉数有力。

【方剂释义】 本方主治风热疫毒上攻而致大头瘟。风热疫毒上犯，以头面红肿为特点。热毒壅盛，则恶寒发热并见；邪热上攻，则头面红肿疼痛，咽喉不利；热伤津液，津不上承，则口干舌燥。方中重用黄连、黄芩，以其寒能清热，从而清泻上焦热毒为君。鼠黏子又名牛蒡子，味辛苦而性寒，能疏散风热，清利咽喉，透泄热毒，《药品化义》记载“牛蒡子能升能降，力解热毒，味苦能清火，带辛能疏风，主治上部风痰，面目浮肿，咽喉不利，诸毒热壅……”；连翘苦寒清热，解毒消痈，可使表里气血两清，为“疮家圣药”，并为治风热要药；薄荷味辛性凉，辛能疏散，凉可清热，并有利咽之功，适于风热上攻所致诸证；僵蚕辛能发散，有祛风之效，咸能软坚，有解毒散结之功；四药配伍，辛凉疏散上焦头面风热，解毒散结共为臣药。元参清热养阴，解毒散结；马勃、板蓝根清热解毒利咽；桔梗辛散苦泄，开宣肺气，利咽祛痰；甘草清热解毒利咽；诸药合用，加强清热解毒之功为佐。辅以陈皮理气，以利肿毒消散；人参补气扶正，有扶正祛邪之意；升麻、柴胡疏散风热，有“火郁发之”的意义。综合全方，清疏并用，升降共投，共奏清热解毒，疏风散热之功。

【临床辨治应用】 普济消毒饮主要用于风热毒邪上攻所致诸证。临床以头面红肿疼痛、咽喉不利，舌燥口渴为主要症状，或伴发热、大便干燥者，可应用本方加减治疗。陈彤云教授在治疗颜面丹毒、腮腺炎、痈、急性耳后淋巴结炎时，常以此为主方，配合局部外敷芙蓉膏，效果甚佳。

丹毒、痈以及腮腺炎、淋巴结炎，均为炎症性疾病，皮外科较为常见。临床常见发热恶寒、头痛、受累局部肿痛灼热、皮损色红的症状，急性期以红、肿、热、痛为主要表现，可应用本方加减治疗。

加减应用：伴高热烦渴者，可加生石膏 30g、寒水石 15g、生栀子 10g 清热泻火解毒；肿痛明显者，可加川芎 6g、赤芍 10g、元胡 10g 行气活血止痛；局部肿块聚而不散者，可加夏枯草 15g 散结消肿；大便干结者，可加大黄 6g、芒硝 10g 清热泻火通便。

十、白虎汤

【出处】 本方出自东汉张仲景《伤寒论》。

【组成】 石膏 30g、知母 9g、炙甘草 3g、粳米 9g。

【用法】 水煎温服，日 2 次。

【功用】 清热生津。

【适用范围】 阳明气分热盛。壮热面赤，烦渴引饮，汗出恶热，脉洪大有力或滑数。

【方剂释义】 本方主治阳明气分热盛所见诸证。以壮热、口渴、汗出及脉洪大为辨证要点。气分热盛，耗伤津液，则壮热，口渴引饮；热邪盛，玄府开，津外泄，则大汗出；热迫血行，鼓动血脉，则见脉象洪大有力。方中石膏辛甘大寒而质不燥，清热泻火力强，并善除烦止渴，最宜用于气分热盛，故以之清内盛之邪热为君；知母苦寒泻火，甘能滋润，有滋阴润燥之功，并能生津止渴，用为臣药，《本草纲目》记载“知母之辛苦寒凉，下则润肾燥而滋阴。上则清肺金而泻火，乃二经气分药也”；甘草、粳米护胃和中，使大寒之品，无伤脾胃之虞，共为佐药。综合全方，清热泻火而无攻下伤阴之弊，实为阳明气分实热所设，且时时注意顾护脾胃。诸药合用，共奏清热泻火生津之功。

【临床辨治应用】 白虎汤是治疗阳明气分热盛的经典方剂。临床见壮热、烦渴、大汗出及脉洪大者，皆适用之。陈彤云教授临床治疗湿疮和丹毒时，凡见患者具备身热、口渴、大汗、脉洪大者，在应用清热利湿、凉血解毒药治疗的同时，总要佐以白虎汤加减，临床效果显著。

1. 湿疮　即湿疹。本病病因复杂，皮疹呈多形性，有渗出倾向，反复发作，瘙痒剧烈。临床分为急性期、亚急性期和慢性期。急性期皮损主要表现为红斑、丘疹、水疱、糜烂、渗出等，慢性期则皮损色暗，粗糙肥厚。陈彤云教授在湿疹急性期临床伴见气分热盛表现者，常佐以本方加减治疗。

加减应用：若瘙痒明显者，可加白鲜皮 15g、白蒺藜 9g、苦参 10g 清热燥湿、祛风止痒；伴水疱及渗出者，可加冬瓜皮 15g、猪苓 12g、泽泻 10g、车前子 15g 清利湿热；大便秘结者，可加熟军 10g 泻热通便、荡涤肠胃。

2. 丹毒（腿游风/抱头火丹）　即丹毒。本病属感染性皮肤病，好发于颜面及小腿。起病多为急剧，常有恶寒、发热、头痛、恶心、呕吐等前驱症状。皮疹特点——红肿热痛，即鲜红色实质性水肿性斑片，境界清楚，表面紧张，皮温偏高，自觉灼热疼痛，可伴局部淋巴结肿痛。陈彤云教授临床见伴发壮热，出现烦渴，脉象洪大的患者，常佐以本方加减治疗。

加减应用：伴壮热、高热甚者，可加寒水石 15g、水牛角 15g 以清热泻火；若继发感染者，可加丹皮 15g、金银花 30g、蒲公英 30g、紫花地丁 15g 清热凉血解毒；水肿或形成水疱者，可加车前子 15g、泽泻 10g 清热利湿、解毒消肿。

十一、白头翁汤

【出处】 本方出自东汉张仲景《伤寒论》。

【组成】 白头翁 15g、黄柏 12g、黄连 4～6g、秦皮 12g。

【用法】 水煎温服，日 2 次。

【功用】 清热解毒，凉血止痢。

【适用范围】 热痢。腹痛，里急后重，肛门灼热，泻下脓血，赤多白少，渴欲饮水，舌红苔黄，脉弦数。临床也常应用于阳盛血热月经先期者，效果显著。

【方剂释义】 本方主治热毒深陷，下迫大肠，血分受热所致诸证。以泻下脓血、赤多白少为辨证要点。临床伴有腹痛，里急后重，肛门灼热，身热渴饮的表现。热毒内陷，阻滞气机，不通则痛，故见腹痛；肠道受邪，则失分清泌浊之职，故见泄泻，里急后重；热迫大肠，血分受热，则泻下赤多白少；热毒壅滞，津液耗伤，不能上承，故渴欲饮水。方中白头翁苦寒降泄，清热解毒并能燥湿凉血，《药性本草》记载其能“止腹痛及赤毒痢”，为治热毒血痢之要药，故列为君药。黄连大苦大寒而质燥，善清热燥湿，又善解毒，是泻火解毒之要药；黄柏苦寒燥湿，性主沉降，尤长于治下焦湿热；二者共为臣药。秦皮苦寒兼涩，燥中有敛，有清热解毒燥湿之功，《汤液本草》记载其“主热痢下重，下焦虚”，能收敛走散之精气，用为佐药。综合全方，清热、凉血、燥湿、收涩之药并用，使热毒去而里急后重自除，津不复伤；清解中兼有涩止，无更伤脾胃之虞。诸药合用，共奏清热解毒，凉血止痢之功。

【临床辨治应用】 白头翁汤主要用于热迫大肠，血分受热所致诸证。临床表现为腹痛，里急后重，肛门灼热，泻下脓血，赤多白少，渴欲饮水者。陈彤云教授临证应用本方治疗热毒壅盛所致粉刺（痤疮）、酒渣鼻（玫瑰痤疮）患者。另女性患者伴月经先期属血热者，在清热凉血解毒之剂中加减使用白头翁汤，清除血分之热邪，使血循经顺道，不妄行脉外并按期而至，从而治疗月经先期，效果极为明显。

1. 粉刺　即痤疮。本病是一种毛囊、皮脂腺的慢性炎症，好发于颜面、胸背部，可形成黑头粉刺、丘疹、脓疱、结节、囊肿等损害，严重者皮肤破溃，形成瘢痕。多发生于青年期男女。陈彤云教授认为本病的发生与人体自身素质有关，多为禀赋热盛，又有后天因饮食不节，过食肥甘厚味，致肺胃湿热，复感风邪而发病。病情轻重、病程长短等与遗传素质、饮食习惯、生活方式、胃肠功能失调、内分泌紊乱及精神因素等诸多因素有关。辨证时把握“肺、胃、肝、脾”的脏腑定位，并结合“湿、热、毒、瘀”的特点，分而治之。临床运用此方多于女性患者出现月经先期、量多时。

加减应用：若有郁闷不舒者，可加柴胡 6g、郁金 10g、合欢花 10g 疏肝解郁；伴面部油脂过多者，可加茵陈 15g、生山楂 10g、荷叶 10g 祛湿收涩；皮损聚结成块出现多数囊肿、结节者，可加夏枯草 15g、海藻 10g、昆布 10g、三棱 10g、莪术 10g 活血解毒、软坚散结。

2. 酒渣鼻　即玫瑰痤疮。本病以中年人多发，其皮肤损害为颜面潮红，伴发丘疹、脓疱及毛细血管扩张。初发于鼻头、鼻翼两侧，日久可延及两颊、前额及下颏。病程日久，反复发作，至后期时可形成鼻赘。陈彤云教授认为，易患酒渣鼻之人，多为肺经、脾胃经风热、湿热所致，与素体禀赋、胃肠功能障碍、感染病灶、饮食习惯、生活方式、内分泌失调及精神因素等诸多因素有关，尤与肺脾胃关系最为密切。陈彤云教授应用本方治疗毒热结聚之证，取其清热解毒之意，泻肠腑热邪，使毒热随之而解。

加减应用：局部脓疱伴肿痛者，可加金银花 30g、连翘

10g、蒲公英30g清热解毒；面部脂溢明显者，可加茵陈15g、荷叶10g、生侧柏叶15g清热利湿消脂；伴有脘腹胀满者，可加神曲10g、山楂15g消食化滞；伴有呃逆者，可加半夏10g、陈皮6g、木香10g理气和胃。

十二、逍遥散

【出处】 本方出自宋代《太平惠民和剂局方》。

【组成】 甘草（炙）4.5g、当归9g、茯苓9g、芍药9g、柴胡9g、白术9g。

【用法】 上为粗末，每服二钱（6g），水一大盏，烧生姜一块切破，薄荷少许，同煎至七分，去渣热服，不拘时候。

【功用】 疏肝解郁，养血健脾。

【适用范围】 肝郁血虚脾弱证。两胁作痛，头晕目眩，口燥咽干，神疲食少，或月经不调，乳房胀痛，脉弦而虚者。

【方剂释义】 逍遥散主治肝郁血虚，脾失健运之证，是皮肤科治疗粉刺（痤疮）、黧黑斑（黄褐斑）的代表方剂。肝为藏血之脏，性喜条达而主疏泄，体阴而用阳，若七情郁结，肝失条达，或阴血暗耗，或生化之源不足，肝体失养，皆可使肝气横逆，胁痛、寒热、头痛、目眩等证随之而起，正如《灵枢·平人绝谷》篇所云“神者，水谷之精气也”。神疲食少，是脾虚运化无力之故；脾虚气弱则统血无权，肝郁血虚则疏泄不利，所以月经不调、乳房胀痛；此时疏肝解郁，固然是当务之急，而养血柔肝，亦是不可偏废之法。本方中柴胡疏肝解郁，使肝气得以条达为君药。当归辛甘苦温，养血和血；白芍养血柔肝缓急；归芍与柴胡合用，补肝体而助肝用，使血和则肝和，血充则肝柔，共为臣药。白术、茯苓健脾去湿，使运化有权，气血有源，共为佐药。炙甘草益气补中，缓肝之急，虽为佐使之品，却有襄赞之功。生姜烧过，温胃和中之力益专；薄荷少许，助柴胡疏肝郁而生之热，此二味亦为佐药。诸药合用，使肝郁得疏，血虚得养，脾弱得复，气血兼顾，体用平调，肝脾同治，立法周全，组方严谨，故为调和肝脾之名方。

由本方衍生的处方主要有加味逍遥散和黑逍遥散。加味逍遥散是在逍遥散的基础上加丹皮、栀子而成，故又名丹栀逍遥散、八味逍遥散。因肝郁血虚日久，则易生热化火，此时逍遥散已不足以平其火热，故加丹皮以清血中之伏火；炒山栀善清肝热，并导热下行。临床尤多用于肝郁血虚有热所致的月经不调，经量过多，日久不止，以及经期吐衄等证。黑逍遥散是在逍遥散的基础上加熟地黄，治逍遥散证而血虚较甚者。若血虚而有内热者，宜加生地黄。

【临床辨治应用】 逍遥散为疏肝解郁养血的代表方，在临床中，除皮科外，也是妇科调经的常用方。临床应用此方者常以两胁作痛，神疲食少，或月经不调，脉弦而虚为主证。陈彤云教授临床主要应用于粉刺（痤疮）、黧黑斑（黄褐斑）及某些皮肤病兼肝郁气滞诸证者。

1. 粉刺　即痤疮。是一种发生于面颈、胸背部的毛囊、皮脂腺的慢性炎症性疾病，其特点为颜面和胸背发生针尖或米粒大小的丘疹，或见黑头、脓疱、结节甚至囊肿，青春期多发，常伴皮脂溢出，具有一定的损容性。其中肝郁气滞型以颜面部散在丘疹或脓疱、结节，色红或暗红，多伴有疼痛为主症；部分患者伴发黄褐斑；多因工作压力大，或情绪紧张、劳累而发病或加重；多于激动、心情紧张时出现颜面潮红；兼见失眠、易怒、胁肋胀痛；或伴月经不调，经前加重，经后减轻，或月经量少；舌红或暗红，苔黄，脉弦或数或滑。陈彤云教授认为，粉刺病的发生发展与肝密切相关，肝郁气滞型好发于青年女性患者，多因平素情志不遂，忧思恼怒伤肝，肝失疏泄，气滞日久化火，血行不畅，阴不制阳，火毒郁于颜面而发病。陈彤云教授认为女子以血为本，肝藏血，体阴而用阳，经前阴血下注血海，全身阴血相对不足，以致肝失血养，气血运行乏力，故患者多表现为每次月经来潮前症状加重；肝气易郁为患，郁久化热，肝火上炎面部，而成肝火上炎之象，且《素问·至真要大论》云“诸痛痒疮，皆属于心”，常见心火盛而出现口疮、舌尖红、小便黄等症。临床常选用逍遥散与清心泻火药味加减治疗。主要药味有柴胡、白芍、当归、白术、茯苓、甘草、薄荷、香附、丹参、灯心草、竹叶、黄连等。方中柴胡疏肝解郁；白芍、当归养血和血，柔肝缓急，养肝体而助肝用；白术、茯苓、甘草健脾益气，非但能实土抑木，且能使营血生化有源；薄荷疏散郁遏之气；灯心草、竹叶、黄连清心泻火；香附、丹参养血活血柔肝。

加减应用：若兼气滞血瘀者，可加玫瑰花10g、月季花10g疏肝解郁、活血止痛；肝郁日久化热、火盛者，可加虎杖15g、白花蛇舌草15g清热解毒、活血祛瘀；经前乳房胀痛明显者，可加元胡10g、川楝子9g、王不留行10g行气止痛；经前加重或月经不调者，可加郁金10g、益母草15g养血调经；大便秘结者，可加大黄6g泻热通便；口干口臭者，可加生石膏15g、知母10g泻胃热。

2. 黧黑斑　即黄褐斑。是发生于面部的色素沉着性疾病，以面部对称性分布的淡黄褐色或深褐色的斑片，边缘不清，无自觉症或表面稍有痒感为临床特征；本病可发于任何年龄，男女均可发病，但多见于中年女性及孕妇。本病病因病机主要为肝、脾、肾三脏功能失调，或为肝郁气滞，或为脾土虚弱，或因肾阴不足。三脏中陈彤云教授尤其强调肝脏功能失调在黧黑斑发病中的重要作用，因“女子以肝为先天”；同时，强调气血瘀滞、运行滞涩是本病病机的关键。陈彤云教授认为肝郁气滞证的辨证要点是：面部色斑呈浅褐色或青褐色；常伴有烦躁、易怒；情绪激动或精神抑郁；妇女月经前后不定期（月经提前后错后均在 7 天以上，且连续 3～4 个月）；经前常伴有双乳胀痛；舌质暗红，舌苔薄白或薄黄，脉弦或弦细。治疗宜疏肝理气调经，常选用逍遥散加减治疗。主要药味有柴胡、白术、茯苓、当归、白芍、甘草、薄荷等，重在疏肝、解郁。肝属木、脾属土，根据中医五行理论中“木”、“土”相生相克的关系以及“见肝之病，当先实脾”，故虽辨证为肝郁，方中疏肝解郁的同时，也要健脾和中，以使肝气得舒、脾气健旺，肝脾调和，而诸证得解。

加减应用：若月经不如期而至者，可加川芎 6g、益母草 10g 调经活血；痛经者，可加乌药 10g、元胡 10g、蒲黄 10g 行气解郁；如月经先期、淋漓不尽伴带下多者，可加白头翁 10g、椿皮 10g、秦皮 10g 清热燥湿、收涩止带、止泻止血；月经量多、色红质稠者，可加丹皮 10g、栀子 6g 清热凉血；脘闷者，可加厚朴 10g、陈皮 10g、木香 10g 以健脾理气。

十三、桃红四物汤

【出处】 方名始见于清代吴谦《医宗金鉴》，出自元代徐彦纯《玉机微义》一书，为该书转引元代王好古《医垒元戎》中的一个方子，原名“加味四物汤”。

【组成】 当归 9g、川芎 6g、白芍 9g、熟干地黄 12g，桃仁 9g，红花 9g。

【用法】 上为粗末，每服三钱（15g），水一盏半，煎至八分，去渣，空心食前热服。

【功用】 养血活血。

【适用范围】 血虚兼血瘀证。妇女经期超前，血多有块，色紫稠黏，腹痛等。

【方剂释义】 桃红四物汤于皮肤科为治疗粉刺、蛇串疮后遗神经痛代表方剂。本方由“四物汤”演化而来的，“四物汤”最早见于宋朝医典《太平惠民和剂局方》中，具有补血、活血、行血三重功效，被誉为妇科圣药。桃红四物汤是在四物汤的基础上添加桃仁、红花而成，以祛瘀为核心，辅以养血、行气。方中以强劲的破血之品桃仁、红花为君，力主活血化瘀；以甘温之熟地、当归滋阴补肝、养血调经为臣；芍药养血和营，以增补血之力为佐；川芎活血行气、调畅气血，以助活血之功为使。全方配伍得当，使瘀血祛、新血生、气机畅。化瘀生新是该方的显著特点。

【临床辨治应用】 桃红四物汤多用于治疗妇女血瘀兼血虚证，其临床表现为妇女经期超前，血量多且伴有血块，色紫暗、质稠黏，伴腹痛等。陈彤云教授临床多用于治疗黧黑斑（黄褐斑）、面尘（黑变病）、粉刺（痤疮）、风瘙痒（皮肤瘙痒症）、蛇串疮（带状疱疹）等具有血虚兼血瘀证者。

1. 粉刺　即痤疮。这里特指血瘀痰结型。陈彤云教授认为此型患者多为血热久瘀，痰湿交结，经络瘀阻导致。患者平素阳热偏盛，复因饮食不节，嗜食肥甘；或情志不调，致肝郁克脾，均可致脾虚湿蕴，湿邪蕴久成痰，痰湿相裹，阻滞气血经络，凝血成瘀，痰瘀互结，凝滞肌肤而成。此证患者男性多见，病程长，反复发作；皮损以面部、胸背部红色、暗红色丘疹、脓疱、囊肿、结节、瘢痕为主，伴肿痛，根底部坚硬；面部毛孔粗大，油脂分泌多；舌质红，苔黄，舌下络脉增粗、瘀紫，脉弦或滑或涩。治以清热解毒消痰、活血化瘀软坚为法，常选用桃红四物汤加减。主要药味有桃仁、红花、白芍、生地黄、当归、川芎等。

加减应用：如结节囊肿顽固难退者，可加鬼箭羽 10g、三棱 10g、莪术 10g、连翘 15g、夏枯草 15g、浙贝母 10g 等以活血化瘀、软坚散结、解毒。

2. 蛇串疮　即带状疱疹。是一种皮肤上出现成簇水疱，沿身体一侧呈带状分布的急性疱疹性皮肤病。由湿热毒邪，阻滞气血经络，外攻皮肤所致；日久可损及气阴。本病后期，病久致火热伤阴、余热未清，出现水疱已干涸结痂或皮损已消退，但疼痛不减，或灼痛隐隐，夜间明显；或伴胸脘胁痛、吞酸吐苦、心中烦热、口渴喜饮；或伴两目干涩、头晕目眩；舌质红，苔少津，脉细弦或数。陈彤云教授认为情志不遂，气滞肝郁日久，化热化火，久之耗伤肝阴；或素体肝肾阴虚，复感外邪；或病初用药过于苦寒，化燥伤阴，均可导致后期出现余热未清或火热伤阴等肝阴不足之证。治疗上取“肝为刚脏，非柔润不能调和”之意，在滋阴补血以养肝基础上加用疏调气机、通络止痛而达到标本兼治。常选用滋阴疏肝之一贯煎合桃红四物汤加减。主要药味有桃仁、红花、白芍、生地黄、当归、川芎、沙参、川楝子等。

加减应用：若伴胸脘胁痛者，可加白芍 15g、甘草 6g 以柔肝止痛；伴见吞酸吐苦者，可加服成药左金丸以清解肝经余热、和胃降逆。

十四、清热除湿汤

【出处】　北京中医医院皮肤科经验方。

【组成】　龙胆草 9g、白茅根 30g、生地 15g、大青叶 15g、车前草 15g、生石膏 30g、黄芩 9g、六一散 15g。

【用法】　水煎服，每日一剂，分两次服。

【功用】　清热除湿凉血。

【适用范围】　湿热所致的急性皮肤病，如急性湿疹，过敏性皮炎，药疹，带状疱疹，疱疹样皮炎，丹毒，玫瑰糠疹等。

【方剂释义】 清热除湿汤为皮肤科治疗湿疮、蛇串疮的代表方剂。方中龙胆草性味苦寒，功在燥湿清热，入肝、胆、膀胱经，苦寒沉降，长于清泻肝胆实火为君。黄芩清热燥湿、泻火解毒，长于清肺，泻上焦之热；生石膏味甘性大寒，入肺、胃经，主清气分实热、除烦止渴；白茅根清热凉血；三药共辅龙胆草清利三焦实热而燥湿为臣药。生地黄甘寒，既可凉血泻热，又善养阴生津，佐苦寒之剂免伤阴分。车前草长于利湿消肿兼可清热；六一散能利水消肿兼可清热除烦止渴，釜底抽薪，标本兼治，其中滑石性寒而滑，寒能清热，滑可利窍，除膀胱之热结而通利水道；甘草清热解毒；三药共为佐使。方中石膏、六一散共用使水湿通利而热邪易除。全方诸药配合，共奏清热除湿、凉血解毒之功，使热清湿利而皮损得消。本方组成中蕴含龙胆泻肝汤、白虎汤，取龙胆泻肝汤之主药龙胆、黄芩、生地黄以清利肝胆湿热，凉血护阴；取白虎汤之石膏以清气分热邪，除烦止渴。此方对急性、热性、热盛于湿的皮肤病如急性湿疹、皮炎、急性皮肤病、急性丹毒等均有良效。

【临床辨治应用】 清热除湿汤为我院经验方，由皮外科元老赵炳南老先生基于龙胆泻肝汤加减化裁而来，多用于皮肤病属湿热证者。陈彤云教授师从于赵老多年，深悟赵老诊治皮肤病的临床思路及用药经验，结合自己几十年的临床经验，善用此方治疗皮肤科常见病湿疮（湿疹）、蛇串疮（带状疱疹）、风湿疡（激素依赖性皮炎）等属湿热内蕴证者。

1. 湿疮　即湿疹。本病是皮肤科常见的一种过敏性炎症性皮肤病。以多形性皮疹、渗出倾向、对称分布、易于复发和慢性化、自觉剧烈瘙痒为特点。多因禀赋不耐，风、湿、热阻于肌肤所致；或因饮食不节，过食辛辣鱼腥动风之品，或嗜酒，伤及脾胃，脾失健运，致湿热内生，又外感风湿热邪，内外合邪，两相搏结，浸淫肌肤发为本病；或因素体虚弱，脾为湿困，肌肤失养或因湿热蕴久，耗伤阴血，化燥生风而致血虚风燥，肌肤甲错，发为本病。陈彤云教授认为在湿疹的发病中，湿邪是最主要的致病因素。湿邪有外湿、内湿之分，外湿是指存在于自然界的湿气，或居处潮湿、水上作业、涉水淋雨等都可能成为感受湿邪的条件；内湿多由脾失健运，水谷津液运化转输的功能受到障碍，蓄积停滞而成。临床常见皮损渗出、红斑，伴灼热、瘙痒剧烈；口干舌燥；舌质红，苔黄，脉弦滑。无论是内湿还是外湿，陈彤云教授常选用清热除湿汤加减治疗。

加减应用：若瘙痒重者，可加白鲜皮 15g、苦参 10g 清热燥湿止痒；渗出重者，可加猪苓 15g、茵陈 15g 利水渗湿；继发感染者，可加金银花 10g、蒲公英 15g 清热解毒；大便秘结者，可加熟军 10g 泻热通便。

2. 蛇串疮　即带状疱疹。是一种皮肤上出现成簇水疱，沿身体一侧呈带状分布，伴疼痛的急性病毒性皮肤病。本病多由情志不遂，饮食失调，以致脾失健运，湿浊内停，郁而化热，湿热搏结而发病，其临床表现或湿重，或热重，或湿热并重。湿热并重型患者，其临床表现为皮损鲜红，疱壁紧张，或口渴，或口渴不欲饮，舌质红，舌苔白腻或黄腻，脉弦滑。针对这些症状，陈彤云教授治疗此病湿热并重型患者，多选用清热除湿汤加减治疗。

加减应用：若年老体虚者，可加用黄芪 15g、党参 15g 健脾益气；疼痛剧烈者，可加元胡 10g、木香 10g、陈皮 10g 行气活络止痛；湿气重者，可加茯苓 15g、苍术 15g、陈皮 10g 健脾除湿；痛处固定、夜间加重等血瘀症状较明显者，可加鸡血藤 15g、桃仁 15g、红花 6g 活血化瘀、通络止痛。

3. 风湿疡 即激素依赖性皮炎。本病是一种变态反应性皮肤病，为经外用糖皮质激素后原发皮肤疾患消失，但停用糖皮质激素后出现炎症皮损，需反复使用糖皮质激素以控制症状并逐渐加重为特征性表现的一种炎症性皮肤病。多因湿热内蕴，外感风邪，风湿热邪相搏而发病；或因禀赋不耐，毒热炽盛所致。陈彤云教授认为在激素依赖性皮炎的发病中，外因为反复、不规范使用糖皮质激素外用制剂；内因为体内湿热，感受风邪，即发为此病。临床常见原治疗部位的皮肤在长期外用糖皮质激素后，局部皮肤表面光滑，可发生鲜红色斑片或丘疹，皮纹消失，皮肤变薄呈透明状，有时可见毛细血管扩张等变化；或可见皮肤干燥、脱屑、龟裂、少许渗出、结痂；伴刺痛、灼热、肿胀感；并且伴随着外用糖皮质激素的反复使用，红斑等皮肤症状会逐渐加重。针对这些皮肤湿热症状，陈彤云教授常选用清热除湿汤加减治疗，疗效甚佳。

加减应用：若瘙痒重者，可加白鲜皮 15g、防风 10g 清热除湿、散风止痒；红斑重者，可加丹皮 15g、赤芍 15g 凉血活血；炎性红斑、丘疹明显者，可加栀子 6g、黄柏 10g、黄连 6g 清泻三焦火毒。

十五、龙胆泻肝汤

【出处】 本方出自清代汪昂《医方集解》。关于本方的出处，据《医方集解》载龙胆泻肝汤条下注称引自《太平惠民和剂局方》(以下简称《局方》)，但遍查《局方》全书并未载录；现查之有据的文献，最早为《兰室秘藏》(李东垣著)，但所载方名同药异。有人认为本方出自《医宗金鉴》，但查《医宗金鉴》所载，方凡二见：一见于《外科心法要诀》，其方引自

《外科正宗》；一见于《删补名医方论》，其方引自《医方集解》。而在《医方集解》之后的诸家多宗《医方集解》一书，故此处暂定为《医方集解》。

【组成】 龙胆草 6g、黄芩 9g、栀子 9g、白芍 9g、泽泻 12g、木通 6g、当归 3g、生地黄 9g、柴胡 6g、生甘草 6g、车前子 9g。

【用法】 水煎服，亦可制成丸剂，每服 6～9g，日 2 次，温开水送下。

【功用】 清泻肝胆实火，清利肝胆湿热。

【适用范围】

1. 肝胆实火上炎证：头痛目赤，胁痛，口苦，耳聋，耳肿，舌红苔黄，脉弦数有力。

2. 肝胆湿热下注证：阴肿，阴痒，筋痿，阴汗，小便淋浊，或妇女带下黄臭等，舌红苔黄腻，脉弦数有力。

【方剂释义】 龙胆泻肝汤为皮肤科治疗摄领疮、蛇串疮的代表方剂。本方证是由肝胆实火上炎或肝胆湿热循经下注所致。肝经绕阴器，布胁肋，连目系，入巅顶；胆经起于目内眦，布耳前后入耳中，一支入股中，绕阴部，另一支布胁肋。肝胆之火循经上炎则头部、耳目作痛，或听力失聪，旁及两胁则胁痛、伴口苦；湿热循经下注则出现阴痒、阴肿、筋痿、阴汗；舌质红，苔黄腻，脉弦数有力皆为火盛及湿热之象。方中龙胆草大苦大寒，既能泻肝胆实火，又能利肝经湿热，泻火除湿，两擅其功，切中病机，故为君药。黄芩、栀子苦寒泻火、燥湿清热，加强君药泻火除湿之力，用以为臣。湿热的主要出路，是利导下行，从膀胱渗泄，故又用渗湿泄热之泽泻、木通、车前子，导湿热从水道而去；肝乃藏血之脏，若为实火所伤，阴血亦随之消耗，且方中诸药以苦燥渗利伤阴之品居多，故用当归、生地养血滋阴，肝体阴用阳，性喜疏泄条达而恶抑郁，火邪内郁，肝胆之气不舒，骤用大剂苦寒降泄之品，既恐肝胆之气被抑，又虑折伤肝胆生发之机，故以柴胡疏畅肝胆之气，并能引诸药归于肝胆之经；甘草调和诸药，护胃安中；二药兼并佐使之用。本方的配伍特点是泻中有补，利中有滋，降中寓升，祛邪而不伤正，泻火而不伐胃，使火降热清，湿浊得利，循经所发诸症皆可相应而愈。

【临床辨治应用】 龙胆泻肝汤临床多用于治疗肝胆实火上炎或下注等肝经火热诸证。遵其主要功效是“泻肝胆实火，清下焦湿热”，缘其组方严谨，疗效显著，后世医家不仅频繁地应用于内科肝胆疾病的治疗上，还被广泛应用于内科、外科、妇科、儿科、皮肤科等多种杂病的治疗上。陈彤云教授临床常应用于摄领疮（神经性皮炎）、风湿疡（激素依赖性皮炎）、日晒伤（日光性皮炎）、湿疮（急性湿疹、皮炎）、蛇串疮（带状疱疹）等疾病。

1. 摄领疮　即神经性皮炎。又称顽癣，是皮科临床常见的一种皮肤神经功能障碍性皮肤病。皮损呈苔藓样变，无湿润化，伴阵发性剧痒为本病的特点；分限局性和播散性两种；多见于中青年，儿童极少见。本病主要诱发因素为情志因素，七情内伤，肝郁气滞，郁而化火，火热内生，伏于营血，郁蒸肌肤则发为此病。中医辨证属肝郁化火证者，其证可见皮疹初期皮损色红，表面纹理粗疏，常见抓痕、血痂，自觉剧痒；兼见心烦易怒，精神抑郁，失眠多梦，眩晕，心悸，口苦咽干，大便干；舌边尖红，苔白，脉弦数。陈彤云教授临证治以清肝泻火，利湿清热为法，常选用龙胆泻肝汤加减治疗。

加减应用：若皮损色红、情绪烦躁者，可加丹皮 15g、当归 10g、白芍 10g 清肝泻火、疏肝解郁、养血柔肝；入夜痒甚、夜卧不安者，可加丹参 10g、赤芍 10g、鸡血藤 10g、首乌藤 10g 凉血活血安神；瘙痒甚者，可加白鲜皮 15g、白蒺藜 9g 清热解毒、疏风止痒；情绪焦虑、夜寐欠安者，可加枣仁 20g、合欢花 15g 安神解郁；女阴瘙痒、带下黄浊者，可加土茯苓 10g、蛇床子 10g 清热燥湿；肛门瘙痒者，可加苦参 10g、地肤子 15g 清热止痒。

2. 蛇串疮　即带状疱疹。陈彤云教授认为龙胆泻肝汤适用于本病肝经郁热，热重于湿型，此证型多表现为红斑、丘疹，簇集分布，相互融合成片；皮损灼热疼痛，拒按；伴口苦、心烦、急躁易怒；舌质红，苔薄黄或黄厚，脉弦滑微数。本病多由情志不遂，肝郁化火，肝火外攻肌肤；方以龙胆泻肝汤加减。临床见丘疹、丘疱疹明显，伴口苦、呕恶，大便不调，小便不畅；多为湿热之邪郁积肝胆经脉，气滞湿阻，兼感毒邪所致；治以清利肝胆经湿热、解毒止痛为法；常选用龙胆泻肝汤合金铃子散加减治疗。主要药味有胆草、黄芩、生地、猪苓、泽泻、元胡、郁金、川楝子、木香等。此外，本方还可应用于带状疱疹后期，湿热未清、气滞血瘀证。此证多出现于疾病发展后期，皮损基本消退，局部仍疼痛不止，且时作刺痛；青壮年多发；伴口苦口干，大便干结；舌质暗，苔白，脉弦细。治以活血化瘀、行气止痛、清解余毒为法，常选用龙胆泻肝汤合活血散瘀汤加减治疗。主要药味有胆草、黄芩、生地、猪苓、泽泻、鸡血藤、鬼箭羽、桃仁、红花、元胡、川楝子、金银藤等。

加减应用：若病发于头面部者，可加川芎 10g、菊花 15g、薄荷 10g 以疏散肝经风热；发于胸胁部伴纳差者，可加瓜蒌 15g、丝瓜络 10g、桔梗 10g、白芍 10g、陈皮 10g 以疏肝和胃；发于下肢、水疱密集、皮损灼痛拒按、伴小便短少、黄赤者，可加牛膝 10g、黄柏 10g、车前草 10g、六一散 10g 以清利下焦湿热；大便秘结者，可加川大黄 6g 以泻热通便、活血止痛；若见暗红斑片、上布血疱甚至有坏死结痂者，可加白茅根 15g、赤芍 10g、丹皮 10g、板蓝根 10g 以凉血解毒；若红斑基础上多发脓疱者，可加金银花 15g、连翘 15g、蒲公英 6g 以清热利湿解毒；若病久缠绵不愈者，可加伸筋草 15g、路路通 10g、丝瓜络 15g、地龙 6g 以入络搜邪外出、理气止痛。

3. 风湿疡　即激素依赖性皮炎。本病是一种经外用糖皮质激素后原发皮肤疾患消失，但停用糖皮质激素后出现原发皮损加重、需反复使用糖皮质激素以控制症状，皮损、病情均逐渐加重为特征性表现的红斑性皮肤病。其病因可因肝胆湿热，外感风邪火毒，湿热火毒相搏而发病。陈彤云教授认为本病除外用糖皮质激素制剂的主要致病原因外，患者素体热盛，肝胆经蕴热成毒，致火毒炽盛的内因也十分重要。临床常见原治疗部位的皮肤伴随着外用糖皮质激素的时间长短，红斑、丘疹，甚至小脓疱等皮损表现、灼热瘙痒症状会逐渐加重，且伴见精神烦躁、心烦易怒、失眠多梦、口苦咽干、大便干；舌边尖红，苔白，脉弦数。针对这些肝胆湿热、火毒炽盛症状，陈彤云教授常选用龙胆泻肝汤加减治疗。主要药味有胆草、黄芩、生地、车前草、泽泻、柴胡、丹皮、赤芍等。

加减应用：若红肿明显者，可加白茅根 30g、大青叶 15g 清营凉血、活血解毒；瘙痒重者，可加白鲜皮 15g、防风 10g 清热除湿、散风止痒；大便秘结者，可加大黄 10g 泻热润肠通便。

4. 湿疮　即湿疹。湿疹是一种常见的过敏性炎性皮肤病，其特征为皮疹具有多形性，易于渗出，自觉瘙痒，常对称分布和反复发作。本病常因肝胆火盛，又因饮食失节或过食腥发动风之品，火毒湿热搏结，充于腠理，浸淫肌肤，发为本病。本病之肝胆湿热型临床表现多为急性起病，病程短，局部皮肤潮红焮热，继而粟疹成片或水疱密集，渗液流滋，瘙痒不止，又伴身热、口渴、脾气急躁、心烦、大便秘结、小便短赤之症，舌质红，苔薄白或黄，脉弦滑或弦数。陈彤云教授临床常选用龙胆泻肝汤治疗急性肝胆湿热型湿疹，主要药味有胆草、黄芩、生地、车前草、泽泻、柴胡、茵陈、知母等。

加减应用：若瘙痒明显者，可加白鲜皮 10g、苦参 10g 清热燥湿解毒；大便秘结者，可加大黄 10g 泻热润肠通便；小便黄赤者，可加灯心草 3g、淡竹叶 9g 利尿泻火；若热象明显、身热口渴者，可加生石膏 15g 清热泻火止渴；若渗出明显者，可加生白术 15g、苍术 10g、茯苓 15g 健脾燥湿。

5. 日晒疮　即日光性皮炎。日晒疮是一种因日光照射而引起的急性炎症性皮肤病，以日晒后暴露部位皮肤出现红斑、水疱或多形性皮损，自觉灼热、瘙痒，并有明显的季节性为临床特征。本病总因禀赋不耐，腠理不密，日光暴晒所致。先天禀赋不耐，腠理失去其防卫之功能，以致不能耐受阳光照射，毒热之邪郁于肌肤，不得外泄而发病。盛夏暴晒，毒热夹湿，蕴蒸肌肤，可出现红斑、丘疹、甚至水疱，且自感灼热、瘙痒、刺痛。陈彤云教授认为本病的病因病机为肝胆火毒炽盛，火淫之邪燔灼炎上，易伤及人体上焦头面，而日光侵袭人体，多以人体暴露于阳光的头面居多，体内肝胆火淫及体外光毒交加于人体，和而发为日晒疮。临床常选用龙胆泻肝汤加减治疗，主要药味有胆草、黄芩、生地、车前草、泽泻、丹皮、青蒿、栀子等。

加减应用：若局部皮肤灼热、疼痛明显者，可加白茅根 15g、生石膏 15g、丹皮 10g、金银花 10g、连翘 10g 清热凉血解毒；若局部有水疱、渗液明显者，可加薏苡仁 20g、六一散 15g 利水除湿；热盛伤阴口渴者，可加玄参 10g、石斛 10g、南北沙参各 10g 滋阴清热。

十六、大承气汤

【出处】 本方出自东汉张仲景《伤寒论》。

【组成】 大黄 12g、厚朴 24g、枳实 12g、芒硝 9g。

【用法】　水煎服，先煎厚朴、枳实，后下大黄，芒硝溶服。

【功用】　峻下热结。

【适用范围】

1. 阳明腑实证：大便不通，频转矢气，脘腹痞满，腹痛拒按，按之则硬，甚或潮热谵语，手足濈然汗出，舌苔黄燥起刺，或焦黑燥裂，脉沉实。

2. 热结旁流证：下利清水，色纯青，其气臭秽，脐腹疼痛，按之坚硬有块，口干舌燥，脉滑实。

【方剂释义】　大承气汤为皮肤科治疗粉刺阳明腑实证的代表方剂。阳明腑实证为伤寒之邪传阳明之腑，入里化热，与肠中燥屎相结而成的里实热证，由于实热与积滞互结，浊气填塞，腑气不通，故大便秘结，频转矢气，脘腹痞满疼痛；里热消灼津液，糟粕结聚，燥粪积于肠中，故腹痛硬满而拒按；热邪盛于里，上扰心神，故见谵语；四肢禀气于阳明，阳明里热炽盛，蒸迫津液外泄，则手足濈然汗出；热盛伤津，燥实内结，故见舌苔黄燥，甚或焦黑起刺，脉沉实。热结旁流证因里热炽盛，燥屎结于肠中不得出，但自利清水，色青而臭秽不可闻，并见脐腹部疼痛，按之坚硬有块；热灼津液，阴精大伤，不能上承，故口燥咽干，舌苔焦黄燥裂；若实热积滞，闭阻于内，阳气受遏，不得达于四肢，则可见热厥之证；热盛于里，阴液大伤，筋脉失养，则可出现抽搐，甚至胸满口噤，卧不着席，脚挛急之痉病；如邪热内扰，则见神昏，甚至发狂；上述诸证，症状虽异，病机则同，皆由实热积滞、内结肠胃、热盛而津液大伤所致。此时宜急下实热燥结，以存阴救阴，即“釜底抽薪，急下存阴”之法。方中大黄泻热通便，荡涤肠胃为君药。芒硝助大黄泻热通便，并能软坚润燥为臣药。君臣二药相须为用，峻下热结之力甚强。积滞内阻，则腑气不通，故以厚朴、枳实行气散结，消痞除满，并助芒硝、大黄推荡积滞以加速热结之排泄，共为佐使。四药相合，共奏峻下热结之功。本方峻下热结，承顺胃气之下行，故名“大承气”。

【临床辨治应用】 大承气汤临床应用以痞、满、燥、实四主症及舌红苔黄，脉沉实为辨证要点。陈彤云教授临床常用本方治疗粉刺（寻常痤疮）之肺胃积热证者，以及某些皮肤病如酒渣鼻（玫瑰痤疮）、摄领疮（神经性皮炎）等兼见阳明腑实证者。

1. 粉刺 即寻常痤疮。是一种毛囊皮脂腺的慢性炎症性疾病，以皮肤出现散在性粉刺、丘疹、脓疱、结节、囊肿及瘢痕等损害，伴皮脂溢出为临床特征；青春期男女多发。寻常痤疮的发生多由内热炽盛，外受风邪。临床表现为颜面密集毛囊性丘疹、脓丘疹、结节、囊肿；面部皮肤油脂分泌旺盛；伴口干舌燥、口腔异味，大便秘结或数日不通；舌质红，苔白或腻，脉弦滑。陈彤云教授认为青年人阳热偏盛，如若过食辛辣、油腻之品，湿热内生，结于肠腑，则可见大便秘结；郁而化热，阻滞经络，凝滞肌肤而发病。治以通腑泻热，解毒除湿为法，常选用大承气汤合枇杷清肺饮加减。主要药味有大黄、芒硝、枳实、厚朴、枇杷叶、桑白皮、黄芩、野菊花、生槐花、赤芍等。

加减应用：若伴腹胀、舌苔厚腻者，可加山楂 10g、鸡内金 10g 行气消食、下气除满；皮疹色暗红、结节囊肿多发等血瘀较重者，可加鸡血藤 15g、桃仁 6g 活血化瘀；若结节难消者，可加皂刺、三棱、莪术各 10g 活血化瘀、软坚散结。

2. 酒渣鼻 即玫瑰痤疮。是一种好发于颜面中部，皮损特征为皮肤潮红，伴发丘疹、脓疱及毛细血管扩张的皮肤附属器疾病，多发于中年人。本病的病因病机多因饮食不节，肺胃积热上蒸，复感风邪，血瘀湿热凝结；又因现代生活水平提高，普遍多食肥甘厚味，又兼饮酒无度，加剧胃火；外发于颜面而致病。临床中不少患者除鼻头、双颊面色潮红，出现红斑、丘疹外，常兼有口苦、尿黄、大便秘结、舌苔黄厚腻等胃火炽盛，腑气不通的表现，故陈彤云教授在治疗此病兼见阳明腑实之证者，常选用凉血五花汤合大承气汤治疗。主要药物有大黄、枳实、厚朴、生槐花、赤芍、红花、鸡冠花、野菊花等。

加减应用：若皮损红斑明显者，可加丹皮 15g、白茅根 15g 凉血消斑；若脓疱严重者，可加蒲公英 15g、连翘 10g 清热解毒散结；若鼻赘形成者，可加夏枯草 15g、鬼箭羽 10g、皂刺 10g 软坚散结。

3. 摄领疮　即神经性皮炎。本病是皮科临床常见的一种皮肤神经功能障碍性疾病。皮损呈苔藓样变，无湿润化，伴阵发性剧痒为本病的特点。本病主要诱发因素为情志因素，七情内伤，肝郁气滞，郁而化火，火热内生，伏于营血，郁蒸肌肤则发为此病。证型中因肝郁化火，肝火横逆脾胃，出现口苦咽干，心烦易怒，失眠，头晕，小便短赤，大便秘结等胃火炽盛之象；舌边尖红，苔白，脉弦数。陈彤云教授临证常选用丹栀逍遥散合大承气汤加减治疗，其中丹栀逍遥清肝火、大承气汤清泻阳明胃热；主要药味有柴胡、丹皮、栀子、大黄、枳实、厚朴、龙胆草、生地、白芍、当归等。

加减应用：若入夜痒甚、夜卧不安者，可加首乌藤 15g、钩藤 10g、鸡血藤 10g 凉血活血安神；瘙痒剧烈者，可加白蒺藜 9g、全虫 5g、皂刺 10g 祛风止痒；若搔抓无度、局部少许渗液者，可加苦参 10g、白鲜皮 15g 利湿止痒。

十七、五味消毒饮

【出处】　本方出自清代吴谦《医宗金鉴》。

【组成】　金银花 20g、野菊花 15g、蒲公英 15g、紫花地丁 15g、紫背天葵子 15g。

【用法】 水一盅，煎八分，加无灰酒半盅，再滚二三沸时，热服，被盖出汗为度。

【功用】 清热解毒，消散疔疮。

【适用范围】 疔疮初期，发热恶寒，疮形如粟，坚硬根深，状如铁钉，以及疮疡疖肿，红肿热痛，舌红苔黄，脉数。

【方剂释义】 五味消毒饮为皮肤科治疗黄水疮、下肢流火、疔毒、痈疮之代表方剂。方中金银花清热解毒、消散痈肿为君；紫花地丁、紫背天葵为治疔毒要药，功可清热解毒、凉血消肿散结为臣药；蒲公英、野菊花清热解毒、消散痈肿为佐；少加酒以通血脉为使，有利于痈肿疔毒之消散。各药合用，共奏清热解毒、散结消肿之功。

【临床辨治应用】 本方为治疗疖疔疮痈之有效方剂。对局部出现红肿热痛，外用及内服均可。且本方也常治疗外科急性感染，如急性乳腺炎、蜂窝组织炎等。陈彤云教授应用本方治疗感染性皮肤病，如黄水疮（脓疱疮）、流火（丹毒）等，或有其他皮肤病皮损继发感染者。

1. 黄水疮　即脓疱疮。是一种常见的化脓性、传染性皮肤病。其脓疱破后滋流黄水，故中医称为“黄水疮”。临床以脓疱、脓痂、自觉瘙痒为主要特征；多发于儿童；夏秋季节高发。陈彤云教授认为本病多因夏秋季气候炎热，暑湿交蒸，热毒外侵而发病。本病热毒炽盛证见脓疱密集，色黄，周围有红晕，破溃后糜烂面鲜红；伴瘙痒；舌质红，苔黄腻，脉数。治以清热利湿、凉血解毒为法，常选用五味消毒饮加减治疗。

加减应用：若暑气重者，可加荷叶 10g、佩兰 10g、青蒿 10g 清热解暑；湿气重者，可加萆薢 15g、泽泻 10g、苍术 6g 清利湿热；小便短赤者，可加灯心草 10g、竹叶 6g 清心火。

2. 流火　即下肢丹毒。是溶血性链球菌引起的皮肤及皮下组织的急性炎症，临床常伴有恶寒、发热等全身不适症状。本病多因血分有热，火毒侵犯肌肤；或因破伤染毒而发；兼感湿邪，郁蒸血分。陈彤云教授常用此方治疗丹毒合并感染者，临床症见皮损局部红肿热痛明显，严重者皮疹上可见破溃的水疱或血疱；并可伴有头痛，厌食，烦躁，口渴，便干溲赤等症状；舌红苔黄腻，脉浮数。治以清热凉血解毒为法。主要药味有地丁、蒲公英、大青叶、丹皮、双花、野菊花、板蓝根等，其中双花、野菊花、蒲公英、紫花地丁等药均为清热解毒药，能够有效抑制湿毒感染。

加减应用：若肿胀严重者，可加防己 10g、赤小豆 15g、鸡血藤 10g 利水消肿通络；热毒炽盛、阳明腑实、大便不通者，可加生大黄 6g、芒硝 3g 泻热通便；热盛伤阴者，可加玄参 10g、麦冬 10g、石斛 10g 清热养阴。

十八、甘麦大枣汤

【出处】 本方出自东汉张仲景《金匮要略》。

【组成】 甘草 9g、小麦 15g、大枣 10 枚。

【用法】 上三味加水适量，小火煎煮，取煎液二次，混匀。早晚温服。

【功用】 养心安神，和中缓急。

【适用范围】 脏躁。主治精神恍惚，悲伤欲哭，不能自主，心中烦乱，睡眠不安，甚至言行失常，呵欠频作。舌淡红苔少，脉细略数。

【方剂释义】 甘麦大枣汤为皮肤科治疗油风、黧黑斑、白驳风伴见脏躁证者的代表方剂。本方重用小麦味甘性微寒，归心经，《本草纲目》云“益气除热，止自汗盗汗，骨蒸劳热，妇人劳热”，补心养肝，除烦安神，和肝阴之客热而养心液，且有消烦利溲止汗之功，故以为君；甘草甘平，归心、肺、脾、胃经，《名医别录》云“温中下气，烦满短气，伤脏咳嗽”，泻心火而和胃，故以为臣；大枣甘温，归脾、胃、心经，《名医别录》云“补中益气，强力，除烦闷”，调胃而利其上壅之燥，故以为佐。此三药均味甘，合用可共奏甘润平补，养心调肝之功效。

【临床辨治应用】 本方主治心阴不足、肝气失和之脏躁、精神恍惚、喜悲伤欲哭等证。陈彤云教授临床每遇女性患者，情志烦乱、精神忧郁、喜怒不定；或因患病而精神忧郁、情志低落、烦躁泪流者；或有情绪激动、怨怒气冲者，且这些情志因素会加重、影响本病的治疗，甚至成为某些皮肤疾病的病因或诱因时，常选用本方辅助治疗，以期改善因睡眠障碍、情绪不佳引起或加重的皮肤病症状。

1. 油风 即斑秃。是指突然发生的非炎症性、非瘢痕性的片状脱发。多因心脾气虚、肝肾不足以及情志不遂引起气血瘀滞而发病。陈彤云教授认为本病病因中情志不遂尤为重要，患者多有情志因素，导致气机逆乱，气血运行失常，久则瘀滞不通，发失所养，故见脱落。因此在治疗中注意调节患者的情志，常选用甘麦大枣汤加减以调畅气机，兼以养血活血、祛瘀通络之法，使患者情志调和、气血充盈、毛发再生而病自愈。

加减应用：若气血不足明显者，可加当归 10g、川芎 6g、熟地 10g、白芍 10g，取四物汤之意补养气血；烦闷、胁肋胀痛等肝郁气滞症状严重者，可加柴胡 6g、当归 6g、白芍 10g、茯苓 10g、白术 10g、甘草 6g、薄荷 6g，取逍遥散之意疏肝解郁。

2. 黧黑斑 即黄褐斑。是发生于颜面部的局限性黄褐色或淡褐色皮肤色素沉着斑，又称“肝斑”。本病男女均可发生，但中青年妇女多见。因中青年妇女易出现七情内伤，忧思抑郁，致肝失条达，肝郁气滞，郁久化热则灼伤阴血，致使颜面气血失和则发为此病。陈彤云教授临床遇本病伴见情志抑郁、睡眠不安、肝气郁结者，常选用甘麦大枣汤辅助治疗，以调情志、安睡眠。

加减应用：若兼有脾虚神疲、纳差者，可加茯神 15g、白术 10g 健脾安神；若兼有肾阴亏虚之五心烦热者，可加知母 10g、黄柏 10g、生地 15g、山茱萸 10g 滋肾阴、清虚热。

3. 白驳风　即白癜风。是一种原发性的局限性或泛发性皮肤色素脱失症。以皮肤出现颜色减退、变白斑片，境界鲜明，无自觉症状为临床特征。本病多因气血失和、瘀血阻滞经络或肝肾不足而发病。陈彤云教授认为七情内伤可使气机逆乱，气血违和，卫外不固，此时风邪袭于肌表则可发为本病，每遇辨证属情志不遂导致气血失和之证者，常选用甘麦大枣汤加减治疗，使情志条达，则气血和、营卫固，白斑消。

加减应用：若病程日久、瘀血阻滞经络者，可加桃仁 10g、红花 10g、赤芍 10g 活血通络；湿热内蕴、皮损日晒后加重者，可加黄芩 10g、茵陈 15g 清利湿热；若腰膝酸软等肝肾不足证者，可加熟地 10g、山萸肉 10g、山药 15g、茯苓 15g、丹皮 10g、泽泻 10g，取六味地黄丸之意补肝肾之阴。

十九、左金丸

【出处】 本方出自元代朱丹溪《丹溪心法》。

【组成】 黄连 180g、吴茱萸 30g。

【用法】 为末，水泛为丸，每服 2～3g，温开水送服。亦可作汤剂，用量参考原方比例酌定。

【功用】 清泻肝火，降逆止呕。

【适用范围】 肝火犯胃证。胁肋疼痛，嘈杂吞酸，呕吐口苦，舌红苔黄，脉弦数。

【方剂释义】 左金丸为皮肤科治疗酒渣鼻、蛇串疮肝火犯胃证常用方剂。本方证是由肝郁化火，横逆犯胃，肝胃不和所致。肝之经脉布于胁肋，肝经自病则胁肋胀痛；横逆犯胃则胃失和降，故嘈杂吞酸、呕吐口苦；舌红苔黄，脉象弦数乃肝经火郁之候。《素问·至真要大论》云“诸逆冲上，皆属于火”、“诸呕吐酸，暴注下迫，皆属于热”，火热当清，气逆当降，故治宜清泻肝火为主，兼以降逆止呕。方中重用黄连为君，清泻肝火，使肝火得清，自不横逆犯胃；亦善清泻胃热，胃火降则其气自和，一药而两清肝胃，标本兼顾。然气郁化火之证，纯用大苦大寒之品，既恐郁结不开，又虑折伤中阳，故少佐辛热之吴茱萸，一者疏肝解郁，以使肝气条达，郁结得开；一者反佐以制黄连之寒，使泻火而无凉遏之弊；一者取其下气之用，以和胃降逆；一者可引领黄连入肝经；如此一味而功兼四用，以为佐使。二药合用，共收清泻肝火，降逆止呕之效。本方的配伍特点是辛开苦降，肝胃同治，泻火而不至凉遏，降逆而不碍火郁，相反相成，使肝火得清，胃气得降，则诸症自愈。

【临床辨治应用】 本方主治肝火犯胃、肝胃不和之证，临床症见呕吐吞酸、胁痛口苦、舌红苔黄、脉弦数。陈彤云教授认为本方为清肝降火之剂，临床每遇皮肤病患者兼有口苦、吞酸、嘈杂、嗳气之症者，常选用本方加减治疗，如酒渣鼻（玫瑰痤疮）、蛇串疮（带状疱疹）等病。

1. 酒渣鼻　即玫瑰痤疮。是一种发于颜面中部的慢性炎症性皮肤病。本病的病因病机多为肺胃热盛、气滞血瘀，又因现代人生活、工作压力大，常伴有肝火旺盛之证，肝火旺盛可横逆犯胃，更加剧胃火。临床中不少患者除鼻头、双颊面色潮红、丘疹外，还可兼有胃肠症状如反酸、嘈杂、胃胀满等，故陈彤云教授在治疗此病时，若见上述肝火旺盛横逆犯胃之证时，必以左金丸佐治。

加减应用：若皮损红斑、肿胀明显者，可加丹皮 10g、赤芍 15g 凉血消斑；皮损以结节、丘疹为主者，可加生牡蛎 15g、夏枯草 15g 软坚散结。

2. 蛇串疮　即带状疱疹。本病属急性病毒性皮肤病。多由情志不遂，气滞肝郁日久，化热化火，久之耗伤肝阴；或素体肝肾阴虚，复感外邪；或病初用药过于苦寒，化燥伤阴，均可导致肝阴不足而致病。本病初期多为肝胆热盛，气滞湿阻，后期火热伤阴、余热未清时常出现皮疹消退但局部刺痛，口苦，口渴，胃中嘈杂，情志不舒症状，治以疏肝养血，兼清余热。常选用逍遥散合左金丸加减治疗，在滋阴补血以养肝的基础上，合用吴茱萸、黄连以疏调气机、通络止痛，从而达到标本兼治的功效。

加减应用：若肝气不舒者，可加青皮 9g、川楝子 9g 疏肝理气；疼痛夜不能眠者，可加首乌藤 15g、路路通 15g 通络止痛。

二十、金匮肾气丸

【出处】 本方出自东汉张仲景《金匮要略》。

【组成】 干地黄 24g、薯蓣（即山药）12g、山茱萸 12g、泽泻 9g、茯苓 9g、牡丹皮 9g、桂枝 3g、附子（炮）3g。

【用法】 上为细末，炼蜜和丸，如梧桐子大，每服 15 丸 (6g)，用酒送下，每日 2 次。现代用法：每服 9g，每日 2～3 次，温开水或淡盐汤送下。浓缩丸：每服 8 粒，每日 2～3 次，温开水或淡盐汤送服。或作汤剂，用量按原方比例酌减。

【功用】 补肾助阳。

【适用范围】 肾阳不足证。腰酸脚软，下半身常有冷感，少腹拘急，小便不利或频数，夜尿增多，阳痿早泄，舌质淡胖，尺脉沉细；以及痰饮喘咳，水肿脚气，消渴，妊娠小便不通等。

【方剂释义】 本方主治肾阳不足所致诸证。腰为肾府，肾为先天之本，中寓命门之火。命门真阳即肾间动气，《难经·八难》说："此五脏六腑之本，十二经脉之根，呼吸之门，三焦之原"。方中重用干地黄滋阴补肾为君药。臣以山茱萸、山药补肝脾而益精血；加以附子、桂枝之辛热，助命门以温阳化气。君臣相伍，补肾填精，温肾助阳，乃阴中求阳之治。从用量分析，补肾药居多，温阳药较轻，其立方之旨，又在微微生火，鼓舞肾气，取"少火生气"之义，而非峻补。又配泽泻、茯苓利水渗湿泄浊；丹皮清泄肝火；三药于补中寓泻，使邪去则补乃得力，并防滋阴药之腻滞。诸药合用，温而不燥，滋而不腻，助阳之弱以化水，滋阴之虚以生气，使肾阳振奋，气化复常，则诸证自除。本方配伍特点有二：一为补阳与补阴配伍，阴阳并补，而以补阳为主；二为滋阴之中配入少量桂、附以温阳，目的在于阴中求阳，少火生气，故方名"肾气"。

【临床辨治应用】 金匮肾气丸应用于肾阳不足证，临床可见腰痛脚软，身半以下常有冷感，小便不利或小便反多，少腹拘急不舒，或消渴、水肿、痰饮、脚气，以及转胞等。陈彤云教授应用本方，主要用于黧黑斑（黄褐斑）、四肢逆冷（雷诺病）、黧黑（黑变病）、瘾疹（寒冷性荨麻疹）。

1. 黧黑斑　即黄褐斑。本病多见于女性，好发于前额、面颊、口周及鼻背，呈对称性淡褐色至深褐色斑。陈彤云教授认为本病在脏主要是肝、脾、肾三脏功能失调；在气血则主要是受肝、脾、肾脏腑功能失调影响导致的气血瘀滞或运行滞涩而成斑。若因肾元阳亏虚，命门火衰，不能鼓动精血周流上承，面颊不得精血荣养，血滞为瘀而生黑斑，外显肾脏本色之证，陈彤云教授认为其本在肾亏阳虚，其标在气郁血瘀，即所谓"治斑不离血"，用药方面特别强调活血化瘀，治以补益元阳，活血化瘀之法，常选用金匮肾气丸合二仙汤加减治疗。主要药味有熟地、山药、山茱萸、泽泻、茯苓、丹皮、桂枝、仙茅、仙灵脾、巴戟天、细辛、当归、川芎、白芍、红花、泽兰等，其中金匮肾气丸诸药温补肾阳；巴戟天、细辛等温肾助阳、鼓动阳气；当归、川芎、白芍、红花、泽兰等养血活血、祛瘀生新，从而温肾助阳，祛瘀而斑除。

加减应用：若伴有月经不调者，可加益母草 15g、柴胡 10g 以疏肝活血；伴有痛经者，可加三七粉 3g 以活血祛瘀；乳房胀痛者，可加荔枝核 10g、香附 6g 行气止痛。

2. 四肢逆冷　即雷诺病。本病由寒冷或情绪波动引起肢端细小动脉痉挛而出现以阵发性皮肤苍白、发绀、潮红，伴刺痛、麻木感、并在温暖后诸症恢复正常。陈彤云教授认为本病多因脾肾阳虚，或气血两虚，兼感寒邪，阳气衰微不能温煦四肢而发，临床伴有全身畏寒无力，舌质淡，苔薄白，脉弦滑者多属脾肾阳虚，治以脾肾双补，常选用金匮肾气丸加健脾益气药物治疗。主要药味有黄芪、党参、白术、熟地、山药、山茱萸、茯苓、附子、桂枝、当归、白芍、延胡索等，其中熟地、山药、山茱萸温补肾阳；黄芪、党参、白术、茯苓益气健脾以助阳气温煦四肢、培补脾肾之阳以温煦血脉、生化气血；当归、白芍、桂枝、延胡索等温经活血、通络止痛。本方经过化裁也常用于硬皮病及硬化斑的治疗。

加减应用：若疼痛甚者，可加大附子剂量至 10～30g、桂枝 10～15g，并加入干姜 6～10g、鸡血藤 15～30g 以温经活血止痛；便秘者，可加肉苁蓉 10g、麻仁 10g 以润肠通便。

3. 黧黑　即黑变病。本病原因不清，好发于前额、面部、颈，亦可波及胸、上肢，为弥漫性、青灰色或蓝灰黑色色素沉着斑，境界不清，表面光滑，无鳞屑。陈彤云教授认为本病多责之于肝、脾、肾三脏。起病多由情志不遂，肝气不舒，气机逆乱，气血瘀滞聚而成斑；或由劳倦所伤，饮食不节，思虑伤脾，气血生化失源，气虚血亏，运行不畅聚而成斑；或由肾阳亏虚，五脏失于温煦，肌肤失于濡养，寒凝气滞血瘀而成斑。陈彤云教授认为本病病程日久，顽固难愈，还应考虑“久病入络”的病机，正如《灵枢·脉度》中指出的“经脉为里，支而横出者为络，络之别出者为孙”，张介宾认为“表里之气，由络以通，故以通营卫者”，络脉系统具有沟通机体内外，调节气血、津液、营卫，保持平衡状态的功能，“久病入络”，是日久气血痰毒聚集在皮之络脉，痰瘀并阻，积久郁毒，伤及络脉，形成虚滞、瘀阻、毒损脉络的病理变化。络病在皮，病在络，非虫蚁之品不能剔也。因此，治疗中除了补虚、活血化瘀、解毒之外，常常加入虫类药味以达“以络治络”，祛邪通络之意。其中肾阳不足证者可常选用金匮肾气丸加减治疗，主要药味有熟地、山药、山茱萸、泽泻、茯苓、附子、桂枝、僵蚕等，方中常重用附子、肉桂以温补肾阳，正所谓“益火之源，以消阴翳”；或配以成药大黄䗪虫丸以祛邪通络。

加减应用：若斑色黧黑较重、或伴有畏寒、肢冷者，可加大附子用量10～20g、桂枝10～15g以温补肾阳、温通经脉；月经量少者，可加当归10g、川芎10g、白芍10g以养血补血。

4. 瘾疹　即荨麻疹。这里特指寒冷性荨麻疹。荨麻疹是皮肤黏膜反复发生的一种限局性、一过性水肿反应，表现为大小不等、或深或浅的红色或瓷白色风团或抓痕隆起，不久可自行消退而不留痕迹。寒冷性荨麻疹风团色淡或白；遇冷加重、得暖则减，或晨起时明显；恶风寒，无汗或自汗；舌质淡，苔薄白，脉沉或缓。陈彤云教授认为本病乃腠理不密，风携寒邪侵袭人体，故见白色风团、遇冷加重、得暖则减；晨起，阳气尚未充盈于外，更易受到风邪侵袭，故晨起诸症明显；风盛则痒，故见瘙痒；卫阳不振，其人恶风寒，风寒怫郁而无汗，或腠理失固毛孔开泄而自汗出。若本为肾阳虚之人，复感风寒邪气，则畏寒肢冷明显，并伴有少腹拘急，小便不利或频数，夜尿增多，阳痿早泄等，治以补肾助阳、疏风止痒。主要药味有地黄、山药、山茱萸、茯苓、桂枝、附子、黄芪、防风、白术等。其中地黄、山药、山茱萸、桂枝、附子温肾助阳；黄芪、防风、白术益气固表。

加减应用：若遇寒加重者，可加入麻黄 6g、杏仁 10g、白鲜皮 10g 疏风散寒；病程日久反复不愈者，可加乌梅 10g 酸涩收敛、甘草 6g 甘缓和中，两药相配可防宣散太过而耗散卫气，又可酸甘化阴反佐芪、术之温燥。

二十一、玉屏风散

【出处】 本方出自元代朱丹溪《丹溪心法》。

【组成】 防风一两（6g）、黄芪（蜜炙）、白术各二两（各 12g）。

【用法】 上㕮咀，每服三钱（9g），用水一盏半，加大枣一枚，煎至七分，去滓，食后热服。

【功用】 益气固表止汗。

【适用范围】 表虚自汗。汗出恶风，面色㿠白，舌淡苔薄白，脉浮虚。亦治虚人腠理不固，易于感冒。

【方剂释义】 本方主治卫气虚弱，不能固表所致诸证。表虚腠理不密，则易为风邪所袭，卫虚失固，营阴不能内守，津液外泄，则自汗恶风。治宜益气扶正，固表止汗。方中黄芪甘、温，内可大补脾肺之气，外可固表止汗，为君药；白术健脾益气，助黄芪以加强益气固表之力，为臣药；两药合用，使气旺表实，则汗不外泄，邪亦不易内侵。佐以防风，善走表而祛风邪，与黄芪、白术合用则扶正为主，兼以祛邪。本方配伍特别之处在于以补气固表药为主，配伍小量祛风解表之品，使补中寓散。其中黄芪得防风，则固表而不留邪；防风得黄芪，则祛邪而不伤正，两者相畏而相使。

【临床辨治应用】 玉屏风散常用于卫气虚弱，腠理不固所致表虚自汗，或体虚易于感冒者，用之有益气固表，扶正祛邪之功。方名玉屏风者，即是根据其功用有似御风的屏障，而又珍贵如玉之意。陈彤云教授常用此方治疗瘾疹（荨麻疹）。

瘾疹　即荨麻疹。这里多指慢性荨麻疹，本病多由风邪怫郁肌表，日久导致卫气耗散，既不能御风于外，又无力祛邪外出。若风邪稽留，卫气不宣，营血不布；或病程日久，耗伤阴血，则阴阳失调，气血失和则发病。临床可见风团时起时消，缠绵难愈；团遇冷、遇热或夹湿或压迫、搔抓即发，发无定时；舌质淡，苔薄白，脉沉缓。陈彤云教授认为慢性病史或产后发病者，多有气血失和或素体卫气不足，治以益气固表、调和气血、疏风散邪为法，本方功专固表，兼以祛风，故常以玉屏风合麻黄连翘赤小豆或当归饮子加减治疗。其中产后发病多为产后腠理不固，血虚受风，风邪入里，气血运行不畅所致。临床可见风团色淡红；遇风、遇冷加重，得温则减；恶寒畏风，舌质淡，苔薄白，脉细。治以补气养血、益气固表为法，常用玉屏风合四物汤加减治疗。若素体卫气不足之人，平素易于外感，兼感风寒、风热或风湿，则邪郁腠理而发病。临床可见风团色可红、可淡、可白，均遇风加重；伴有遇风流涕、打喷嚏等；舌质淡红，苔白，脉细。治以益气固表、宣散风寒、疏风清热或散风除湿，玉屏风主之。

加减应用：若皮损夜间加重、伴有潮热盗汗者，可加生地10～15g、地骨皮15g、白薇10g以清虚热；伴有腹痛腹泻者，可加茯苓10g、白芍10g、党参10g以健脾、缓肝止泻。

二十二、二　至　丸

【出处】 本方出自清代汪昂《医方集解》。

【组成】 女贞子（蒸）500g、墨旱莲 500g。

【用法】 煎服，或制成丸药口服每日 6～12g。以上二味，女贞子粉碎成细粉，过筛；墨旱莲加水煎煮二次，每次 1 小时，合并煎液，滤过，滤液浓缩至适量，加炼蜜 60g 及水适量，与上述粉末泛丸，干燥，即得。

【功用】 补益肝肾，滋阴止血。

【适用范围】 用于肝肾阴虚，眩晕耳鸣，咽干鼻燥，腰膝酸痛。

【方剂释义】 本方主治肝肾阴虚所致诸证。女贞子甘、苦，凉；归肝、肾经；少阴之精，隆冬不凋，其色青黑，益肝补肾，功能滋补肝肾，乌须明目；可用于肝肾阴虚所致头晕目眩，耳鸣，目暗不明，腰膝酸软，面斑，须发早白等。墨旱莲甘、酸，寒；归肝、肾经；汁黑入肾补精，故能益下而荣上，强阴而黑发也；功能滋补肝肾，凉血止血；可用于肝肾阴虚所致的头昏目眩，牙齿松动，须发早白，骨蒸潮热，目暗不明等症。二药合用更能滋肾水之阴，功专滋补肝肾之阴，乌发明目、止头昏目眩。

【临床辨治应用】 本方常用于治疗肝肾阴虚、阴血不足所引起的头晕目眩，耳鸣，目暗不明，腰膝酸软，面斑，须发早白等症。陈彤云教授常用于治疗阴疮（外阴白斑）、白发（须发早白）、油风（斑秃）等病证。

1. 油风　即斑秃。是一种以青年人为多见的头发突然成片脱落，局部皮肤正常，自觉症状不明显的常见皮肤病。本病可发生于任何年龄，可由肝郁血瘀、气血两虚、肝肾不足等原因造成。陈彤云教授认为本病中肝肾不足证临床多见，患者平均年龄在 40 岁以上；平素头发焦黄或花白；发病时头发常以均匀的方式大片脱落，病情严重时还会相继出现眉毛、阴毛、腋毛乃至睫毛等毳毛的脱落；伴有头晕，目眩，耳鸣，五心烦热，腰膝酸软，夜寐不安等症状；舌质淡红，苔少或剥苔，脉沉细。治疗以滋补肝肾、养血祛风生发为法，常用二至丸合神应养真丹或七宝美髯丹加减治疗。主要药味有女贞子、旱莲草、熟地、枸杞子、菟丝子、桑椹、生黄芪、当归、白芍、首乌藤、羌活、天麻、川芎，其中女贞子、旱莲草、熟地、枸杞子、菟丝子、桑椹滋阴补肾以生发；生黄芪、当归、白芍、首乌藤益气养血柔肝；羌活、天麻、川芎祛风活血。

加减应用：若心悸失眠者，可加酸枣仁 30g、知母 10g、茯苓 10g、远志 10g、珍珠母 30g 以养心安神；大便干者，可加大熟地用量 30g 以通便；五心烦热者，可去熟地、加生地 30g 以滋肾阴清虚热。

2. 白发　即须发早白。是一种青少年或中年头发、胡须过早变白的病证。白发的出现一般先是偶然见到数根，以后数量逐渐增多，或黑发色变灰淡，再由灰淡变为灰白，甚则头发全部变白；一般多无自觉症状。本病多由素体先天异禀、肝肾不足，或营血虚热、肝气郁滞等原因造成。《黄帝内经》曰："女子七岁，肾气盛，齿更发长……六七，三阳脉衰于上，面皆焦，发始白……；丈夫八岁，肾气实，发长齿更……六八，阳气衰竭于上，面焦，发鬓颁白……"，据此，正常女子应 42 岁头发开始变白，男子 48 岁头发、胡须开始变白，过早于此年龄段的须发变白均属于白发的范畴。陈彤云教授认为肝肾不足之须发早白是由于先天禀赋不足，后天精气亦亏，如劳累过度，或房事太甚，均可导致肝肾亏损，精血不足，以致不能充养形体，不能润泽毛发，故身体瘦弱、须发早白。如隋代巢元方著《诸病源候论》记载"肾气弱则骨髓枯竭，故发变白也"；《医学入门》所云"因房劳损发易白"。须发早白之肝肾不足证还可伴见头晕耳鸣、腰膝酸软、夜尿频数；舌质红，苔薄白，脉弦或细等象。治疗以滋补肝肾、养血乌发为法，常选用二至丸合七宝美髯丹或六味地黄丸加减治疗。主要药味有当归、白芍、何首乌、女贞子、旱莲草、枸杞、菟丝子、牛膝、补骨脂、茯苓等，方中当归、白芍养血活血、柔肝乌发为主药。何首乌补肝益肾、乌发涩精；女贞子、旱莲草、枸杞、菟丝子均入肝肾，填精补肾，固精止遗；牛膝强健筋骨；加入补骨脂可温补肾阳，取其“阴中求阳”之意，可使阴平阳秘；茯苓淡渗以泄浊，乃“补中有泻”。诸药配伍，共奏补肝益肾，涩精固本乌发之功。

加减应用：若心悸多梦者，可加酸枣仁 30g、柏子仁 10g、茯神 10g 配合当归养心安神；五心烦热者，可加生地 10g、知母 10g、黄柏 10g 以滋肾阴清虚热。

3. 阴疮　即外阴白斑。是一种发于妇女阴部的局限性或弥漫性白色斑块为主要表现的皮肤黏膜疾病。皮损可向股内侧、会阴及肛门蔓延，但很少侵犯尿道口及阴道前庭；本病多发生于生育期及更年期妇女，少女罕见；临床常见局部皮肤黏膜白斑，伴干燥、肥厚、失去弹性，甚至萎缩、破溃；局部瘙痒，甚则有疼痛及烧灼感。陈彤云教授认为本病多由肝肾阴虚、血虚风燥、肝肾不足所致。患者多有情志不遂，肝气郁滞，郁而化热，由外感湿邪，或过食肥甘厚味，或脾虚失运而致湿邪内生，湿热裹挟，足厥阴肝经环阴器而引湿热下注于阴部，故见白斑生成；湿盛则痒，故见瘙痒，甚则糜烂、渗出；病程日久耗伤气血，或年事已高，气血不足，运行不畅，聚而成瘀，瘀滞于肌肤而见局部肥厚；气血亏虚，不能滋养肌肤，则皮色变白、粗糙；气血不足，化燥生风，风盛则痒；肝肾亏虚，精血不足，任脉虚，阴部枯萎，故见阴部皮损萎缩，甚则破溃；气血不足，运行不畅，瘀滞不通，不通则痛，故可出现疼痛症状。治疗以滋补肝肾、养血润肤为法，常选用二至丸合六味地黄丸及四物汤加减治疗。陈彤云教授选用二至丸治疗须发早白、外阴白斑还有以色治色之意，首先女贞子、旱莲草药物色黑，服用治疗白色疾患，取其中医取类比象之意，以达“以黑治白”之功；其次，女贞子、旱莲草均入肾经，肾主黑，

“黑当肾咸”，滋补肝肾以治疗因肝肾不足而引起的白色疾患。主要药味有女贞子、旱莲草、当归、熟地、川芎、赤芍、山萸肉、生黄芪、山药、茯苓、丹参、首乌、白芍、郁金等，其中二至、六味地黄药味滋补肝肾；当归、熟地、川芎、赤芍、白芍、首乌养血活血；白芍柔肝止痛；茯苓、白术、生黄芪健脾益气；川芎、丹参、郁金活血化瘀；生芪、川芎益气行气，助丹参、郁金行血化瘀；诸药共用，补益肝肾阴髓之精、养血润燥、活血化瘀。

加减应用：若手足不温、脉沉细者，可加附子10g、肉桂10g以温阳通络；腰酸腿软者，可加肉苁蓉10g、仙茅10g以补肾助阳；伴有疼痛者，可加桃仁10g、红花10g以活血通络止痛。

二十三、二 妙 散

【出处】 本方出自金代朱丹溪《丹溪心法》。

【组成】 黄柏（炒）、苍术（米泔浸，炒）各15g。

【用法】 上二味为末，沸汤，入姜汁调服。

【功用】 清热燥湿。

【适用范围】 湿热下注证。筋骨疼痛，或两足痿软，或足膝红肿疼痛，或湿热带下，下部湿疮等，小便短赤，舌苔黄腻者。

【方剂释义】 本方主治湿热下注所致诸证。湿热流注筋骨，则筋骨疼痛；着于下肢，则足膝肿痛；湿热不攘，筋脉弛缓，则病萎证；若下注带脉与前阴，则为带下臭秽，或下部湿疮。此乃湿热俱盛之证，非渗利芳化所能胜任，唯以苦寒清热燥湿法最宜。方中以黄柏为君，取其寒以胜热，苦以燥湿，且善祛下焦之湿热。湿自脾来，故臣以苍术燥湿健脾，使湿邪去而不再生。两药相合，清流洁源，标本兼顾，使湿热得除，诸证自解。

【临床辨治应用】 本方常用于治疗湿热下注之湿疹、痛风、类风湿性关节炎、女子带下过多症等。陈彤云教授认为二妙丸药少而力专，善清下焦湿热，临床常用以治疗阴囊、小腿部湿疹以及丹毒等。

1. 湿疮　即湿疹。本病属于慢性反复发作的一种过敏性皮肤病，“湿”在整个疾病的病因病机及辨证论治中及其重要。皮外科元老赵炳南将本病的辨证分为热重于湿、湿重于热和脾虚血燥（慢性湿疹）三型，陈彤云教授师从于赵老多年，根据自己多年的临床经验，强调在疾病发展过程中，各个证候之间会出现相互转化的情况，临证需注意变通。不同辨证临床表现各不相同，湿热浸淫证可见红斑、丘疹、水疱，尤以下半身皮损明显，可伴有轻度糜烂、渗出，瘙痒明显；舌质红，苔白腻或黄，脉滑。湿重于热证多病程日久，临床可见皮损淡红，瘙痒，抓后糜烂渗出，可见鳞屑；伴有纳少，神疲，腹胀便溏；舌质淡胖，苔白或腻，脉弦缓。慢性湿疹多为脾虚血燥证，皮损多色暗或色素沉着，或皮损粗糙肥厚，剧痒；伴面色无华，眩晕，心悸，失眠，爪甲色淡；舌质淡、苔白，脉细弦。陈彤云教授针对不同证型辨证施治，常选用清热除湿汤、除湿止痒汤或养血润肤饮加减应用。若皮损在下半身，或阴部必合用二妙丸；而在慢性湿疹和皲裂性湿疹选方时也常常选用二妙丸，陈彤云教授认为脾主运化水湿，喜燥恶湿，湿邪内生责之于脾，故健脾燥湿是治疗湿邪之总则，二妙丸中苍术是健脾燥湿之要药，《本草纲目》中记载此药“治湿痰留饮，或夹瘀血成窠囊，及脾湿下流，浊沥带下，滑泻肠风”；《珍珠囊》中记载“能健胃安脾，诸湿肿非此不能除”；赵炳南老先生也喜用苍术，并制有苍术单味成药苍术膏（蜜制），专门针对大便溏泄，日行多次之慢性湿疹和皲裂性湿疹患者，服用有良效。二妙丸不仅可以口服，还可以制成散剂，用水调合外敷，对皮肤糜烂、水疱、渗出具有很好收敛作用。

加减应用：若渗出较多者，可加冬瓜皮 15g、茯苓皮 15g、车前草 15g 以清热利湿；渗出黄水者，可加金银花 15g、公英 15g、野菊花 15g 以清热解毒；伴有瘙痒者，可加苦参 10g、地肤子 15g 以清热利湿止痒。

2. 下肢流火　即丹毒。是皮肤及皮下组织受溶血性链球菌感染所致的急性感染性疾病。祖国医学将发于头部的称为“抱头火丹”；发于下肢、足部的称为“流火”。陈彤云教授认为抱头火丹、流火的发生在内有血分郁热，在外有皮肤黏膜破损，火毒之邪乘虚侵入，内外相合，外越肌肤而发。由于流火发于下肢、足部，湿性重浊向下，故多兼湿热；同时流火的发生也与多数患者患有足癣有关；流火辨证属湿热感毒，治疗以清热利湿、凉血解毒为法，常以二妙丸为主药，加入清热利湿解毒之品。主要药味有苍术、黄柏、猪苓、萆薢、地丁、公英、板蓝根、野菊花、蚤休、丹皮、赤芍等，方中黄柏、苍术、猪苓、萆薢清热利湿；紫花地丁、野菊花、蒲公英、板蓝根、蚤休清热解毒；丹皮、赤芍清热凉血以除血分郁热。

加减应用：若伴发热者，可加生石膏 30g、知母 10g，取白虎汤之意，清气分热以退热；如有高热、神昏、时有谵语者，表示毒热入营，可减萆薢、苍术、猪苓，加水牛角 15g、生地 10g、连翘 10g、黄连 6g、玄参 15g，或另加西黄丸，取清营汤之意，加强清营解毒之力。

二十四、二　陈　汤

【出处】 本方出自宋代《太平惠民和剂局方》。

【组成】 半夏（汤洗七次）、橘红（各五两）各 15g、白茯苓（三两）9g、甘草（炙）一两半 4.5g。

【用法】 上药㕮咀，每服四钱 12g，用水一盏，生姜七片，乌梅一个，同煎六分，去滓，热服，不拘时候。

【功用】 燥湿化痰，理气和中。

【适用范围】 湿痰咳嗽。痰多色白易咯，胸膈痞闷，恶心呕吐，肢体倦怠，或头眩心悸，舌苔白润，脉滑。

【方剂释义】 本方为治湿痰之主方。湿痰之证，多由脾肺功能失调所致。脾为生痰之源，肺为贮痰之器；脾失健运，则停湿生痰，湿痰犯肺，令咳嗽痰多；湿浊内盛，最易阻碍清阳，影响胃气，升降失和，因此每见头眩心悸，恶心呕吐。治宜燥湿化痰、理气和中为法。方中以半夏为君，取其辛温性燥，善能燥湿化痰，且又降逆和胃；以橘红为臣，理气燥湿祛痰，燥湿以助半夏化痰之力，理气可使气顺则痰消；痰由湿生，湿自脾来，故佐以茯苓健脾渗湿，湿去脾旺，痰无由生；煎加生姜者，以其降逆化饮，既能制半夏之毒，又能助半夏、橘红行气化痰，和胃止呕；少许乌梅收敛肺气，与半夏相伍，散中有收，使祛痰而不伤正，并有欲劫之而先聚之之意；以甘草为使药，调和药性而兼润肺和中。诸药合用，标本兼顾，燥湿化痰，理气和中，为祛痰的通用方剂。方中半夏、橘红为主要药味，且以陈久者良，故以“二陈”命名。

【临床辨治应用】 本方在临床中常用于治疗咳嗽、慢性支气管炎、慢性胃炎等。陈彤云教授在皮肤病临床诊治中，常应用于具有痰湿病机的证候中，如白疕（静止期银屑病）、湿疮（慢性湿疹）、粉刺（聚合性痤疮）、肉瘤（脂肪瘤）等。遵循有其证而用其方，凡具痰湿凝结证者，常合用二陈汤加减治疗。

1. 白疕　即银屑病。这里特别针对静止期银屑病，本病多因素体蕴热偏盛；或性情急躁，心火内生；或外邪入里化热；或恣食辛辣肥甘及荤腥发物，伤及脾胃，郁而化热，内外之邪相合，蕴于血分；或病久气血耗伤，化燥生风，肌肤失养形成血燥证；或病程日久，气血运行不畅，以致经脉阻塞，气血瘀结于皮肤而反复不愈而致。静止期银屑病临床特点是病情稳定，基本无新疹出现，原皮疹色暗红，鳞屑减少，红斑既不扩大，也不消退，故多属于血瘀证、血燥证。治疗上或养血解毒，滋阴润肤；或活血化瘀，养血润燥。但若均不见疗效，陈彤云教授认为“久病责之于痰”，病程日久，气血耗伤，脾虚失运，水湿停运，聚而生痰；或气血瘀结，经脉不畅，水湿停运，聚而生痰；或久食肥甘厚味，湿盛则生痰；素日痰多，兼有气血瘀结、痰瘀互结，阻隔经络，故久治不愈。且痰为阴邪，重浊而趋下，易聚于小腿，故小腿部皮损，常常难以消退。处方用药上常合用二陈汤等燥湿化痰之品，祛除痰湿毒邪，使痰去而诸症得解。主要药味有当归、丹参、生地、麦冬、玄参、土茯苓、鸡血藤、半夏、橘红、茯苓、苍术、黄柏、萆薢、牛膝等，方中当归、丹参、鸡血藤养血活血润燥；生地、麦冬、玄参滋阴润燥；土茯苓清热解毒；半夏、橘红燥湿化痰、理气和胃；茯苓、苍术、萆薢健脾燥湿化痰；黄柏、牛膝清热燥湿，通络引药力下行。

加减应用：若皮疹瘙痒者，可加苦参10g、白鲜皮10g以清热疏风止痒。

2. 湿疮　即湿疹。特指慢性湿疹，临床表现为暗红色或皮色粗糙、肥厚斑片，伴有色素沉着，剧烈瘙痒；可伴面色无华，头眩、心悸，失眠，爪甲色淡，舌质淡，苔白，脉细弦。陈彤云教授认为本病多因伤及脾胃，脾为湿困，脾失健运，肌肤失养；或因湿热蕴久，耗伤阴血，化燥生风而致血虚风燥，肌肤甲错。脾失健运，湿停生痰，阻碍清阳，胃气失和则可见纳呆、胸膈痞闷，恶心呕吐，肢体倦怠，舌质淡，苔白润，脉滑；痰湿阻络，蕴结于肌肤则可见肥厚、粗糙斑片，顽固难愈；痰湿重浊，易聚于下肢。治疗多采用养血润肤，燥湿化痰为法，常选用养血润肤饮合二陈汤加减治疗。主要药味有当归、鸡血藤、白芍、熟地、生地、丹参、赤芍、桃仁、红花、半夏、橘红、枳壳、茯苓、白术、白鲜皮、防风等，方中当归、鸡血藤、白芍、熟地养血润肤；生地、丹参、赤芍凉血活血；桃仁、红花活血化瘀；半夏燥湿化痰；橘红、枳壳理气化痰；茯苓、白术健脾渗湿；白鲜皮、防风祛风止痒。

加减应用：若瘙痒明显者，可加白蒺藜 9g、地肤子 15g 疏风利湿止痒；皮损肥厚者，可加首乌藤 15g、连翘 15g、夏枯草 15g 养血软坚散结。

3. 粉刺　即痤疮。这里指聚合性痤疮。此型患者男性居多，临床可见颜面、下颌部皮疹反复发作，经久不消，渐成黄豆至蚕豆大小肿物，肿硬疼痛或按之如囊，日久融合，结成囊肿；头皮、颜面油脂多；可伴见纳呆，便溏；舌质淡胖，苔滑腻，脉濡或滑。陈彤云教授认为囊肿为痰湿结聚之表象，本证多由脾虚湿蕴证发展而来，由于脾虚失运，聚而成湿，久而酿湿成痰，痰湿互结，阻滞经络；或肝胆湿热日久，湿热久蕴不解，水液运化失常，炼液成痰，进而造成痰湿蕴结，胶结于颜面，产生囊肿结节。治宜祛湿、化痰、软坚为法，方用海藻玉壶汤合二陈汤加减。主要药味有昆布、海藻、牡蛎、连翘、茯苓、白术、青皮、陈皮、半夏、浙贝母、甘草等，方中昆布、海藻、牡蛎软坚散结；连翘解毒散结；茯苓、白术健脾渗湿，湿去脾旺，痰无由生；青皮、陈皮、半夏、浙贝母燥湿行气消痰；甘草解毒兼反佐。

加减应用：若皮损色紫暗、坚实、舌下脉络瘀紫者，可加桃仁 10g、皂刺 10g、夏枯草 15 以活血化瘀、祛痰散结；皮脂溢出多者，可加生山楂 15g、白花蛇舌草 15g、生侧柏叶 10g、泽泻 12g、荷叶 10g 等以祛湿收涩；大便干结者，可去枳壳，加枳实 10g、瓜蒌 30g 清热化痰消积、润肠通便。

4. 肉瘤　即脂肪瘤。体表的脂肪瘤主要来源于皮下脂肪组织，多见于背部、臀部及四肢，为良性肿瘤。多发性脂肪瘤的瘤体较小，直径约1cm，一般不需处理，单发、较大脂肪瘤宜行手术切除。陈彤云教授认为脂肪瘤的产生为痰湿结聚之象，多由饮食失节，过食肥甘厚味，致湿热内生，炼液成痰，阻滞经络而成；或素体脾气不足，脾虚失运，聚而成湿，久则酿湿成痰，痰湿互结，阻滞经络发展而来。治以健脾祛湿、化痰软坚为法，常选用内消连翘丸合二陈汤加减治疗。主要药味有茯苓、白术、黄精、连翘、夏枯草、生牡蛎、陈皮、半夏、红花、泽兰、射干、漏芦、荷叶、泽泻、生山楂等，方中茯苓、白术、黄精健脾利湿，使痰无所生；连翘、夏枯草、生牡蛎清热解毒、消痈散结；陈皮、半夏健脾燥湿、行气化痰；射干、漏芦清热解毒；红花、泽兰活血祛瘀；荷叶、泽泻、生山楂利湿消脂；诸药合用，共奏健脾除湿化痰、软坚散结之功。

加减应用：若伴有纳差、腹泻者，可加山药15g、薏米仁30g以清脾除湿；伴口苦、烦躁者，可加龙胆草10g、黄芩10g以清利湿热。

二十五、多皮饮

【出处】 本方出自《赵炳南临床经验集》。

【组成】 地骨皮9g、五加皮9g、桑白皮15g、干姜皮6g、大腹皮9g、白鲜皮15g、丹皮9g、茯苓皮15g、鲜冬瓜皮15g、扁豆皮15g、川槿皮9g。

【用法】 水煎服，每日一剂，分两次服用。

【功用】 健脾除湿，疏风和血。

【适用范围】 湿蕴肌肤所致的皮肤病，如湿疮、瘾疹等湿重于热者，可伴有纳谷不馨，身倦，大便溏，小便清长，舌质淡，苔白或白腻，脉滑或弦滑或缓。

【方剂释义】 本方为治疗湿蕴肌肤之证。方中茯苓皮甘、淡、平为君，健脾除湿消肿。桑白皮性寒、味甘为臣，宣肺利水。地骨皮、丹皮凉血除蒸；大腹皮、鲜冬瓜皮、干姜皮行水消肿；扁豆皮甘、苦，温，健脾化湿；白鲜皮苦、咸、寒，清热燥湿、祛风止痒；五加皮、川槿皮辛、苦、温，祛风活血，又能佐诸药过于寒凉。诸药合用共奏健脾除湿、疏风止痒、凉血和血之功。本方选药特点，均选用药物之皮，取中医取类比象之意，有“以皮达皮”之功。

【临床辨治应用】 本方为皮肤科常用处方，主治湿邪蕴肤之证。在临床中常用于治疗湿疮（湿疹）、瘾疹（慢性荨麻疹）等疾病。

1. 湿疮　即湿疹。湿疹急性发作时可分为湿重于热和热重于湿，湿重于热者可应用本方。此证临床病程缓慢，皮损以丘疹、丘疱疹及小水疱为主，皮肤轻度潮红，糜烂渗出明显，伴有瘙痒；伴有纳谷不馨、便溏等症状；舌质红，苔黄腻，脉弦滑。陈彤云教授认为此证型病因多责之于脾、肺，脾主运化、统血，输布水谷精微，为气血生化之源，人体脏腑百骸皆赖脾以濡养，脾虚湿蕴，湿邪蕴于肌肤，则见皮疹；肺主气、司呼吸，主行水，朝百脉，主治节，湿邪阻碍气机，宣发肃降失调，肺主皮毛，则水湿停运于肌腠，湿邪重浊，缠绵难愈。治以健脾除湿、疏风和血为法，常选用本方加减治疗。本方在五皮饮的基础上加入地骨皮、五加皮、白鲜皮、丹皮、鲜冬瓜皮、扁豆皮、川槿皮，以清热利水、消肿止痒；另加杏仁以宣发肺气。诸药合用共奏健脾除湿、利肺消肿之功。

加减应用：若伴有纳呆、腹泻者，可加陈皮 10g、白术 10g 以健脾利湿；皮损肥厚、夜间瘙痒甚者，或月经稀少者，可加当归 10g、白芍 10g、鸡血藤 15g 以养血止痒。

2. 瘾疹　即荨麻疹。这里多指慢性荨麻疹。病情缠绵，风团色红或正常肤色，时起时消，瘙痒；伴纳谷不馨，身倦，大便溏，小便清长；舌质淡，苔白或白腻，脉滑。陈彤云教授认为顽固性慢性荨麻疹反复发作，缠绵难愈，在内多与自身禀赋不耐、湿邪内蕴相关，在外兼感风寒或风热之邪，与体内湿邪相合而致病。本病中湿重于热证，治以健脾除湿、养血和血、疏风止痒为法，常选用本方加减治疗。主要药味有生黄芪、防风、白术、茯苓皮、冬瓜皮、扁豆皮、大腹皮、白鲜皮、川槿皮、干姜皮、丹皮、当归、首乌、乌梅、甘草等，方中生芪、防风、白术健脾益气固表，具“玉屏风”之意；茯苓皮、冬瓜皮、扁豆皮、大腹皮健脾利湿、涤清胃肠积滞；干姜皮辛温和胃，固表守而不走；白鲜皮、川槿皮祛风止痒；丹皮凉血和血化斑；地骨皮、桑白皮泻肺利水而清利皮毛；当归、首乌养血活血；乌梅酸收固涩；甘草调和诸药。

加减应用：若遇热加重者，可去干姜皮，加干生地 15g 以清热疏风；瘙痒甚者，可加白蒺藜 9g、地肤子 15g 以疏风利湿止痒。

二十六、十全大补汤

【出处】 本方出自宋代《太平惠民和剂局方》。

【组成】 人参 6g、肉桂（去粗皮，不见火）3g、川芎 6g、地黄（洗，酒蒸，焙）12g、茯苓（焙）9g、白术（焙）9g、甘草（炙）3g、黄芪（去芦）12g、川当归（洗，去芦）9g、白芍药 9g。

【用法】 上药十味，锉为细末。每服 6g，用水 150 毫升，加生姜 3 片，枣子 2 个，同煎至 100 毫升，不拘时候温服。

【功用】 温补气血。

【适用范围】 气血不足，饮食减少，久病体虚，脚膝无力，面色萎黄，精神倦怠，以及疮疡不敛，妇女崩漏。

【方剂释义】 本方所治之证多由久病失治或病后失调，以致气血两虚，而见上述诸症，以温补气血为主，益气与养血并补。方中人参与熟地相配，益气养血，共为君药。白术、茯苓健脾利湿，协同人参健脾利湿；当归、白芍养血和营，助熟地补益阴血，均为臣药。黄芪性甘、微温，益气固表、敛汗固脱、托疮生肌、利水消肿，与人参合用更增补气益气之功，与熟地、当归、白芍合用则气血双补，血得气则生，气行则血行，气血调和，濡养周身。川芎活血行气，使补而不滞。肉桂性大热，味辛、甘，补火助阳，引火归源，散寒止痛，活血通经。炙甘草益气和中，调和诸药。方中参、术、苓、草，为四君子汤；地、芍、归、芎为四物汤；四君补气，四物补血，更有补气之黄芪和温补之肉桂相合，使补益气血之功更著。统观组方之药味，唯药性偏温，以气血两亏而偏于虚寒者用之为宜。

【临床辨治应用】 本方在临床中治诸虚不足，五劳七伤，不进饮食；久病虚损，时发潮热，气攻骨脊，拘急疼痛，面色萎黄，脚膝无力，夜梦遗精；一切病后气不如旧，忧愁思虑伤气动血，喘嗽中满，脾肾气弱；以及疮疡不敛，妇女崩漏等。陈彤云教授认为虚证补气养血是根本，十全大补是主药，临床经常用此方治疗一些慢性虚证的皮肤病，如臁疮（慢性小腿溃疡）、颜面雀啄（颜面播散性粟粒性狼疮）等。

1. 臁疮　即慢性小腿溃疡。本病多由于局部血液循环障碍，造成皮肤深部组织坏死。临床可见破溃之处长期难愈，疮口下陷，疮面肉色秽暗，疮面周围皮肤非鲜而是发黑，伴疼痛。陈彤云教授认为本病多因湿热下注，经络阻滞，瘀血凝结，气血不通，且病程日久，耗气伤血，气血两虚，邪毒内陷，正气亏虚，不足以托毒外出，故治疗以益气补血、利湿活血为法，必以十全大补汤加减扶正祛邪。主要药味有人参、肉桂、川芎、地黄、茯苓、白术、甘草、黄芪、当归、白芍、防己、泽泻、鸡血藤等，方中人参、白术、茯苓、甘草四君补气，当归、熟地、川芎、白芍四物补血，加之黄芪、肉桂益气补阳；更佐以防己、泽泻祛湿消肿；鸡血藤活血通络。以上诸药共用，补益气血，气旺则百骸资之以生，血旺则百骸资之以养。同时，陈彤云教授认为本病外治也十分重要，局部可配合三棱针点刺放血以活血通络、祛瘀生新；或外用京红粉纱条、紫色疽疮膏以化腐生肌、煨脓长肉。

加减应用：若畏寒肢冷明显者，可加白芥子 10g、干姜 6g 温化寒湿；下肢浮肿明显者，可加怀山药 15g、扁豆 10g 健脾利湿消肿；疮口周围皮色白不敛、肉芽晦暗者，可加大肉桂用量至 15g 以温通气血；若腰酸腿软、夜梦遗精、夜尿增多者，可加鹿角霜 15g、附子 10g 以温补肾阳。

2. 颜面雀啄　即颜面播散性粟粒性狼疮。本病多见于成年人，皮损为对称分布于颊部、眼睑、鼻唇沟等处的粟粒大小淡红色、紫红色丘疹、结节，表面光滑，无痒痛感；以玻片压之可呈苹果酱色；一般情况可。陈彤云教授认为本病多为体弱气虚，虚火妄动，耗伤津血，痰湿郁结，结聚肌肤而发。辨证为气血不足、痰结湿阻证，治疗以益气养血、软坚化痰为法，常选用十全大补汤加减治疗。主要药味有黄芪、肉桂、人参、茯苓、白术、熟地黄、当归、白芍、鸡血藤、红花、夏枯草、连翘、土贝母、僵蚕、甘草等，方中人参、黄芪、白术、茯苓益气健脾；熟地、当归、白芍养血和营；鸡血藤、红花活血化瘀；夏枯草、连翘、土贝母、僵蚕软坚化痰；甘草调和诸药。

加减应用：若皮疹色红伴有疼痛者，可加金银花 15g、虎杖 15g、公英 10g 以清热解毒；皮疹消退、伴有色素沉着者，可加忍冬藤 30g、凌霄花 10g 以凉血消斑兼清余热。

二十七、苍耳子散

【出处】 本方出自《重订严氏济生方》。

【组成】 辛夷仁 6g、苍耳子 5g、香白芷 9g、薄荷叶 3g。

【用法】 上晒干，为细末，每服 6g，食后用葱、茶叶冲调服。

【功用】 疏风止痛，通利鼻窍。

【适用范围】 风邪上攻之鼻渊。证见：鼻塞、鼻流浊涕不止，不辨香臭，前额头痛等。临床上急、慢性鼻炎、鼻窦炎及过敏性鼻炎等病，证属风邪所致者均可本方加减治疗。

【方剂释义】 本方主治风邪上攻所致诸证。苍耳子祛风散湿，可上通脑顶，外达皮肤；辛夷，通鼻窍、散风热，能助胃中清阳上行头脑，二药解表疏风，通窍止痛为君药；白芷上行头面，通窍解表、除湿散风；薄荷辛香祛风、清肝解表、清利头目，共为臣药。四药共奏疏风止痛，通利鼻窍之功。

【临床辨治应用】 苍耳子散所治之症为风邪上攻所致诸证，以鼻塞、鼻流浊涕等为主要表现，是五官科的常用方剂。陈彤云教授临证常将此方作为加减用药，用于一些过敏性皮肤病如四弯风病（特应性皮炎）、瘾疹病（荨麻疹）等兼有鼻塞、流涕等过敏性鼻炎症状的患者；或用于一些感染性皮肤病如麻疹、水痘等兼有上呼吸道症状的患者。

1. 四弯风　即特应性皮炎。又称遗传过敏性湿疹，有婴儿期、儿童期、青年及成人期几个类型。婴儿期呈急性或亚急性湿疹状，好发于面颊部及额部；儿童期及青年期则为亚急性或慢性湿疹状，好发于四肢屈侧，特别是肘、腘窝；或呈痒疹状，则好发于四肢屈侧。本病一般有过敏性疾病家族史，如湿疹皮炎、过敏性鼻炎、哮喘等；且患者本身多为过敏性体质，易受食物、吸入过敏原的刺激而发病，且反复发作。并且与皮肤病相伴随的是，患者往往同时患有过敏性鼻炎。陈彤云教授认为，本病患者多为过敏性体质，除有皮疹反复发作外，往往兼有过敏性鼻炎，亦有反复发作的特点，常见喷嚏、鼻塞、流涕、头痛等症状，有时皮疹和鼻炎同步发作，此时在治疗皮肤病的主方基础上常常加用苍耳子散，对缓解鼻敏感，解决鼻塞、流涕、头痛等症状有很大功效。

加减应用：偏于热者，可加黄芩 10g、连翘 10g 等清热；偏于寒者，可加细辛 3g、防风 10g、藁本 6g 以疏散风寒。

2. 瘾疹　即荨麻疹。是皮肤黏膜反复发生限局性、一过性水肿反应，表现为大小不等、或深或浅的红色或瓷白色风团或抓痕隆起，可自行消退而不留痕迹，民间又称为“鬼泛疙瘩”、“风疹块”。荨麻疹只是个临床症状，它的病因很多，如过敏、感染、情绪等。当荨麻疹是由过敏导致时，可能同时会有过敏性鼻炎的表现；当荨麻疹是由病毒或细菌的感染导致时，有时也会出现上呼吸道感染症状，以上两种情况都可能出现鼻塞、鼻流浊涕、头昏头胀等症状。陈彤云教授认为，无论荨麻疹是由过敏抑或是感染导致，出现上述鼻部兼症时，病因病机都是“风邪上攻”，这与荨麻疹“风邪袭表”的病因病机也是相符的。另外苍耳子散中本身就是四位解表药物，本身也对荨麻疹有一定的治疗作用，故陈彤云教授治疗荨麻疹伴有鼻塞、流涕、头昏头胀等症状时，常常在处方中合用苍耳子散，以达疏风利窍之功。

加减应用：风热证者，可加桑叶 10g、菊花 10g、蝉蜕 6g、僵蚕 9g 等疏散风热；风寒证者，可加麻黄 6g、桂枝 9g、葛根 10g 等疏风散寒；风湿证者，可加苍术 10g、羌活 10g 等疏风祛湿。

3. 病毒疹　麻疹、水痘等病毒感染性皮肤病临床上非常常见，除典型的皮肤表现外，很多还伴有明显的上呼吸道感染的症状，如咳嗽、打喷嚏、鼻塞、鼻流浊涕、头晕头胀等。陈彤云教授认为，此时出现的鼻塞、鼻流浊涕、头晕头胀等症状，同样是“风邪上攻”的表现，可以在治疗皮肤病的同时，加用苍耳子散疏风通窍，不仅能够缓解鼻部症状，而且对于麻疹、水痘等疾病的顺利透发也有非常好的作用。

加减应用：夹热者，可加蝉蜕 6g、僵蚕 9g、黄芩 10g、金银花 10g 等清热散风；夹寒者，可加细辛 3g、麻黄 6g、桂枝 9g、葛根 10g 等发散风寒；夹湿者，可加苍术 10g、羌活 10g 等散风祛湿；夹毒者，可加板蓝根 15g、大青叶 15g 等清热解毒。

二十八、麻　黄　方

【出处】 本方出自《赵炳南临床经验集》。

【组成】 麻黄 3g、干姜皮 3g、浮萍 3g、杏仁 4.5g、白鲜皮 15g、丹参 15g、陈皮 9g、丹皮 9g、僵蚕 9g。

【用法】 水煎服，每日 1 剂，日服 3 次。

【功用】 辛开腠理，和血止痒。

【适用范围】 主治气血不足，卫外失固，腠理不密，玄府失固，风邪内侵，肌肤失养所导致的皮肤病等，如瘾疹（慢性荨麻疹）、湿疮（慢性湿疹）、马疥（结节性痒疹）。

【方剂释义】 本方主治血虚又外受寒湿所致诸证，方中麻黄发汗解表，为君药；杏仁宣肺，干姜皮温中散寒，温肺化饮，又以皮达皮，为臣药，三药合用，辛温宣肺开腠理，促邪外出；佐以浮萍、白鲜皮走表，扬散寒湿；丹参、丹皮、僵蚕养血和血、润肤止痒，共为佐药；陈皮理气开胃，为使药。其中干姜皮与麻黄相配，又能缓和麻黄辛温透发之性，以免大汗伤正。因此，本方适于血虚外受寒湿所导致的皮肤病，尤其是老年患者气血不足，感受寒湿而发病。

【临床辨治应用】 麻黄方，主要用于因血虚又外受寒湿所导致的皮肤病。临床以瘙痒为主要表现，病程一般较长，皮疹迁延反复，患者可有面色无华、精神萎靡、头晕眼花、心悸失眠等血虚症状。陈彤云教授应用本方治疗瘾疹（慢性荨麻疹）、湿疮（慢性湿疹）、马疥（结节性痒疹）等。一些内科疾病，如感冒、咳嗽、哮喘等辨证属血虚外受风寒者，也可辨证使用。

1. 瘾疹　即荨麻疹。是皮肤科常见病种，可由过敏、感染等诸多因素引起，以发作性皮肤风团为主要表现，时起时消，瘙痒明显。慢性者，迁延反复，十分恼人。陈彤云教授认为本病的发生有内外两方面因素，外因主要是风邪侵袭，内因主要是腠理不密，不能抵御风邪，有阳虚风寒、血虚风热、气血失和、风湿蕴阻等分型。对风寒证者，陈彤云教授喜用麻黄方治疗。具体来讲，患者多症见风团色淡或白；遇冷加重、得暖则减，或晨起时明显；恶风寒，无汗或自汗；舌质淡，苔薄白，脉沉或缓等。陈彤云教授分析此证型的病因病机系卫气不充，不能温煦，腠理不固，致风寒侵袭而无力驱散，应以益气固表、宣散风寒为治则，一般选用玉屏风散合麻黄方加减。其中玉屏风散益气固表，麻黄方宣散风寒，二者一收一散，标本兼顾，相得益彰。

需要说明的是，麻黄方本为慢性风寒型荨麻疹而设，这是因为病程较长，耗伤气血；或本就血虚，无力透邪外出而使病情迁延不愈，故散寒养血双管齐下。但对于老年人或气血虚少之人的急性荨麻疹，证见血虚寒湿者，亦可使用。要注意不可宣散太过而进一步耗伤正气，一般麻黄仅用 2～3g。

加减应用：风寒重者，可加桂枝 9g 发散风寒；气血极度衰少、恶寒明显者，可加附子 10g 温阳；汗多者，可加龙骨 30g、牡蛎 30g、浮小麦 30g 收敛止汗；脾虚湿重者，可加茯苓 15g、车前草 15g、冬瓜皮 15g 健脾利湿。

2. 湿疮　即湿疹。是临床上最为常见的皮肤病，有急性、亚急性和慢性之分。以皮损急性期渗出、慢性期角化肥厚、对称分布、瘙痒明显、反复发作、易成慢性为主要特点。陈彤云教授认为，急性湿疹，多从肝经湿热论治，治以清热利湿，可选龙胆泻肝汤或清热除湿汤加减治疗；而亚急性、慢性湿疹比较复杂，跟患者体质等有一定关系，需要具体情况具体分析，证型不一。若患者病程较长、皮损肥厚、瘙痒明显，以寒湿在表、阴血耗伤为主要病机者，可以选用麻黄方治疗，这样既可以用麻黄、杏仁、浮萍等散风止痒，又可以用丹参等养血散风，标本兼顾。

需要强调的是，湿疹急性期，应以清热利湿为法，不能使用本方，因发散太过，势必助邪以加重病情；对于慢性、肥厚、瘙痒明显的皮肤病，往往是气血虚少、寒湿内蕴、风毒久羁所致，需要养血、散风、除湿并行，此正为麻黄方之适应证。

加减应用：脾虚者，可加苍术 10g、白术 10g、薏苡仁 30g、茯苓 15g 健脾祛湿；血虚明显者，可加当归 10g、鸡血藤 15g 养血；湿热者，可加黄柏 10g、茵陈 15g 清利湿热；皮损肥厚、瘙痒明显者，可加全蝎 6g、乌蛇 10g 搜风止痒；血瘀者，可加水蛭 3g、三棱 10g、莪术 10g 活血化瘀等。

3. 马疥　即结节性痒疹。本病瘙痒剧烈，典型损害为散在孤立的暗红或灰褐色黄豆至蚕豆大小半球形坚实丘疹、结节，呈疣状，周围皮肤有色素沉着及肥厚、苔藓样变。赵炳南教授称本病为“顽湿聚结”，明确指出“顽湿”是本病的核心病机。陈彤云教授继承了赵炳南教授的“顽湿”理论，认为结节性痒疹之所以难治，一则因为湿邪阻遏气机，经络受阻，气血运行不畅，故聚而形成结节，当以利湿行气为主；再则因为气血不足，顽湿聚结于肌表皮肤，生风生毒，故剧烈瘙痒，当以散风养血为主——此正为麻黄方之适应证。故可以用麻黄方散风养血，治疗本病的顽固性瘙痒。

加减应用：皮损肥厚、瘙痒明显者，可加全蝎 6g、乌蛇 10g 搜风止痒；血瘀者，可加水蛭 3g、三棱 10g、莪术 10g 活血化瘀；痰凝者，可加穿山甲 3g、白芥子 10g、浙贝母 15g 化痰散结；脾虚者，可加苍术 10g、白术 10g、薏苡仁 30g、茯苓 15g 健脾祛湿；血虚明显者，可加当归 10g、鸡血藤 15g 养血；湿热者，可加黄柏 10g、茵陈 15g 清利湿热等。

关于本方中主药麻黄，其功效不仅是散风，更重要的祛湿。麻黄本就有发汗解表、宣肺平喘、利水消肿之功效，尤其对于存在于皮肤的表湿疗效显著，而此种存在于皮肤的风湿之邪，往往正是一些顽固、剧烈瘙痒的病根所在。故麻黄以及含麻黄的方剂对于一些慢性、顽固、剧烈的瘙痒性皮肤病有很好的疗效，只要辨证准确，使用正确，不会因为辛温发散而加重瘙痒和皮疹。

二十九、当归饮子

【出处】 本方出自《重订严氏济生方》。

【组成】 当归（去芦）9g、生地（洗）9g、白芍 9g、川芎 9g、何首乌 6g、刺蒺藜（炒，去尖）9g、黄芪（去芦）6g、荆芥穗 9g、防风（去芦）9g、甘草（炙）3g。

【用法】 上药㕮咀。每服 12g，用水 220ml，加生姜 5 片，煎至 180ml，去滓温服，不拘时候。

【功用】 祛风清热，养血润燥。

【适用范围】 血虚有热，风邪外袭证；证见皮肤疮疥，或肿或痒，或脓水浸淫，或发赤疹瘙痒。

【方剂释义】 本方所治之症，多为慢性皮肤疾患，血虚风燥为主要病机，故以当归养血活血为君药；生地、白芍、川芎、何首乌加强滋阴养血之力，以达“治风先治血，血行风自灭”之效，四药共为臣药；荆芥、防风辛散以祛外风；白蒺藜平肝止痒熄内风；生黄芪益气固表，此四药共为佐药；炙甘草调和诸药，并合白芍缓解，为使药。全方共奏养血益气而祛风之功效，适宜皮肤疾患日久，伤及阴血，皮损淡红、干燥脱屑、粗糙皲裂；以及皮损或肿或痒，或脓疮日久，正虚邪恋等情况。

【临床辨治应用】 当归饮子主要针对血虚风燥之皮肤病，有养血润燥，祛风清热之功效，多用于慢性皮肤疾患，症见瘙痒明显，皮损淡红、干燥脱屑、粗糙皲裂等。陈彤云教授用本方治疗面游风（脂溢性皮炎）、瘾疹（慢性荨麻疹）、湿疮（慢性湿疹）等。

1. 面游风　即脂溢性皮炎。本病多以面部出现潮红斑片，上覆油腻性或干燥性鳞屑为皮损表现，伴有瘙痒。病程缓慢，反复发作，迁延多年。本病有干、湿两种。湿者，皮肤、头皮光亮油腻；干者，皮肤、头皮干燥脱屑，瘙痒明显。陈彤云教授认为干性的脂溢性皮炎，多因患者素体血燥，又嗜食辛辣、甜腻及厚味，饮酒贪杯，致胃肠积热；或感受风邪，风邪郁久不散，以致耗伤阴血，肌肤失于濡养而致。证见：头皮、面部淡红色斑片，干燥、脱屑，瘙痒明显；头皮屑多；毛发干枯脱落。伴有口干、口渴；大便干燥。舌质红，苔薄白，脉细数。治以祛风清热，养血润燥，选用消风散合当归饮子加减。

加减应用：皮损颜色较红者，可加丹皮 10g、白茅根 15g、金银花 10g 清热凉血；瘙痒较重者，可加白鲜皮 15g、地肤子 15g 止痒；皮损干燥明显者，可加玄参 10g、麦冬 10g 养阴润燥。

2. 瘾疹　即慢性荨麻疹。陈彤云教授将荨麻疹分为阳虚风寒、血虚风热、气血失和、风湿蕴阻等四型，其中血虚风热证及气血失和证常用当归饮子治疗。

其中，血虚风热证，证见风团色红，午后或夜间为重，不恶风但恶热；皮疹灼热而痒，遇热加重；心烦口渴，或有盗汗；舌质红，苔少或薄黄，脉沉细或细数。陈彤云教授认为此系风邪稽留日久，风盛则燥，阴血耗伤；阴虚内热，化燥生风；或外风引动，风热相搏，壅滞肌肤所致，故见风团色红；风热搏于腠理，不得疏泄，故不恶风而恶热，遇热皮疹和瘙痒加重；午后阳气亢盛而助热，夜间阳气入阴而更显阴虚燥热，故皮损多午后或夜间为重；阴虚有火，故心烦口渴，或有盗汗；舌质红，苔少或薄黄，脉沉细或细数均为阴虚内热，风热相搏之象，治宜养血滋阴，疏风清热，方用当归饮子加减。

气血失和证，症见风团遇冷、遇热或压迫、搔抓即起，随起随消，发无定时；风团色淡或仅见红斑，瘙痒不重；舌质淡，苔薄白，脉沉缓。陈彤云教授认为此系风邪稽留，怫郁腠理，卫气不宣，营血不布，阴阳失调，肌肤不得温煦和濡养；腠理不固，风邪频犯；血行乏力，输布不匀，故遇冷、遇热或压迫、搔抓即起风团，发无定时；舌质淡、苔薄白、脉沉缓，为气血失和、阴阳不调之象。治宜调和气血，方用玉屏风散和当归饮子加减。

加减应用：血热明显者，可加丹皮 10g、白茅根 15g 清热凉血；汗出明显者，可加桂枝 9g 调和营卫，或加龙骨 30g、牡蛎 30g 收敛固涩；脾虚者，可加苍术 10g、白扁豆 10g 健脾；瘙痒明显者，可加白鲜皮 15g、地肤子 15g 等止痒。

3. 湿疮病　即慢性湿疹。湿疹有急性、亚急性及慢性之分，其中慢性湿疹以病程反复不愈，皮疹粗糙、肥厚、干燥，伴皲裂、脱屑，瘙痒明显为主要表现，这是由于皮损日久，耗伤阴血，皮肤失去血分濡养，故见皮肤干燥、脱屑；血虚生风，故见瘙痒。辨证为血虚风燥证，治以养血润燥，予当归饮子加减。

加减应用：血热明显者，可加丹皮10g、白茅根15g清热凉血；血瘀者，可加桃仁10g、红花10g、水蛭3g活血化瘀；瘙痒明显者，可加白鲜皮10g、地肤子15g止痒等。

三十、大黄䗪虫丸

【出处】 本方出自东汉张仲景《金匮要略》。

【组成】 大黄（蒸）300g、黄芩60g、甘草90g、桃仁60g、杏仁60g、芍药120g、干地黄300g、干漆30g、虻虫60g、水蛭60g、蛴螬60g、䗪虫30g。上十二味，末之，炼蜜和丸小豆大。

【用法】 每服5丸，酒送下，1日3次。

【功效】 活血消癥，祛瘀生新。

【适用范围】 正气虚损，瘀血内停之干血劳证。证见瘀血内停，腹部肿块，肌肤甲错，形体羸瘦，目眶黯黑，潮热，食欲不振；妇人瘀血经闭不行等。

【方剂释义】 本方主治因正气虚损，瘀血内停所致诸证。五劳虚极，皆因过饱、过饥、忧郁、暴饮或房事、疲劳过度而成。劳伤既成，营卫气血俱已亏损，不能营养肌肉，故形体羸瘦；脾虚失运，故腹满不能饮食；经络失荣，血脉凝涩，日久而成“干血”，瘀血因虚劳所致，故俗称“干血劳”；瘀血久郁则可化热，故见潮热；瘀血内阻，新血不生，阴血不能濡润肌肤，上荣于目，故肌肤甲错，两目黯黑；瘀阻胞宫，脉络不通，可致经闭不通；瘀血内结，日久亦可结为癥积。本方所治之证皆因劳损正伤，阴血亏损，瘀血内停所致，且瘀血不去，新血难生，则正虚益甚，二者互为因果，故治当祛瘀消癥，佐以补虚扶正，使瘀去新生，诸症自复。方中大黄苦寒，攻下逐瘀，并能凉血清热；䗪虫咸寒，破散癥积瘀血，共为君药。水蛭、虻虫、蛴螬、干漆、桃仁均为破瘀消癥之品，以助君药活血通络，攻逐久积之瘀血，同为臣药。黄芩配大黄以清瘀热；杏仁通降利气，使气行则血行，配桃仁又可润燥结；生地、芍药养血滋阴，以补亏损之阴血，俱为佐药。甘草调和药性，和中补虚，以防大量破血药过于峻猛伤正之弊；酒服以行药势，是为使药。诸药配伍，祛瘀血，清瘀热，养阴血，润燥结，“润以濡其干，虫以动其瘀，通以去其闭”（《金匮心典》）。本方破血逐瘀力强，补虚扶正，寓补于攻，破血而不伤血；峻药缓服，服药量极小，制以丸剂，适用于五劳虚极之体，宜渐消缓散者。

【临床辨治应用】 大黄䗪虫丸主治因正气虚损，瘀血内停所致诸证，证见腹部肿块，肌肤甲错，形体羸瘦，目眶黯黑，潮热，食欲不振，经闭不行等。陈彤云教授应用本方治疗马疥（结节性痒疹）、松皮癣（原发性皮肤淀粉样变）、蟹足肿（瘢痕疙瘩）、睑黡（眶周色素沉着）等。

1. 马疥　即结节性痒疹。陈彤云教授治疗结节性痒疹以“顽湿”立论，但皮损日久，湿邪耗伤正气，瘀血内生，湿瘀胶结，以致结节暗红、坚硬，顽固不愈，应在除湿解毒、搜风止痒的基础上，加强活血软坚散结的力量；并且本病患者多伴见皮肤粗糙、肥厚、苔藓样变等，正是“肌肤甲错”的表现，故可用大黄䗪虫丸加减治疗。

加减应用：血虚者，可加当归 10g、鸡血藤 15g 养血润燥；脾虚者，可加白术 10g、茯苓 15g 健脾；气虚者，可加生黄芪 15g、党参 10g 益气；瘙痒明显者，可加全蝎 6g、乌梢蛇 10g 熄风止痒等。

2. 松皮癣　即原发性皮肤淀粉样变性。是指组织病理表现为淀粉样蛋白沉积于正常皮肤中而不累及其他器官的一种慢性皮肤病。本病病因尚不明确。多以青壮年多见，慢性经过，自觉剧烈瘙痒。皮损为粟粒样角化性圆顶丘疹，顶部有黑色角质栓，呈半球形或多角形，肤色或褐色，表面粗糙，剥去角栓见脐形凹陷，好发于小腿伸侧，其次为背部、耳后、臂外侧。病程慢性，迁延不愈，气血耗伤；皮损暗褐、坚实质硬，为瘀血聚留皮肤；另外皮肤粗糙脱屑，也是“肌肤甲错”之表现，故可用大黄䗪虫丸加减治疗。

加减应用：瘙痒明显者，可加全蝎 6g、乌蛇 10g 熄风止痒，或加麻黄 6g 宣肺止痒；血虚者，可加当归 10g、鸡血藤 15g 养血润燥；脾虚者，可加白术 10g、茯苓 15g 健脾；气虚者，可加生黄芪 15g、党参 10g 益气等。

3. 蟹足肿　即瘢痕疙瘩。为皮肤损伤后，结缔组织过度增生和透明变性而引起的良性皮肤肿瘤，患者多有瘢痕体质。临床常见手术后或局部毛囊炎后发生，皮损淡红至暗红色，质地坚硬，经久不褪，此为正气虚损，瘀血停于皮肤，可内服大黄䗪虫丸，外用黑布药膏或拔膏疗法缓缓图之。

加减应用：气虚者，可加生黄芪 15g 益气；瘀血明显者，可加三七 3g 活血化瘀。

4. 睑黡　即眶周色素沉着。又名“两目暗黑”，目前此种现象越来越多见，多因长期劳累、睡眠休息不佳引起，即劳伤所致，女性多见。故可用大黄䗪虫丸内服，攻补兼施。

加减应用：睡眠不佳者，可加夜交藤 15g、合欢皮 15g、酸枣仁 15g 助眠；情志不遂者，可加香附 6g、郁金 10g 疏肝解郁；女性月经量少者，可加当归 10g、益母草 15g 养血活血等。

除此之外，本方还可治疗诸多皮肤病表现为正气虚损，瘀血内停者，如带状疱疹后遗痛、慢性湿疹等。使用时多以中成药丸剂服用，这样不但方便，减少了煎煮和服用虫类等药物的不便；更为重要的是，本方所主之疾病，大多病程迁延慢性，虚实夹杂，汤药力大，易伤正气，且难以坚持，需要丸药缓缓图之。

三十一、大黄黄连泻心汤

【出处】 本方出自东汉张仲景《伤寒论》。

【组成】 大黄 6g、黄连 3g。

【用法】 上二味，用麻沸汤 200ml 渍之，须臾绞去滓，分二次温服。

【功用】 泻火解毒，燥湿泻热。

【适用范围】 痞证。证见心下痞，按之濡，其脉关上浮。

【方剂释义】 本方主治湿热之邪扰胃所致之痞证，即胃脘部饱胀不适的感觉。选大黄泻下攻积、清热泻火解毒、活血祛瘀、清化湿热为君药；黄连清热燥湿解毒为臣药。以麻沸汤渍其须臾，去滓，取其气，不取其味，以免伤正。

【临床辨治应用】 大黄黄连泻心汤主治湿热扰胃所致诸症，常见大便秘结，小便黄赤，口干、口苦，口舌生疮，心下痞满等。陈彤云教授使用本方治疗粉刺（痤疮）、酒渣鼻（玫瑰痤疮）、蛇串疮（带状疱疹）等，以及其他皮肤病见胃肠湿热实证、实火者，尤其伴大便干燥者效更佳。由于本方组成仅两位药，一般不单独处方，多包含于其他方剂中。

1. 粉刺　即痤疮。本病是一种好发于青年人的面、颈、胸背部的毛囊、皮脂腺的慢性炎症，以颜面出现丘疹、脓疱、结节，甚至囊肿；或见黑白头粉刺为主要表现，具有一定的损容性。陈彤云教授认为本病的发生与遗传素质、饮食习惯、生活方式、胃肠功能失调、内分泌紊乱及精神因素等诸多因素有关，病因病机主要有湿、热、痰、瘀四方面，常分肺经风热、肺经血热、脾虚湿蕴、胃肠湿热、肝郁气滞、冲任不调、痰湿蕴阻、血瘀痰结等证型。其中肺经血热证、胃肠湿热证的选方用药都包含大黄黄连泻心汤。

肺经血热证：颜面、胸背部皮肤潮红，散在红色针头至粟米大小红色丘疹，或光亮，顶有黑头，可挤出黄白色粉渣，或见脓头；伴颜面皮肤油腻，口干、口渴，大便秘结，小便黄，舌质红，苔黄，脉数。治以清热燥湿、凉血解毒，方用连翘败毒丸加减，其中包含有大黄黄连泻心汤。

胃肠湿热证：皮损多发于口周，散在或泛发，多为黑头粉刺、炎性丘疹或脓疱、囊肿；伴颜面油亮光滑；局部红肿疼痛；口臭；便秘，尿黄，舌质红，苔黄腻，脉滑数。治以清利胃肠湿热，方选用茵陈蒿汤、黄连解毒汤加减，其中亦含大黄黄连泻心汤。

加减应用：血瘀者，可加丹参 15g、桃仁 10g 活血化瘀；血热者，可加丹皮 10g、赤芍 10g 凉血；夹毒者，可加板蓝根 15g、草河车 10g 清热解毒等。

2. 酒渣鼻　即玫瑰痤疮。多见于中年人，以颜面潮红，伴发丘疹、脓疱及毛细血管扩张为主要表现。陈彤云教授认为酒渣鼻的发病与人体自身禀赋有关，发病之人多为肺、脾、胃风热、湿热所致，既有先天素体热盛，又有后天饮食不节，过食辛辣炙煿、油腻酒酿，致肺脾胃积热，复感风寒之邪而发病。病因主要有风寒、积热与血瘀等。具体辨证分型为肺经风热、脾胃积热、寒凝血瘀三型，其中脾胃积热型或其他证型见便秘症时可合用大黄黄连泻心汤治疗。

加减应用：便秘明显者，可加玄明粉 6g 通便；腹胀者，可加枳壳 10g 行气；血瘀者，可加丹参 15g、红花 10g 活血化瘀等。

3. 蛇串疮　即带状疱疹。陈彤云教授认为，带状疱疹初起多为肝经湿热所致，症见皮肤上出现成簇水疱，伴疼痛，口干、口苦等；若肝火犯胃，脾胃湿热，则多伴有大便秘结、心下痞满或疼痛、反酸、烧心等症状，此时在应用清利肝胆湿热药物的同时，加入大黄黄连泻心汤，可加强泻火解毒、燥湿泻热的功效，改善便秘、口苦、反酸、烧心等症状；不仅如此，大黄还可活血化瘀，对于带状疱疹的疼痛有很强的缓解作用，赵炳南教授就喜用大剂量大黄治疗带状疱疹神经疼痛，临床疗效显著。

加减应用：疼痛明显者，可加川楝子10g、延胡索10g行气止痛；皮损水疱、炎性红斑水肿明显者，可加茯苓皮15g、冬瓜皮15g利水消肿；血热者，可加丹皮10g、赤芍10g凉血消斑等。

陈彤云教授对于大黄的临床应用有自己的理解，认为现代人生活条件相对较好，衣食无忧，往往嗜食膏粱厚味，以致实证、实火、积滞、湿热之证居多，故每遇是证必用大黄以荡涤肠胃、清热泻火解毒，活血祛瘀、清导湿热。大黄治病的范围极为广泛，首先其有清热攻毒的特效，善解疮疡热毒；其次主下瘀血，行气消胀；第三下肠胃宿食，利肝胆之热；第四止吐衄，化无形之痞满。总之，是一味可使“一窍通诸窍皆通，一关通而百关皆通”的要药。

三十二、八　正　散

【出处】 本方出自宋代《太平惠民和剂局方》。

【组成】 车前子、瞿麦、萹蓄、滑石、山栀子仁、甘草（炙）、木通、大黄（面裹煨），去面，切，焙，各一斤（各500g）入灯心。

【用法】 上为散，每服二钱，水一盏，入灯心，煎至七分，去滓，温服，食后临卧。小儿量力少少与之（现代用法：散剂，每服6～10g，灯心煎汤送服；汤剂，加灯心，水煎服，用量根据病情酌定）。

【功用】 清热泻火，利水通淋。

【适用范围】 湿热淋证。证见尿频尿急，溺时涩痛，淋沥不畅，尿色浑赤，甚则癃闭不通；伴小腹急满，口燥咽干；舌红，苔黄腻，脉滑数。

【方剂释义】 本方主治湿热下注，蕴结膀胱所致之淋证。因湿热蕴结膀胱，气化失常，则小便淋沥不畅、溺时涩痛；甚或湿热下阻，膀胱水道不通，则小便点滴难出而为癃闭、小腹急满；湿热损伤膀胱脉络，则小便浑赤；邪热内蕴，津液耗损，故口燥、咽干；舌红，苔黄腻，脉滑数均为湿热阻滞之象。方中瞿麦、萹蓄，味苦性寒，善清膀胱湿热，有利小便、去淋浊、通癃闭之专长，为方中君药。木通清心、利小肠；车前子清肺、利膀胱；滑石清利三焦并通淋利窍；共助君药清热利水之力，为臣药。栀子清利三焦湿热；大黄泻热降火利湿；两味相伍，引湿热从二便出，共为佐药。灯心草清心除烦；甘草和中，亦制苦寒渗利太过，兼调诸药，缓急而止茎中痛，合为佐使药。全方诸药相合，共成清热泻火，利水通淋之效。

【临床辨治应用】 本方主治湿热下注，蕴结膀胱所见诸证。临证见水肿、渗出明显，尤以发于身体下部者为主，小便浑赤、溺时涩痛、淋沥不畅等。陈彤云教授常用本方治疗脚湿气、丹毒等病。

1. 脚湿气　即足癣。又称脚气，继发感染时称田螺疱。本病的发生与体内湿热停滞，兼感外邪有关。临床表现以皮疹单侧发病，于趾腹和趾侧出现红斑、水疱及脱屑，伴有瘙痒等为特点，中医认为属湿热下注，以清利湿热为主，方用四妙丸、龙胆泻肝汤等加减。若病情发展，出现细菌感染，可出现皮损局部糜烂、渗液、水肿、脓疱；或下肢皮肤红斑、肿胀；甚至皮疹泛发全身，出现发热、寒战等全身不适症状。当此严重的足癣继发感染时，患足多红斑肿胀，出现水疱、脓疱，渗出明显，此时可以八正散治疗。

加减应用：若继发感染明显者，可加金银花 15g、连翘

15g、蒲公英 15g、大青叶 15g 等清热解毒；若水肿明显者，可加冬瓜皮 15g、茯苓皮 15g 等健脾利湿；若红斑明显者，可加丹皮 10g、赤芍 10g、白茅根 15g 或羚羊角粉 0.3g 冲服以凉血消斑；小便浑浊较甚者，可加萆薢 10g、石菖蒲 10g 以分清利浊。

2. 流火　即下肢丹毒。多由足癣继发感染导致，是细菌经皮肤小伤口进入皮肤，引起感染导致的急性网状淋巴管炎。临床表现为皮肤红肿热痛，严重者可出现发热、寒战等菌血症的表现。陈彤云教授认为丹毒多因素体血分有热，感染毒邪，以致热毒炽盛，发为红斑；发于下肢者多兼湿热，水肿、渗出明显者湿邪更为明显，当此时可于清热利湿、凉血解毒方药中，加用八正散以加强利湿之功效，可以有效地减轻渗出和水肿。

加减应用：高热者，可加生石膏 30g、知母 10g、羚羊角粉 0.6g 退热消斑；若水肿明显者，可加冬瓜皮 15g、茯苓皮 15g 等健脾利湿消肿；湿热重者，可加黄柏 10g、虎杖 10g 清热利湿。

三十三、泻肝安神丸

【出处】 本方出自《简明中医皮肤病学》。

【组成】 生石决明 30g、珍珠母 30g、生地 30g、生龙骨 15g、生牡蛎 15g、炒枣仁 15g、龙胆草 9g、栀子 9g、黄芩 9g、白蒺藜 9g、当归 9g、麦冬 9g、茯神 9g、泽泻 9g、柏子仁 9g、远志 9g、车前子 9g、甘草 3g。

【用法】 水煎服。亦可用丸剂，每服 6～9g，日二次，温开水送下。

【功用】 平肝泻火，养心安神。

【适用范围】 瘙痒性皮肤病，因肝热，心神不定而致头晕、耳鸣、心烦、失眠等症。

【方剂释义】 本方主治因心肝火旺，肝阳上亢，心火上炎所致诸证。临证见皮疹瘙痒明显，伴头晕、耳鸣、心烦、失眠等。肝阳上亢，故见头晕、耳鸣；心火上炎，故见心烦失眠；心肝火旺，阳气外浮，故见瘙痒。本方为龙胆泻肝汤加减而成，方中龙胆草大苦大寒，上泻肝胆实火，下清下焦湿热，泻火除湿为君药。黄芩、栀子皆苦寒，入肝胆三焦经，泻火解毒、燥湿清热，助龙胆草加强清热除湿之力；泽泻、车前子清热利湿，导湿热从水道排除；生石决明、珍珠母、生龙骨、生牡蛎皆为重镇之品，以之潜镇上犯的肝阳和心火，可达到重镇安神、重镇止痒之效；再以酸枣仁、柏子仁、远志、茯神、麦冬养心安神；白蒺藜熄风止痒，以上诸药共为臣药。肝为藏血之脏，肝经有热，本易耗伤阴血，方中苦寒燥湿之品居多，恐再耗其阴，故用生地、当归滋阴养血以顾肝体，使邪祛而不伤正，为佐药。甘草调和诸药并有防苦寒之品败胃之用，为使药。诸药合用，使肝火熄，心火降，心神得养。

【临床辨治应用】 本方主治因心肝火旺，肝阳上亢，心火上炎所致诸证，证见皮疹瘙痒明显、失眠、头晕、耳鸣、心烦、目赤、胁痛、口干口苦、阴肿、阴痒、夜寐欠安、小便淋浊、妇女带下黄臭等。陈彤云教授常用本方治疗摄领疮（神经性皮炎）、风瘙痒（老年瘙痒症）、湿疮病（湿疹）等。

1. 摄领疮　即神经性皮炎。又称慢性单纯性苔藓，是一种皮肤神经功能障碍性皮肤病，以阵发性剧痒和皮肤苔藓化改变为特征。目前认为精神因素为本病的主要诱发和加重因素，包括情绪波动、精神过度紧张、焦虑不安、生活环境突然变化等。症见瘙痒明显，反复搔抓及摩擦后，出现皮损及皮肤增厚；多见于颈项部、四肢伸侧、腰骶部、腘窝、外阴等处。陈彤云教授认为，本病与情志因素关系密切，而五脏之中，心、肝两脏与情志关系密切；加之瘙痒明显、紧张、焦虑等，此即心肝火旺，肝阳上亢，心火上炎所致，可以使用泻肝安神丸治疗。

加减应用：若失眠者，可加夜交藤 15g、合欢皮 15g 安神助眠；肝火盛者，可加丹皮 10g、夏枯草 6g 清泻肝火；便秘者，可加大黄 6g 泻实火通便；头痛眩晕、目赤易怒者，可加菊花 10g、桑叶 10g 以清肝热、散风止眩明目；瘙痒明显者，可加白鲜皮 10g、地肤子 15g 清热止痒；皮损肥厚、干燥者，可加丹参 15g、鸡血藤 15g 养血润燥。

2. 风瘙痒　即老年瘙痒症。是老年人在北方冬季的常见病，表现为皮肤瘙痒明显，伴皮肤干燥，多见抓痕、血痂，但没有原发皮肤损害的一种皮肤病。陈彤云教授认为本病多因老年人气血不足，无法濡养皮肤所导致；加之患者多年长，阴血不足，肾气亏虚，水不涵木，以致肝阳上亢、心火上炎，故瘙痒剧烈、顽固，可以使用泻肝安神丸治疗。

加减应用：若肝火盛者，可加丹皮 10g、夏枯草 6g 清肝火；失眠者，可加夜交藤 15g、合欢皮 15g 交通阴阳、安神助眠；便秘者，可加大黄 6g 泻腑实以通便。

3. 湿疮　即湿疹。是由多种原因导致的炎症性皮肤病，以皮损多形；对称分布；急性期渗出，慢性期肥厚；瘙痒为特点。有些湿疹的瘙痒非常剧烈，尤其是外周血常规检查中嗜酸性粒细胞增多者，严重影响患者睡眠质量，令患者情绪焦虑、十分苦恼，以致恶性循环。陈彤云教授认为，此即心肝火旺，肝阳上亢，心火上炎所致，可用泻肝安神丸平肝泻火，养心安神。

加减应用：若便秘者，可加大黄 6g 泻热通便；头痛眩晕、目赤易怒者，可加菊花 10g、桑叶 10g、夏枯草 6g 清肝热、散风热、止眩明目；湿盛热轻者，加滑石 10g、薏苡仁 30g 加强利湿之功；瘙痒明显者，可加白鲜皮 10g、地肤子 15g 清热止痒。

本方集多种止痒方法为一体——有龙胆草、黄芩清利肝胆止痒；麦冬、茯神、柏子仁、远志养心安神止痒；白蒺藜、当归养血熄风止痒；生石决明、珍珠母、生龙骨、生牡蛎重镇安神止痒。最为典型的是，本方为重镇止痒的代表方，方中生石决明、珍珠母、生龙骨、生牡蛎皆质重沉降之品，可熄肝风、降肝阳、止瘙痒、宁心神，适用于肝经实热，肝阳上亢所致之顽固、剧烈之瘙痒，临床应用十分广泛。

三十四、紫　兰　方

【出处】 本方出自北京中医医院皮科《简明中医皮肤病学》。

【组成】 紫草 15g、板蓝根 15g、马齿苋 30g、生薏米 15g、红花 10g、赤芍 10g、大青叶 15g。

【用法】 水煎服，日 2 次。

【功用】 活血化瘀解毒，健脾除湿。

【适用范围】 扁平疣、寻常疣及其他疣病等。

【方剂释义】 本方为治疗疣病常用方。方中紫草、板蓝根、大青叶、马齿苋清热解毒为君；红花、赤芍活血化瘀为臣药；本病病机为气血失和，腠理不密，导致毒邪外侵，凝聚肌肤而致，脾胃为后天之本、气血生化之源，故以生薏米健脾除湿，同时加强后天之本，提高机体免疫力为佐药。综合全方，清热解毒、活血化瘀的基础上，佐以健脾除湿，标本同治，共同达到祛疣之功。

【临床辨治应用】 紫兰方为治疣代表方剂。疣是一种由病毒引发的皮肤赘生物，表现为褐色扁平丘疹或者突起性赘生物。中医认为发病多因气血失和，腠理不密，复感外邪，凝聚肌肤而致。治疗上除需清热解毒，活血化瘀，还要注意健脾，使气血旺盛，气血调和，腠理致密，以防止病情反复，要注意标本同治。陈彤云教授临床应用此方治疗扁瘊（扁平疣）、疣目（寻常疣、尖锐湿疣）等各种疣病。

1. 扁瘊　即扁平疣。属于疣的一种，以肤生疣赘、其状扁平为特征。本病多见于青少年，故又称青年扁平疣。好发于颜面、手背，亦可发于腕和膝部。皮损为针头至粟粒大或稍大的扁平丘疹，呈圆形或椭圆形，表面光滑，质硬，淡褐色或正常皮色，数目不定。陈彤云教授认为其病机特点在于风、热、毒、瘀。具体表现为肝旺血燥，筋气不荣，气血失和，腠理不密，复感风、热毒邪，凝聚肌肤而成疣。或脾弱痰湿阻络而成。陈老主要应用紫兰方治疗扁平疣之风热毒蕴证，主要表现为突然发病，颜面或手背、上肢起扁平丘疹，帽针头至粟粒大小，表面光滑发亮，周围无红晕，触之略硬。伴口干，身热，大便干，尿黄。舌质红，苔白，脉弦数。此为风邪侵袭，热客于肌表，风毒久留，郁久化热，气血凝滞而发。其总由风热毒邪侵入肌肤，局部气血运行阻滞而形成。

皮疹如数量少，可以采用物理方法，如冷冻、激光等，直接去除皮损。若患病日久，皮损数目较多，或者病患为瘢痕体质，或者患者为小儿，不适合使用物理方法治疗，陈彤云教授常应用紫兰方治疗。陈老认为本病气血失和，腠理不密，复感外邪的病因病机属于本虚标实，本虚为后天之本脾胃失调，造成气血化生不足，使肌肤失养，腠理不密，给外邪侵袭以通路；或气血失和，气滞成瘀；标实则为外感之毒邪。治疗上需标本同治，除需清热解毒，活血化瘀外，还要注意健脾，使气血旺盛，气血调和，腠理致密，以防止毒邪侵袭。

加减应用：若发病为青年女性，皮损多位于目外眦、额部等少阳经所过部位，伴有情志不舒，两胁胀痛等症状者，多由于肝失疏泄，筋气外发而致发病，可加用柴胡 6g、香附 6g、郁金 10g 疏肝解郁；若患者心情烦躁，脉弦数、舌边红甚，此为肝阳上亢、肝火引邪上行面部，可加灵磁石 10g、代赭石 10g、生龙骨 30g、生牡蛎 30g、穿山甲 6g、皂角刺 10g、鬼箭羽 10g 重镇潜降、活血破瘀；若患者病程较长，伴面色㿠白，少气乏力，多因脾虚湿蕴痰凝所致，可加黄芪 15g、白术 10g、太子参 10g、茯苓 10g、陈皮 10g、夏枯草 15g、土贝母 15g 等健脾益气、行气散结。

2. 疣目　即寻常疣。又可称千日疮、枯筋箭，临床最常见的一种疣。好发于手足，表现为数毫米至 1cm 大小的半球形或多角形高出皮面的赘生物，表面粗糙，表面可见多个点状黑色肉刺。陈彤云教授认为寻常疣发病与扁平疣相类似，均为气血失和，腠理不密，外感邪毒引起，或病久致痰瘀交阻肌肤而致。如发疹数量少，可以采用物理方法，如冷冻、激光等，直接去除疣体。若患病日久，皮损数目较多，或者病患为瘢痕体质，或者患者为小儿，不适合使用物理方法治疗，陈彤云教授常应用紫兰方加减治疗。临证见病程长，顽固不愈，皮损坚硬粗糙，颜色晦暗，苍老而坚；伴有胸胁胀满，郁闷不舒；舌质紫暗，脉沉弦。陈彤云教授常在紫兰方基础上加入化痰、软坚散结药味，如海藻、夏枯草、半夏、土贝母、山慈菇、连翘等。

加减应用：发生于足部的寻常疣，又称跖疣，可单发也可多发，多发者，可予狗脊 10g、地肤子 30g、木贼 10g、香附 10g 煎水外用浸泡；若跖疣同时伴有脚汗多或瘙痒者，可于外洗方中加枯矾 5g、苦参 10g 燥湿解毒、杀虫止痒；如患病日久、皮损数目较多、疣体较大者，可加红花 10g、夏枯草 15g、莪术 10g 等活血破瘀、软坚散结；若发于外阴，可加蛇床子 6g、苦参 10g、黄柏 10g 等清热燥湿、杀虫止痒。

三十五、麻黄连翘赤小豆汤

【出处】 本方出自东汉张仲景《伤寒论》。

【组成】 麻黄6g、连翘9g、杏仁9g、赤小豆30g、大枣12枚、桑白皮10g、生姜6g、甘草6g。

【用法】 上八味，以潦水一斗，先煮麻黄，再沸，去上沫，内诸药，煮取三升，分温三服。

【功用】 宣散表邪，清热利湿退黄。

【适用范围】 伤寒论中主要治疗太阳伤寒兼湿热发黄证。症见发热，恶寒，头身疼痛，无汗，身痒，身目发黄，小便黄而短小，脘腹胀闷，心烦懊恼，舌苔薄黄，脉浮数。

【方剂释义】 本方出自中医四部经典著作之一的《伤寒论》，可以解表散邪，清热除湿退黄，主治兼有表邪的湿热黄疸病证。阳黄为湿热侵袭机体，兼有外感证时，应用麻黄连翘赤小豆汤，既可散外邪，又可内清湿热。《伤寒论》中关于本方主治的记载极其简略精练，给后世准确理解、使用该方证关键指征及推广运用带来了一定的难度。麻黄为方中君药，可以发汗解表，宣肺平喘，利水消肿；杏仁、生姜意在辛温宣发，解表散邪；连翘、桑白皮、赤小豆旨在苦寒清热解毒；甘草、大枣甘平和中。诸药合用，共奏辛温解表散邪，解热祛湿之效。

【临床辨治应用】 本方主治兼有表邪的湿热黄疸病证。原文记载："伤寒瘀热在里，身必发黄，麻黄连翘赤小豆汤主之"，其中"黄"即黄疸，言主症，"瘀热"言病机，意即本方原为解毒、清热、利湿之剂，治疗伤寒瘀热在里，小便不利，身发黄之用。陈彤云教授熟读经典，结合根据自己多年皮外科的临床经验，凡外有表证，内有湿热者皆可用之。用以治疗湿热蕴郁于内，外阻经络肌肤之皮肤病证，如瘾疹（急慢性荨麻疹）、湿疮（急性湿疹皮炎）、土风疮（丘疹性荨麻疹）等伴有瘙痒的皮肤疾病。

1. 瘾疹　即荨麻疹。是皮肤黏膜反复发生的一种限局性、一过性水肿反应，表现为大小不等、或深或浅的红色或瓷白色风团或抓痕隆起，不久可自行消退而不留痕迹。又称风疹块。日本医家尾台榕堂在《类聚方广义》中注释本方说，“疥癣内陷，一身瘙痒，发热，喘咳，肿满者，加反鼻，有奇效。生梓白皮，不易采用，今权以干梓叶或桑白皮代之”，此处所注确为临床极有见地之言论。由此可见，瘙痒、发热、喘咳、肿满、反鼻为本方证识别之关键。陈彤云教授认为急性荨麻疹外有表证、内有湿热型，多因肺虚脾虚致肺气壅闭，气机不利，气滞湿阻，湿气留连皮肤而发病；或饮食不当，脾运失健，湿热内蕴，而肺失开阖，皮毛失宣，复感风邪，风湿热郁于皮毛肌腠之间，阻于经络，内不得疏泄，外不得透达，营卫失和，气机失调，发为本病。陈老认为本型急性荨麻疹病因病机与麻黄连翘赤小豆汤组方寓意治法相同。临床表现除皮损外，伴有发热、恶寒、无汗、心烦，或疹作痒；舌苔薄黄，脉浮数。

加减应用：伴有发热、口渴、口臭、便秘或大便臭、舌质红苔黄、脉滑数者，可加生石膏 20g、生栀子 10g、川军 6g 泻热通便；若伴腹痛者，可加白芍 20g 柔肝止痛；瘙痒难忍者，可加地肤子 10g、白鲜皮 10g 清热祛湿止痒；若病情反复发作者，可加防风 10g、黄芪 30g 益气固表。

2. 风湿疡　这里指急性皮炎、湿疹。临床多表现为急性发作的局部或者全身的红斑、丘疹、水疱、糜烂、渗出等多形态皮损，一般对称分布，伴瘙痒剧烈。陈彤云教授临床上常应用麻黄连翘赤小豆汤治疗湿邪盛、外有风、内有水湿的风水证。临床表现为发病迅速，瘙痒剧烈，痒无定处，渗出较多，舌苔薄黄，脉浮数。

加减应用：若皮损焮红、灼热者，可加生石膏30g、生地15g清热凉血消斑；若渗液多者，可加苦参10g、黄柏10g清热燥湿；若瘙痒甚者，可加白鲜皮15g祛湿止痒；若皮损发于上部者，可加蝉衣6g、菊花20g疏风散热、升扬药力；发于下部者，可加川牛膝9g、车前子15g清利湿热、引药下行。

3. 土风疮　即丘疹性荨麻疹。是常见的过敏性皮肤病，好发于夏秋季，发病与昆虫叮咬有关，往往同一家庭多人同时发病。典型皮损为黄豆至花生米大小略呈梭形的红色水肿性斑丘疹，中心可有水疱，部分可有紧张性大疱；皮疹成批出现，群集而较少融合；好发于四肢、腰背、臀部；自觉瘙痒剧烈；一般无全身症状；由于瘙痒剧烈，皮损广泛，搔抓严重可导致继发感染，出现发热等全身症状。陈彤云教授认为本病风热型与内蕴湿热，外感风毒有关，临床常见风团、红斑，中心有小丘疹或水疱，部分伴有糜烂结痂；舌尖红，苔薄白，脉滑。因其病机与麻黄连翘赤小豆汤组方寓意相同，故陈老常应用本方加减治疗，取其内外表里兼清之效。

加减应用：若瘙痒严重者，可加用蝉衣6g、地肤子15g、防风10g疏风清热止痒；湿重者，可加生薏米15g、茯苓10g、神曲10g健脾化湿、消食和胃；若继发感染者，可加银花15g、公英10g清热解毒。

三十六、凉血五花汤

【出处】 本方出自《赵炳南临床经验集》。

【组成】 红花9g、鸡冠花9g、凌霄花9g、玫瑰花9g、野菊花15g。

【用法】 水煎服，每日一剂，分两次服。

【功用】 凉血活血，清热解毒。

【适用范围】 病变位于身体上部之红斑性皮肤病。

【方剂释义】 本方适用于血热发斑、热毒阻络所引起的皮肤病。因为药味取花，花性轻扬上升，所以本方以治疗病变在上半身或全身散发者为宜。方中凌霄花凉血活血泻热为主药；玫瑰花、红花理气活血化瘀、鸡冠花疏风活血均为臣药；血热日久易生毒，故佐以野菊花清热解毒。全方共奏凉血解毒消斑之功。

【临床辨治应用】 陈彤云教授常用于治疗酒渣鼻（玫瑰痤疮）、激素依赖性皮炎、面游风（脂溢性皮炎）等面部炎症性皮肤病。

1. 酒渣鼻　即玫瑰痤疮。中年人多发，损害特点为颜面中部发生弥漫性潮红，伴发丘疹、脓疱及毛细血管扩张；常呈以眉心、鼻尖、颏下及双颊五点分布规律。本病常因脾胃积热，或嗜食辛辣之品，生热化火而发，临床以颜面皮肤红斑基础上，散在红色帽针头至粟米大小红色丘疹，或见脓头；可伴见口干、口渴，大便秘结，小便黄；舌质红，苔黄，脉数。陈彤云教授对于本病脾胃积热证患者红斑期常用枇杷清肺饮合本方加减治疗。主要药味有枇杷叶、桑白皮、栀子、黄芩、丹皮、红花、鸡冠花、野菊花。方中枇杷叶、桑白皮、栀子、黄芩清肺热；丹皮凉血；红花、鸡冠花活血化瘀；野菊花清热解毒。

加减应用：若伴有脓疱者，可加公英10g、地丁10g、土茯苓15g、草河车10g等清热解毒；面部皮疹色红热盛者，可加黄连6g、黄柏10g、连翘15g、大青叶10g、生地榆10g加强清热凉血功效；胃胀满者，可加木香10g、白术10g、神曲10g、砂仁6g理气和胃、消食导滞；胃部反酸者，可加吴茱萸10g温中降逆止呕；女性患者伴性情急躁、经前乳房胀痛者，可加柴胡6g、香附6g、郁金10g等疏肝理气；若口渴甚者，可加生石膏30g清热生津；大便干者，可加生大黄5g泻热通便。

2. 激素依赖性皮炎　激素依赖性皮炎是近代出现的一种皮肤病，是由于长期外用、滥用糖皮质激素制剂所致，其特点是用药后原发病迅速改善，但不能根治，一旦停药，1～2 天内，用药部位再发生皮疹或原发病恶化，当重新外用糖皮质激素制剂后，上述症状很快消退。皮损多局限于面部，表现为弥漫、炎症性潮红斑片，局部肿胀，或干燥、脱屑；常伴瘙痒、灼热感；舌质红，苔黄腻，脉滑。陈彤云教授认为本病由于热毒蕴肤，肌肤失养所致，常以凉血五花汤合清热除湿汤加减化裁治疗。主要药味有龙胆草、黄芩、茅根、生地、大青叶、车前草、生石膏、六一散、野菊花、鸡冠花、凌霄花、玫瑰花、红花。方中五花凉血消斑，取其花性上扬，特别适合本病；龙胆草清肝胆热；黄芩清肺热；白茅根、生地凉血清热；车前草、六一散利湿清热；生石膏清胃热；大青叶清热解毒。全方清热、利湿、佐以凉血引药上行直达病所，共同奏效。

加减应用：若局部灼热者，可加丹皮 15g、丹参 15g 清热凉血；伴有粉刺、脓疱型丘疹者，可加连翘 15g、公英 10g、地丁 10g 等清热解毒药物；更年期女性伴有乏力汗出、腰膝酸软者，可加女贞子 10g、旱莲草 10g、菟丝子 10g、枸杞子 10g 等滋补肝肾；两胁胀痛、急躁易怒者，可加柴胡 6g、郁金 10g、香附 6g、陈皮 10g 等疏肝理气；伴有光敏者，可加青蒿 15g、龙葵 10g 等抗光敏药物。

3. 面游风　即脂溢性皮炎。是头面部出现潮红斑片、丘疹，上覆有鳞屑，并伴瘙痒的慢性炎症性皮肤病。其典型皮损为炎性红斑上覆有油腻性或干燥性鳞屑为特征；病程缓慢，常迁延多年，反复发作；青壮年多见；好发于皮脂腺分泌较多的部位。陈彤云教授认为本病多与脾胃湿热有关。本病好发于面部，急性期伴有血热之象，临床见急性病程，面部红斑，颜色鲜红，自觉灼热；舌质红，苔白，脉滑数。陈彤云教授常以茵陈蒿汤合凉血五花汤加减治疗，主要药味有茵陈、栀子、大黄、野菊花、鸡冠花、凌霄花、玫瑰花、红花。方中五花凉血消斑，取其花性上扬，宜达病所；茵陈清热利湿；大黄泻下攻积、清热解毒；栀子清热凉血解毒。共奏清热利湿凉血清热之功。

加减应用：若瘙痒较重者，可加白鲜皮 10g、刺蒺藜 9g 疏风止痒；皮损干燥明显者，可加玄参 15g、麦冬 10g 滋阴润燥；若有糜烂、渗出者，可加土茯苓 15g、苦参 10g、马齿苋 10g 清热燥湿；脾胃湿热盛者，可加藿香 10g、佩兰 10g 芳香化湿；油脂分泌多者，可加生山楂 15g、荷叶 10g、生侧柏 10g 等清热祛湿。

三十七、凉血五根汤

【出处】 本方出自《赵炳南临床经验集》。

【组成】 白茅根 30g、瓜蒌根 15g、茜草根 15g、紫草根 30g、板蓝根 15g。

【用法】 水煎服，每日一剂，分两次服。

【功用】 凉血活血，解毒化斑。

【适用范围】 多形性红斑、结节性红斑、过敏性紫癜、下肢急性丹毒初起。适用于一切红斑皮肤病初期，偏于下肢者。

【方剂释义】 本方适用于血热发斑，热毒阻络所引起的皮肤病，特别是发于下肢者。方中紫草根、茜草根、白茅根凉血活血为主药；板蓝根清热解毒兼凉血消斑为臣药；佐以瓜蒌根养阴生津。因为根类药味性质下沉，故本方以治疗病变在下肢者为宜。

【临床辨治应用】 本方为陈彤云教授常用之凉血方剂，临床常应用于治疗血热性皮肤病，特别是发于下肢的辨证属血热证的皮肤病，包括葡萄疫（过敏性紫癜）、瓜藤缠（结节性红斑）、流火（丹毒）、白疕（银屑病）、湿疮（湿疹）等病。

1. 葡萄疫　即过敏性紫癜。是由于血管壁渗透性、脆性增高所致的皮肤及黏膜的毛细血管出血。患者无血液系统、凝血机制障碍；好发于下肢；表现为暗紫红色瘀点、瘀斑、甚至血肿等。中医认为本病血热证居多，多因血热壅盛，迫血妄行，血不循经，溢于脉外，凝滞成斑。陈彤云教授从发病部位和病因病机方面考虑，因其常出现下肢散发；皮损表现为多发暗紫红色针尖至甲盖大小斑点、斑片，压之不退色；伴有疲乏、身热、口干、咽痛，或关节痛，或腹痛，或血尿等；舌质红，苔黄腻，脉滑。临床常选用本方加减治疗，取其药性向下，直达病所。主要药味有白茅根、瓜蒌根、茜草根、紫草根、板蓝根。紫癜血热证常与上呼吸道感染有关，故以板蓝根清热解毒利咽；白茅根、紫草根、茜草根均为凉血药物，凉血消斑；瓜蒌根养阴生津，以防止凉血太过伤及阴分。

加减应用：若瘙痒剧烈者，可加入荆芥 6g、防风 10g 散风止痒；关节疼者，可加金银藤 15g、络石藤 10g、海风藤 10g、防己 10g 通络祛湿；腹痛者，可加元胡 10g、五灵脂 10g、木香 10g 活血理气止痛；伴见血尿者，可加小蓟 10g、蒲黄炭 10g、藕节炭 10g 等凉血止血。

2. 瓜藤缠　即结节性红斑。是一种急性炎症性皮肤病。好发于女性，常侵犯下肢伸侧，为对称性鲜红色皮下结节性损害，压痛明显。陈彤云教授认为本病多由于素有内湿，郁久化热，湿热下注，凝滞血脉，经络阻隔所致。临床症见皮损灼热红肿，压痛；起病急骤，有头痛、咽痛、低热及关节疼痛等全身不适；伴有口渴，大便干，小便黄；舌质微红，苔白或腻，脉滑微数。陈彤云教授常治以清热利湿、活血通络，方以凉血五根汤合利湿通络药物治疗本病急性期。主要药味有紫草根、茜草根、白茅根、瓜蒌根、板蓝根、忍冬藤、黄柏、防己、鸡血藤、赤芍、红花、木瓜等。

加减应用：若热盛伴发热者，可加生石膏 30g 清热泻火；关节疼重者，可加秦艽 9g、伸筋草 10g 除湿通络；咽痛者，可加元参 15g、北豆根 6g 凉血解毒利咽；热盛伤阴者，加沙参 10g、石斛 10g 养阴清热；结节坚硬久不消退者，可加夏枯草 15g、土贝母 15g 软坚散结。

3. 流火　即丹毒。是由于溶血性链球菌引起的皮肤及皮下组织的急性炎症，并伴有恶寒、发热等全身不适症状。好发于小腿及面部，临床表现为局部大片边界清楚的水肿性鲜红斑片，甚者红斑上出现血疱或水疱；触之灼热、疼痛；伴有近卫淋巴结肿大。本病急性期多因血分有热，火毒侵犯肌肤而发；慢性丹毒多因兼感湿邪，郁蒸血分，反复发作，下肢反复发作常继发局部象皮肿。陈彤云教授对于下肢丹毒急性发作初期，全身症状不显者常应用本方治疗。发病初期，有或无发热，一般为低热，下肢出现红斑时间短，皮损色淡红，还未出现水疱大疱，全身症状不显，可有轻度乏力、头痛、便干、溲赤，舌质红，苔黄腻，脉滑或略数。治以清热解毒、凉血消斑，方以凉血五根汤合清热解毒药物治疗。主要药味有紫草根、茜草根、白茅根、瓜蒌根、板蓝根、地丁、野菊花、公英、丹皮、赤芍等药。方中五根凉血；野菊花、公英、地丁清热解毒；丹皮、赤芍凉血活血。诸药合用，使丹毒早期毒热得消，病势得控。

加减应用：若伴有发热者，可加生石膏 30g 清热泻火；红斑严重者，可加生地炭 15g、土茯苓 15g 凉血消斑；伴有水疱者，可加川萆薢 10g、猪苓 10g、泽泻 10g 清热利湿。

4. 白疕　即银屑病。是一种慢性红斑鳞屑性皮肤病。青壮年多见；好发于头皮、四肢伸侧；特征性皮损为红色浸润性丘疹或红斑，上覆多层银白色干燥鳞屑；病史久，常反复发作。本病急性期以血分蕴热为主，对于急性期下半身皮损严重者陈彤云教授常应用凉血活血汤合凉血五根汤加减治疗。此证临床常见下肢红斑集中，色红，不断有新发皮损，鳞屑不能完全覆盖红斑，剥除鳞屑可见点状出血；常伴有口舌干燥、心烦易怒，大便干，小便黄；舌质红，苔黄或腻，脉弦滑或数。治以清热凉血活血，主要药味有紫草根、茜草根、白茅根、瓜蒌根、板蓝根、生槐花、生地、赤芍、丹参、鸡血藤。方中生槐花、白茅根、紫草根、茜草根、生地清热凉血；赤芍、丹参、鸡血藤凉血活血；板蓝根凉血利咽，适合因咽炎诱发者。全方以凉血活血药味为主，且多数为根类药物，药性下沉，引药力下行。

加减应用：若咽痛者，加大青叶 10g、连翘 10g、草河车 10g、北豆根 6g 清热解毒；大便干者，可加大黄 5g、生栀子 10g 清热通便；瘙痒剧烈者，可加白鲜皮 10g、地肤子 15g、白蒺藜 9g 等疏风止痒。

5. 湿疮　即湿疹。是皮肤科临床十分常见的一种过敏性、炎症性皮肤病。可发于任何年龄；皮损多形态、有渗出倾向、对称分布、反复发作、瘙痒剧烈为特点。本病多因饮食失节，伤及脾胃，脾失健运，致湿热内蕴；复感风湿热邪，内外两邪相搏，浸淫肌肤而发病。湿邪重浊在下，故易发于下肢，陈彤云教授对于湿疹湿热证皮损发于下肢，常在应用清热除湿药物同时配合使用凉血五根汤。临床症见下肢皮肤潮红焮热，轻度肿胀，继而粟疹成片或水疱密集，渗液流津，瘙痒无休；伴身热、口渴、心烦，大便秘结，小溲短赤；发病急，病程短；舌质红，苔薄白或黄，脉弦滑或弦兼数。治以清热除湿凉血为法，主要药味有龙胆草、黄芩、生地、大青叶、车前草、生石膏、六一散、紫草根、茜草根、白茅根、瓜蒌根、板蓝根。方中龙胆草清肝胆热；黄芩、生石膏清肺热；紫草根、茜草根、白茅根、生地凉血清热；车前草、六一散利湿清热；生石膏清胃热；板蓝根、大青叶清热解毒。全方清热、利湿、佐以凉血引药下行直达病所，尤其适用于急性湿疹湿热证下肢为重者。

加减应用：若湿盛者，可加泽泻 10g、木通 10g 利水渗湿；渗出多者，可加黄柏 10g、川萆薢 10g 清热燥湿；双下肢水肿重者，可加冬瓜皮 10g、茯苓皮 10g 利湿消肿。

三十八、茵陈蒿汤

【出处】 本方出自东汉张仲景《伤寒论》。

【组成】 茵陈 18g、栀子 9g、大黄 9g。

【用法】 水煎服，每日一剂，分两次服。

【功用】 清热，利湿，退黄。

【适用范围】 湿热黄疸。一身面目俱黄，黄色鲜明如橘子色，腹微满，口中渴，小便短赤，舌苔黄腻，脉滑数或沉实。

【方剂释义】 本方为治湿热黄疸之主方。黄疸有阴阳之分，阳黄责之于湿热，阴黄责之于寒湿。湿热阳黄，因湿邪与瘀热蕴结肝胆，热不得外越，湿不得下泄，胆液不循常道而外溢，郁蒸于肌肤，上染于目，故一身面目俱黄。湿热内郁，下行之路不畅，则小便不利，腹微满；口渴，苔黄腻，脉滑数或沉实，皆为湿热郁结之象。综上所述，本方证以湿热郁结壅滞，邪无出路为病机要点。治宜发越其郁遏，通其瘀滞，务使湿热能有所出路。方中重用茵陈为君药，以其最善清利湿热，利胆退黄，长于疗“通身发黄，小便不利”，且其芳香舒脾而能透表畅气，是治黄疸之要药；臣以栀子，清热燥湿，并利三焦，引湿热下行；佐以大黄，降瘀泻热，通利二便，以开湿热下行之道；方中茵陈配栀子，使湿热从小便而出；茵陈配大黄，使郁热从大便而解。全方三药合用，使湿热前后分消，黄疸自愈。制方有清疏、清利与清泄三法合用之特点，共奏疏利气机、通泄壅滞之功，使湿热从二便而出。

【临床辨治应用】 本方是清湿热利胆的要方，陈彤云教授常以此方合黄连解毒汤加减治疗粉刺（痤疮）、面游风（脂溢性皮炎）、酒渣鼻（玫瑰痤疮）等证。

1. 粉刺 即痤疮。是以面部、前胸、肩背部炎性丘疹、结节或囊肿为特点的毛囊皮脂腺的慢性炎症，常伴皮脂溢出，好发于青壮年。胃肠湿热证以颜面、胸背散在或泛发皮疹，皮损多为黑头粉刺、炎性丘疹或脓疱、囊肿；伴红肿疼痛，颜面油亮光滑，口臭，便秘，尿黄；多发于口周为主要特点；舌质红，苔黄腻，脉滑数。陈彤云教授认为此型患者多平素喜食辛辣、鱼腥油腻肥甘之品，或酗酒，使大肠积热，不能下达，上蒸肺胃而致，即《素问·生气通天论》所言“高粱之变，足生大丁”之机，皮损也“易于壅结气血，而形成痰症”。肺主皮毛，与大肠相表里；手太阴肺经起于中焦上行过胸，足阳明胃经起于颜面下行过胸；故肺胃积热，火性炎上，循经上熏，血随热行，上于胸、面，故胸部、面部生粟疹且色红。治疗上如吴鞠通“徒清热则湿不退，徒祛湿则热愈炽”，而行清热利湿解毒法。常以茵陈蒿汤合黄连解毒汤加减。主要药味有茵陈、胆草、黄连、黄柏、大黄、连翘、虎杖、野菊花、丹参、当归、川芎等。方中茵陈、胆草、黄连、黄柏清利胃肠湿热；连翘、虎杖、大黄清热解毒、散结消肿；当归、川芎、丹参活血化瘀、消肿止痛。

加减应用：若喜肉食者，可加焦山楂 15g 消肉积；兼有腹胀、嗳气吞酸者，可加陈皮 10g、莱菔子 10g 以消食除胀、降气化痰；脓疱明显、热毒炽盛者，可加地丁 10g、公英 10g 清热解毒；结节性或囊肿性皮损为主者，可加海藻 10g、贝母 10g、夏枯草 15g 等咸寒软坚散结药味。

2. 面游风 即脂溢性皮炎。是以头面部出现潮红斑片、丘疹，上覆鳞屑，并伴瘙痒为表现的慢性炎症性皮肤病。其典型皮损为炎性红斑上覆有油腻性或干燥性鳞屑为特征；病程缓慢，常迁延多年，反复发作；青壮年多见；好发于皮脂腺分泌较多的部位。陈彤云教授认为本病多与脾胃湿热有关。本病好发于面部，急性期伴有血热之象，临床见急性病程，面部红斑，颜色鲜红，自觉灼热；舌质红，苔白，脉滑数。陈彤云教授常以茵陈蒿汤合凉血五花汤加减治疗。主要药味有茵陈、栀子、大黄、野菊花、鸡冠花、凌霄花、玫瑰花、红花。方中五花凉血消斑，取其花性上扬，直达病所；茵陈清热利湿；大黄泻下攻积、清热解毒；栀子清热凉血解毒。共奏清热利湿凉血清热之功。

加减应用：若瘙痒较重者，可加白鲜皮 10g、刺蒺藜 9g 疏风止痒；皮损干燥明显者，可加玄参 15g、麦冬 10g 滋阴润燥；若有糜烂、渗出者，可加土茯苓 15g、苦参 10g、马齿苋 10g 清热燥湿；脾胃湿盛而头重如裹、舌苔厚腻者，可加藿香 10g、佩兰 10g 芳香化湿；油脂分泌多者，可加生山楂 15g、荷叶 10g、生侧柏 10g 等清热祛湿。

3. 酒渣鼻　即玫瑰痤疮。好发于中年人；损害特点为颜面中部发生弥漫性潮红，伴发丘疹、脓疱及毛细血管扩张；常呈以眉心、鼻尖、颏下及双颊五点分布规律。本病常因脾胃积热，或嗜食辛辣之品，生热化火而发，临床以颜面皮肤红斑基础上，散在红色帽针头至粟米大小红色丘疹，或见脓头；可伴见口干、口渴，大便秘结，小便黄；舌质红，苔黄，脉数。陈彤云教授对于本病脾胃积热证丘疹脓疱期患者常用本方合枇杷清肺饮加减治疗。主要药味有枇杷叶、桑白皮、栀子、黄芩、丹皮、茵陈、大黄。方中枇杷叶、桑白皮、栀子、黄芩清肺热；茵陈清热利湿；丹皮清热凉血、活血散瘀退红斑；大黄泻下攻积、清热解毒。

加减应用：若面部皮疹色红、热盛者，可加黄连 6g、黄柏 10g、赤芍 15g、连翘 15g、大青叶 10g、生地榆 10g 加强清热凉血功效；胃胀满者，可加木香 10g、白术 10g、神曲 10g、砂仁 6g 理气和胃、消食导滞；胃部反酸者，可加吴茱萸 10g 温中降逆止呕；女性患者伴性情急躁、经前乳房胀痛者，可加柴胡 6g、香附 6g、郁金 10g 等疏肝理气；若口渴甚者，可加生石膏 30g 清热生津。

三十九、平　胃　散

【出处】 本方出自宋代《太平惠民和剂局方》。

【组成】 苍术（去粗皮，米泔浸二日，五斤）15g、厚朴（去粗皮，姜汁制，炒香）9g、陈皮（去白）9g、甘草（锉，炒）4g。

【用法】 上为细末，每服二钱，以水一盏，入姜二片，干枣两枚，同煎至七分，去姜、枣，带热服，空心食钱；入盐一捻，沸汤点服亦得（现代用法：共为细末，每服 3～5g，姜、枣煎汤送下；或作汤剂水煎服）。

【功用】 燥湿运脾，行气和胃。

【适用范围】 湿滞脾胃证。脘腹胀满，不思饮食，口淡无味，呕吐恶心，嗳气吞酸，肢体沉重，怠惰嗜卧，常多自利，舌质淡，苔白腻而厚，脉缓。

【方剂释义】 本方所治之证，乃湿困脾胃，气机阻滞所致。因脾主运化，喜燥恶湿，湿困脾土，运化失司，阻碍气机，则口淡无味，不思饮食，脘腹胀满。胃失和降，则呕吐恶心，嗳气吞酸。湿性重浊，脾阳不振，则肢体沉重，怠惰嗜卧。运化失司，湿浊下注，则常多自利。舌苔白腻，为湿甚之象。针对本证湿阻脾胃，气机不畅，胃失和降之病机，治宜燥湿运脾，行气和胃。方中重用苍术为君药，其味辛苦、性湿燥，归脾胃二经，辛以散其湿，苦以燥其湿，香烈以化其浊，为燥湿健脾、降浊和胃之要药；以厚朴为臣，其辛苦性温，行气化湿，消胀除满，助苍术以加强健脾燥湿之力；佐以陈皮，行气化滞，醒脾和胃，协厚朴以加强下气降逆，散满消胀之效；炙甘草、生姜、大枣调和脾胃，以助脾之健运；甘草兼调和诸药，共为佐使。诸药合用，可使湿浊得化，气机调畅，脾胃复健，诸症自除。本方配伍以“苦辛芳香温燥”为特点，其中苦降辛开能消胀除满，芳香化浊能醒脾和胃，温中燥湿能健脾助运。

【临床辨治应用】　本方主要治疗皮肤病伴有湿滞脾胃证，出现脘腹胀满、食纳不佳、恶心等症状表现时。陈彤云教授常用于治疗湿疮（慢性湿疹）、酒渣鼻（玫瑰痤疮）、瘾疹（慢性荨麻疹）等病。

1. 湿疮　即湿疹。这里主要指慢性湿疹，本病多患病日久，病情反复发作，或久治不愈，出现皮损局部逐渐增厚，皮纹加深，瘙痒剧烈；表面有抓痕、血痂，伴色素沉着。陈彤云教授认为脾为湿困，肌肤失养；或湿热蕴久，耗伤阴血，化燥生风，致血虚风燥，肌肤甲错；是慢性湿疹的主要病因病机，其中脾虚致水湿运化不利，而出现湿滞脾胃证者甚多。患者除皮损粗糙、肥厚，有明显瘙痒，表面可有抓痕、血痂，或暗褐色色素沉着斑外，常伴见脘腹胀满、不思饮食、纳差、恶心；大便溏，小便清长；舌质淡，舌体胖大有齿痕，苔白，脉沉缓或滑。治以健脾行气和胃、养血散风止痒。方用平胃散合养血润肤饮加减，主要药味有苍术、厚朴、陈皮、甘草、当归、丹参、鸡血藤、赤白芍、白鲜皮、防风、生地、熟地、桃仁、红花。

加减应用：若瘙痒明显者，可加苦参10g、白蒺藜9g清热燥湿、疏风止痒；气虚者，可加黄芪15g、党参10g健脾益气；脾虚大便溏者，可加用白术10g、茯苓10g、山药10g等健脾利湿止泻。

2. 酒渣鼻　即玫瑰痤疮。本病以中年女性多发，损害常以眉心、鼻尖、颏下及双颊五点分布，为颜面部弥漫性潮红斑片，伴发丘疹、脓疱及毛细血管扩张。陈彤云教授常在本病脾胃积热型伴见脾虚湿滞脾胃证时使用。临床主要表现为面部红斑，间见细小炎性红色丘疹不断新生，可挤出黄白色碎米粒样脂栓，或有脓疱；颜面出油多；伴有脘腹胀满、纳差、嗳气，肢体困重，大便黏滞不爽；舌质红，苔黄腻，脉滑。治以燥湿运脾、凉血解毒法，方用平胃散合凉血五花汤加减。主要药味有苍术、厚朴、陈皮、甘草、金银花、野菊花、鸡冠花、凌霄花、红花。方中苍术燥湿健脾；厚朴、陈皮理气和胃；甘草调和诸药；金银花、野菊花清热解毒；鸡冠花、凌霄花、红花凉血清热退斑。

加减应用：若脓疱严重者，可加公英10g清热解毒；形成鼻赘者，可加夏枯草15g、连翘15g、鬼箭羽10g软坚散结。

四十、保 和 丸

【出处】 本方出自金代朱丹溪《丹溪心法》。

【组成】 山楂六两（18g）、神曲二两（6g）、半夏三两（9g）、茯苓三两（9g）、陈皮一两（6g）、连翘一两（6g）、莱菔子一两（6g）。

【用法】 上为末，炊饼丸如梧桐子大，每服七、八十丸，食远白汤下（现代用法：共为末，水泛为丸，每服6～9g，温开水送服）。亦可水煎服，用量按原方十分之一即可。

【功用】 消食和胃。

【适用范围】 食积证。脘腹痞满胀痛，嗳腐吞酸，恶食呕吐，或大便泄泻，舌苔厚腻，脉滑。

【方剂释义】 食积之症，多因饮食不节，暴饮暴食所致。胃司纳谷，脾主运化，若饮食不节，或暴饮暴食，致脾胃运化不良，则饮食停滞而为食积。食积内停，气机受阻，故见脘腹胀满，甚则疼痛；食积中阻，损伤脾胃，脾失健运，清阳不升则泄泻；胃气失和，浊阴不降则呕吐。本方证病机要点为饮食停滞，气机受阻，脾胃不和。治宜消食化滞，理气和胃。方中重用山楂，味酸而甘，消食力佳，能消一切饮食积滞，尤善消肉食、油腻之积，故为君药。神曲消食和胃，善化酒食、陈腐之积；莱菔子下气消食，长于消谷面之积；二药并为臣药。三药相配，可消各种积食积滞。因食阻气滞，胃失和降，故用陈皮、半夏行气化滞，和胃止呕；食积内郁，易于生湿、化热，又以茯苓渗湿健脾，和中止泻；连翘清热散结；上药共为佐药。诸药合用，共奏消食和胃之功。本方山楂、神曲、莱菔子三药共用，使助消化、消食积之功更加全面，能治一切饮食积滞；陈皮、半夏、茯苓理气化滞，和胃止呕，如此配伍则食积得消，胃气得和，诸症自愈。

【临床辨治应用】　本方主治食积之证。某些皮肤病与中焦脾胃关系密切，或是与患者的饮食结构及习惯息息相关，故在皮肤病的辨证论治中常常配合使用本方。陈彤云教授治疗皮肤病的一大重要学术思想即为顾护脾胃，因此，本方也是陈老临床常用方，尤其在土风疮（丘疹荨麻疹）、湿疮（湿疹）等证伴见腹胀、厌食、恶心、大便不规律等症状者，处方用药中除健脾利湿外，常佐以保和丸加减，特别是对幼儿湿疹、丘疹性荨麻疹收效较好。

1. 湿疮　即湿疹。是一种常见的过敏性炎症性皮肤病。可自幼发病，皮损表现多形态，有渗出倾向，瘙痒剧烈，病程缠绵、反复发作、迁延难愈。陈彤云教授认为本病多与脾胃相关，特别是小儿患者，多因饮食失节，伤及脾胃，脾失健运，致湿热内蕴，复感风湿热邪，内外两邪相搏，浸淫肌肤而发病。小儿湿疹患者，发病较为缓慢，患病日久，多伴有食积症状。临床表现为皮损色淡红，多为丘疹、丘疱疹，皮损轻度潮红，可融合成片，伴瘙痒，抓后糜烂渗出较多，皮疹多累及四肢，常在肘窝、腘窝处；伴有腹胀、恶心、厌食，大便不规律等食积症状；舌质淡，苔白或白腻，脉缓或滑。治以消食导滞、健脾除湿，方以清脾除湿饮合保和丸加减。主要药味有茯苓、白术、山药、扁豆、生薏米、黄芩、泽泻、茵陈、枳壳、生地、竹叶、甘草、灯心草、山楂、神曲、莱菔子、陈皮、半夏。方中茯苓、白术、山药、扁豆、生薏米健脾渗湿；湿久化热，故用黄芩苦寒泻热；泽泻、茵陈利湿清热；枳壳理气宽胸；生地、甘草、竹叶、灯心草清心利水；山楂、神曲、莱菔子消食积；陈皮、半夏行气化滞、和胃止呕；连翘清热散结共奏清心火、利脾湿、消食导滞之效。

加减应用：若食积较重者，可去枳壳加枳实 10g、槟榔 10g 消食导滞；若舌苔黄、脉数者，可加黄连 6g 清热燥湿；若大便秘结者，可加大黄 3g 清热泻火通便；若瘙痒严重者，可加白鲜皮 10g、地肤子 15g、白蒺藜 9g 疏风止痒。

2. 土风疮　即丘疹性荨麻疹。是一种过敏性皮肤病，常见于婴儿及儿童，夏秋季常见，多因蚊虫叮咬，胃肠功能障碍而发病。皮损表现为纺锤形水肿性红色风团，中心有坚硬水疱，瘙痒剧烈。陈彤云教授认为本病可因内有食滞，复感风邪而发病。本病食滞型除可见四肢末端红色丘疹性风团，抓痕、结痂，瘙痒明显等典型症状外，常伴有腹胀、纳呆、咽干、大便秘结，小便短赤；舌质红，苔薄黄，脉滑。治以清热消导，疏风止痒。方以保和丸加疏风止痒药物加减，主要药味有山楂、神曲、莱菔子、陈皮、半夏、茯苓、地肤子、白鲜皮、防风等。

加减应用：若瘙痒重者，加白蒺藜 6g 疏风止痒；皮损色红者，可加赤芍 10g、茅根 10g 凉血活血。

四十一、四　神　丸

【出处】 出自明代医家薛己《内科摘要》。

【组成】 肉豆蔻二两（6g）、五味子二两（6g）、补骨脂四两（12g）、吴茱萸（浸）二两（6g）。

【用法】 上为末，生姜四两，红枣五十枚，用水一碗，煮姜、枣，水干，取枣肉，丸桐子大，每服五七十丸（6～9g），空心食前服（现代用法：水煎服）。

【功用】 温肾暖脾，涩肠止泻。

【适用范围】 脾肾虚寒之五更泄泻。不思饮食，食不消化，或腹痛，腰酸，肢冷，神疲乏力，舌淡苔薄白，脉沉迟无力。

【方剂释义】 脾肾阳虚，阳虚生内寒，而五更正是阴气极盛，阳气萌发之际，阳气当至而不至，阴气极而下行，故而泄泻；肾阳虚衰，命门之火不能上温脾土，脾失健运，故不思饮食，食不消化；脾肾阳虚，阴寒凝聚，故腰痛、腰酸肢冷；舌淡苔薄白，脉沉迟无力亦为虚寒内生之象。本方证属脾肾阳虚，大肠失固，治宜温肾暖脾，涩畅止泻为法。方中补骨脂辛苦而温，补肾助阳，温脾止泻，尤善补命门之火以散寒邪，为治肾虚泄泻，壮火益土之要药，正如李时珍所云“治肾泄，通命门，暖丹田，敛精神”（《本草纲目》），故为君药。肉豆蔻涩肠止泻，温中行气，与补骨脂相配既可助温肾暖脾之功，又能涩肠止泻，为臣药。吴茱萸辛热，温中散寒，助除阴霾之气；五味子收敛固涩以助止泻；重用生姜以温胃散寒；大枣补脾益胃以助运化；俱为佐药。诸药配伍，正如《医方集解》所谓“大补下焦元阳，使火旺土强，则能制水而不复妄行矣”，脾肾温则运化复，大肠固而泻可止。

【临床辨治应用】 本方主治皮肤病辨证属脾肾阳虚伴有五更泄泻者。陈彤云教授在临床常用于治疗双手角化皲裂性湿疹、汗疱症兼有脾肾虚寒之腹泻的患者。

1. 湿疮 即湿疹。这里特别针对双手皲裂性湿疹，表现为双手对称性粗糙、皲裂、肥厚性斑片。陈彤云教授认为此病多因脾虚日久，气血不足，化燥生风，不能濡养肌肤导致，部分患者同时可见肾虚证。临床表现为双手角化斑块，粗糙、肥厚、干燥、脱屑、皲裂，伴疼痛，或有不思饮食，食谷不化，泄泻或腹痛，腰酸，肢冷，神疲乏力；舌质淡，苔薄白，脉沉迟无力。治以健脾温肾止泻，养血润肤为法，方以养血润肤饮合四神丸加减治疗。主要药味有肉豆蔻、五味子、补骨脂、吴茱萸、当归、丹参、鸡血藤、赤白芍、白鲜皮、防风、生地、熟地、桃仁、红花。全方以养血润肤为主，兼顾温肾暖脾、涩肠止泻之功。

加减应用：若患者腹胀明显者，可加陈皮 10g、木香 10g 行气宽中；若有大便完谷不化、四肢不温者，可加肉桂 10g 温中驱寒；若大便稀薄、带有泡沫者，可加入藿香 10g 祛湿和中；若不思饮食者，可加焦三仙 30g 以调理饮食。

2. 汗疱疮 即汗疱疹。又可称双手汗疱性湿疹，表现为双手密集针尖大小丘疱疹，少量渗液，伴瘙痒。陈彤云教授认为本病多因脾虚湿盛引起，若日久伴见脾肾阳虚之泄泻时，则可佐以四神丸治疗。临床表现为双手掌深在的小水疱，轻度瘙痒；伴腹痛，腰酸，肢冷，神疲乏力，大便溏泄；舌质淡，苔白或白腻，脉沉缓或滑。治以健脾除湿止痒、温肾补脾止泻。方以清脾除湿饮合四神丸加减。主要药味有茯苓、白术、山药、扁豆、生薏米、泽泻、萆薢、白鲜皮、枳壳、肉豆蔻、五味子、补骨脂、吴茱萸。其中茯苓、白术、山药、扁豆、生薏米健脾渗湿；泽泻、萆薢、白鲜皮利湿止痒；枳壳理气通络；补骨脂补肾助阳、温脾止泻；肉豆蔻涩肠止泻、温中行气；吴茱萸辛热温中散寒；五味子收敛固涩以助止泻。

加减应用：若畏寒肢冷重者，可加肉桂 10g 温中壮阳；伴有神疲无力者，可加黄芪 15g、党参 10g 健脾益气；瘙痒剧烈者，可加地肤子 15g、白蒺藜 9g 祛风止痒。

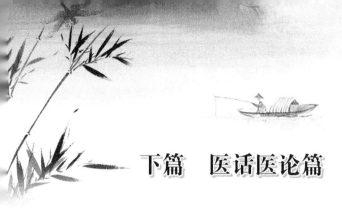

下篇　医话医论篇

一、应用脏腑辨证治疗颜面损容性皮肤病

【粉刺】 我认为，粉刺的发病与人体自身素质有关。易患粉刺之人，多为禀赋热盛，是由于孕育胎儿时父食五辛、母食辛辣等原因致胎中蕴热，移热于胎儿，既有素体肾阴不足，冲任失调，天癸相火过旺，又有后天因饮食不节，过食肥甘厚味，致肺胃湿热，复感风邪而发病。与遗传素质、饮食习惯、生活方式、胃肠功能失调、内分泌紊乱及精神因素等诸多因素有关，病因主要有湿、热、痰、瘀等，与肺胃、肝脾诸经脉关系最为密切。

1. 辨证要点　辨证时关键是把握“肺”、“胃”、“肝”、“脾”的脏腑定位，并结合“湿”、“热”、“毒”、“瘀”四邪之不同，分析皮损特点。

（1）辨脏腑：粉刺病的临床特点表现为面部和胸背部的白头粉刺、黑头粉刺、炎性斑疹、丘疹、脓疱、结节、囊肿及瘢痕，伴有不同程度的皮脂溢出。其演变过程初为皮脂溢出，皮肤油腻光亮，出现白头粉刺、黑头粉刺，辨证素体禀赋不耐，肾阴不足，天癸相火过旺；或因平素过食肥甘致脾胃受纳运化失常，湿邪内生，外发肌肤；或因情志不遂，肝气郁结，客犯脾土，脾失健运，湿浊内生；加之外感风热之邪，或湿邪内蕴化热，上熏于肺，阻滞气血，毒热腐肉为脓，血瘀凝滞，循经外发于面、胸背部肌肤，故可见炎性斑疹、丘疹、脓疱、结节、囊肿及瘢痕。又肺主皮毛，肺与大肠相表里，故粉刺的辨证论治，病位主要在肺（大肠）、脾（胃）、肝、肾；病邪为湿、热、毒、瘀。

（2）辨皮损：粉刺多辨为湿邪阻滞；红色炎性丘疹多辨证为热在腠理；脓疱多为湿热瘀滞、腐肉为脓；结节、囊肿多属湿热阻滞并与瘀血互结；瘢痕为气滞血瘀、痰湿阻络；疾病后期的炎性红斑是余热未清、气滞血瘀；皮脂分泌较多属湿热内蕴。

2. 论治要点　具体辨证论治我常从肺经风热、肺经血热、脾虚湿蕴、胃肠湿热、肝郁气滞、冲任不调、痰湿蕴阻、血瘀痰结等方面着手。

【酒渣鼻】　我发现酒渣鼻的发病与人体素质有关。易患酒渣鼻之人，多为肺经、脾胃经风热、湿热所致。先有素体热盛的体质因素，又有后天因饮食不节，过食辛辣炙煿、油腻酒酿，致肺脾胃积热，复感风寒之邪而发病。与机体素质、胃肠功能障碍、感染病灶、饮食习惯（嗜酒喜辛辣刺激之品）、生活方式、内分泌失调及精神因素等诸多因素有关，病因主要有风寒、积热与血瘀等，与肺脾胃诸经脉关系最为密切。

1. 辨证要点　辨证时关键须把握在肺、在脾、在胃的脏腑定位，结合皮损表现的不同，分析热、毒、瘀各邪气之不同。

（1）辨脏腑：酒渣鼻的临床特点表现为面部五点分布（鼻部、两颊、前额、下颏）的红斑基础上的丘疹、脓疱，伴有不同程度的毛细血管扩张。其演变过程初为面部红斑，继而出现丘疹、脓疱，病久形成鼻赘。辨证为肺经阳气偏盛，郁而化热，热入血分，与之相搏，血热入肺窍，循经外越于鼻，出现红斑而发病；或脾胃素有积热，复因嗜食辛辣之品，生热化火，火热循经熏蒸面部，亦会使鼻部潮红，络脉充盈而现毛细血管扩张；毒热腐肉为脓，血瘀凝滞，发于肌肤，故可见炎性丘疹、脓疱；加之风寒客于皮肤，或冷水洗面，以致血瘀凝结，鼻部先红后紫，久则变为黯红；又肺主皮毛，肺与大肠相表里，故酒渣鼻的辨证论治，病位主要在肺（大肠）、脾（胃）；病邪主要为热、毒、瘀。

（2）辨皮损：酒渣鼻证型多为肺脾热盛或寒凝血瘀。红斑多是气分或血分有热；红色丘疹多辨证为热在腠理；脓疱多为热毒瘀滞、腐肉为脓；结节、鼻赘多是血瘀凝结、痰湿阻络。

2. 论治要点　常从肺经风热、脾胃积热、寒凝血瘀等方面着手。

【面游风】　本病因素体血燥，又嗜食辛辣、甜腻及厚味，饮酒贪杯，致胃肠积热或又感受风邪，风邪郁久不散，以致耗伤阴血，肌肤失于濡养而致病。在治疗上分为湿热内蕴，外感风邪证与湿热阴伤，血虚风燥证两型。治以清热利湿凉血疏风、养阴润燥清利湿热为法。

1. 辨证要点　辨证时关键须把握“脾”、“胃”的脏腑定位，并结合“风”、“热”、“燥、“湿”邪气致病的特性，分析皮损特点。

（1）干性型：面部皮损为大小不一的淡红斑片，其上附着白色糠秕状鳞屑；头皮部鳞屑可堆积较厚；瘙痒剧烈；梳头或搔抓时头屑易于脱落；毛发干枯；伴有脱发。

（2）湿性型：皮脂分泌旺盛；皮损可有红斑、糜烂、油腻性鳞屑，常有异味；眉毛因搔抓而稀疏；头皮部油腻、头屑多；瘙痒明显；头发易脱落、秃顶；严重者泛发全身，呈湿疹样改变。

2. 论治要点　具体辨证论治常从风热血燥、脾胃湿热等方面着手。

【黧黑斑】　我认为黧黑斑的病因病机，在脏主要是肝、脾、肾三脏功能失调；在气血则主要是受肝、脾、肾三脏的脏腑功能失调影响，从而导致的气血瘀滞或运行滞涩。根据“久病入络”的中医理论，本病病程多较长，因此强调“久病必瘀”、“有斑必有瘀”、“无瘀不成斑”的观点。同时气血瘀滞、运行滞涩也是黧黑斑病机的关键。在黧黑斑的辨证上，主要是运用脏腑辨证的方法来确定黧黑斑发病或在肝、或在脾、或在肾的脏腑定位。

1. 辨证要点　关键在于根据皮损的特点、伴随症状确定脏腑定位；其次辨气血之盛衰。

（1）辨脏腑：我认为黧黑斑的发生主要责之于肝、脾、肾三脏，由于三脏的功能失调造成了气血运行不畅、瘀滞经络或气血不足，不能上荣于面而形成褐斑。肝藏血、主疏泄、司血海，为将军之官，性刚强故欲疏泄条达，以柔和为顺。若情志不遂、抑郁，肝气郁结，气机不畅，失于条达，出现紊乱，气血运行不畅，则血海难以按时满溢；若肝郁气滞，郁而化火，肝火旺盛，则出现迫血妄行；此时皆可致气血不能上荣于面而生斑。脾为后天之本，气血生化之源，脾主中气而统血。若劳倦过度，思虑伤脾，或饮食失节，损伤脾胃，致脾失健运，不能正常受纳腐熟水谷，使气血生化乏源，肌肤失养而面黄生斑神疲；若脾虚气弱，营血衰少，血海不得满溢，气虚无力推动血行，血虚不能上荣于面，而瘀涩生斑。肾为先天之本，由于过劳或久病消耗，致肾水亏耗，阴虚火旺，虚火上炎，水不制火，阴血日耗，血虚不能华面，面络瘀滞致色斑生成；或由肾阴亏虚，精亏血少，肾水不足，水亏不能制火，虚火上炎，虚火上结，颜面失荣则生斑；或肾之元阳亏虚，阳气不足，致阴寒内盛；脏腑不得温煦，使气血生化不足，且运行无力；同时气血不得温煦而滞涩不畅，出现瘀滞而结成斑。

（2）辨皮损：根据中医五色与五脏对应学说，从斑色亦可辅助脏腑辨证之定位。肝之色为青，若斑色黄褐发青，色均匀，边界清晰，双颧多发者多责之于肝；脾主色为黄，若斑色黄褐偏淡，深浅不一，边界模糊，颧颊多发者多责之于脾；肾之色为黑，若斑色黑褐偏暗，质地密实，边界清楚，范围大，额、颧、颊侧、唇上均可发生者多责之于肾。

2. 论治要点　临床常从肝郁气滞、脾失统摄、脾失健运、肾阴虚、肾阳虚这五个辨证分型方面加以治疗。

【扁瘊】　我认为本病的脏腑辨证主要表现为肝旺血燥，筋气不荣，气血失和，腠理不密，复感风、热毒邪，凝聚肌肤而成疣；或脾弱痰湿阻络而成。病机特点在于风、热、毒、瘀。

初期由于外感邪毒，肝经郁热；日久脾虚痰蕴，气血失和，气滞血瘀痰凝所致。故治疗初发以疏风清热解毒，出现同形反应加用凉血活血药物，着重以疏肝镇肝，软坚散结为法；病久可加益气养血之剂。但解毒散结贯穿治疗始终。

【紫癜风】　本病的发作是由于患者素体阴血不足，脾失健运，湿蕴不化，复感风热，湿热凝滞，发于肌肤而成；或因肝肾不足，阴虚内热，虚火上炎而致。病因主要有风、湿、热、瘀等，与肝、脾、肾诸脏经脉关系最为密切。

1. 辨证要点　辨证时须把握“肝、脾、肾”的脏腑定位，并结合“风、湿、热、瘀”等要点，分析皮损特点。

（1）辨脏腑：皮疹肥厚、浸润，表面紫红色，光滑，瘙痒明显，女子白带多，舌质淡，苔白，脉缓；为脾失健运，风湿蕴阻、经络阻隔所致。口腔黏膜可见有白色条纹或网纹，有时伴充血或糜烂，有灼痛感或有味觉异常，伴口干咽燥，头昏耳鸣，潮热，眠差多梦，疲劳乏力，纳差，舌质红，光滑无苔，脉细数；为肝肾不足，阴虚火旺所致。故紫癜风的辨证论治，病位主要在脾、肝、肾三脏；病邪为风、湿、热、瘀等。

（2）辨皮损：斑色紫暗者属血瘀；斑色淡、白属气滞。

2. 论治要点　具体辨证论治常从脾失运化、风湿蕴阻；肝肾不足、阴虚火旺；肝郁气滞、气血瘀滞等方面着手。

【顽癣】 我认为顽癣的发病与情志、体质及外邪有关。易患顽癣之人，多为精神、工作紧张，致肝郁化火或脾湿不运，复感风湿之邪而发病。与精神、神经因素有关。病机主要包括肝郁化火；脾湿不运，外感风邪以及血虚风燥等，在脏腑则与肝、脾关系最为密切。

1. 辨证要点　辨证时关键须把握“肝、脾”的脏腑定位，并结合“肝火、风湿、痰瘀、血虚”等邪气，分析皮损特点。

（1）辨脏腑：顽癣的临床特点表现为阵发性剧痒，因搔抓及摩擦后出现聚集性扁平丘疹，皮疹色淡红、正常或淡褐；日久皮疹增多，融合成片；瘙痒常以夜间为重，并在情绪波动、精神紧张时加重。故顽癣的辨证论治，病位主要在肝、脾。病邪主要为火、风、湿、痰、瘀。

（2）辨皮损：皮损色红多辨为肝郁化火；皮损呈淡褐色，且肥厚、粗糙多辨为脾湿不运；皮损色淡或灰白，干燥、肥厚、粗糙者多辨为血虚风燥。

2. 论治要点　具体辨证论治常从肝郁、脾虚及血虚等方面着手。

二、黧黑斑的临床辨证方法

黧黑斑中医又称为“肝斑”，是一种常见的获得性色素沉着性皮肤病，好发于面部，大多表现为对称性色素沉着，呈蝴蝶状，故又名“蝴蝶斑”。本病多发于中、青年女性，男性少见，无任何自觉症状，患者多伴有不同程度的月经失调、失眠、心烦易怒等内分泌及自主神经功能紊乱的表现。

祖国医学对本病的记载较早。晋·葛洪《肘后备急方》称“皯黯”；南北朝《刘涓子鬼遗方》称“面黑干皰”；隋·《诸病源候论》称“面黑皯”，并对其病因有所论述；再如《外台秘要》称“面奸黯”；明《外科理例》指出本病好发于女子，多与情志不遂有关；以至《外科大成》、《外科证治全书》认为本病与“面尘”、“黧黑皯黵”是同病异名；《医宗金鉴》称本病为“黧黑皯黵”。又因本病多见于孕妇而名“妊娠斑”，同时本病往往由于肝郁气滞所引起，故而称为“肝斑”。以上说明祖国医学已在很多年前就记载了本病。

本病的病因病机比较复杂，我认为凡妇人月经不调，情志不遂，肝郁气滞，肾水不足，水亏不能制火，血弱不能华肉，色枯不泽等等。总之，根据中医五色归五脏的藏象学说，脾主黄，肾主黑，肝主青，本病与肝、脾、肾三脏的关系密切。肝藏血，主疏泄条达，若肝郁不舒，则气血郁结；脾统血，主运化升清，乃后天之本，若脾虚失摄，则血不循常道而下溢亡失，若脾失健运，则水谷精微不能上输，气血生化乏源。肾为先天之本，精、血、津之源，若肾阴不足，则虚火上炎，肝失肾水滋养而肝失条达，若肾阳不足则阴寒内盛，气血不得温煦而滞涩不畅，脾失温煦水谷也不得气化而生化乏源。因此肝、脾、肾三脏的功能失常，均会导致气血悖逆，气血瘀滞，颜面失于荣养，气血不能上荣于面。正如《诸病源候论》所说：“五脏六腑十二经血，皆上于面，夫血之行，俱荣表里。人或痰饮渍藏，或腠理受风致血气不和，或涩或浊，不能荣于皮肤，故变生黑奸”。

近二十年我的治疗病种中黧黑斑、痤疮、酒渣鼻、脂溢性皮炎等颜面损美性皮肤病较多，总结一下黧黑斑，我认为与肝、脾、肾三脏的调节密切相关。我的体会是：“斑皆瘀也，有斑必有瘀，久病必瘀，无瘀不成斑”，故无论病在肝、脾、肾何脏，我在治疗中皆加用活血化瘀药味，如当归、川芎、红花、桃仁、王不留行、赤芍、泽兰、坤草、莪术、郁金、香附等，以活血化瘀、通络祛斑，使血运良好、气血调和、脏腑协调则斑色消退，面色荣润光泽。临床按脏腑辨证我大致分为五型：肝郁气滞证、脾失统摄证、脾失健运证、肾阴虚证、肾阳虚证。

1. 肝郁气滞证

主证：面部斑色呈黄褐色。患者常主诉烦躁、易怒；情志不遂、精神抑郁；月经前后不定期（均在 7 天以上），经前常伴有双乳胀痛。舌质暗红，舌苔薄白或薄黄，脉弦或弦细。

辨证分析：肝藏血、主疏泄、司血海。肝气郁结，情志抑郁，肝气失于条达，如疏泄不畅，则血海难以按时满溢，气血失调则月经后期；如疏泄过度，则月经先期而至。情志不遂、气机不畅、气机紊乱、气血运行不畅而生斑。正如《医宗金鉴》记载："由忧思抑郁，血弱不华，火燥结滞而生于面上，妇女多有之。"

治法：疏肝理气，调经祛斑。

方药：逍遥散加减：柴胡、白术、茯苓、当归、白芍、甘草、薄荷、桃仁、红花等。

加减应用：本方重在疏肝、解郁、理脾，使肝气得舒，脾气得旺。月经不调者，可加川芎、坤草；痛经者，可加乌药、元胡、蒲黄；月经量多者，可加丹皮、栀子；月经先期且淋漓不尽者，可加白头翁、秦皮；脘闷者，可加厚朴、木香、陈皮。

2. 脾失统摄证

主证：斑呈浅褐色。面色苍白；头晕，倦怠、乏力；少气、懒言；月经先期、量多；白带多。舌质淡，舌体胖大有齿痕，脉滑缓细弱。

辨证分析：脾为后天之本，气血生化之源，脾主中气而统血。脾气健运，则血循常道；脾气虚弱，失去统摄之权，则血不循常道而下溢。正如《诸病源候论》所说："面黑皯者，或脏腑有痰饮，或皮肤受风邪，皆令气血不调，致生黑皯。"

治法：补气摄血，调经祛斑。

方药：补中益气汤加减：人参、黄芪、当归、炙甘草、升麻、陈皮、柴胡、茯苓等。

加减应用：全方重在补中益气健脾，摄血归经。月经量不多者，可去升麻；血虚者，可加白芍、熟地、山药、川芎。

3. 脾失健运证

主证：斑呈黄褐色。面色萎黄；头晕心悸；神疲肢倦；纳谷不香；失眠多梦；月经一般为后期、量少、色淡、点滴即停，或闭经。舌质淡，苔白，脉细。

辨证分析：多因劳倦过度，思虑伤脾，饮食失节，致使营血衰少，血海不得满溢，血亏量少，血虚不能上荣于面，血不养心。

治法：健脾益气，养血祛斑。

方药：归脾汤加减：黄芪、人参、茯苓、白术、当归、龙眼肉、山药、远志、甘草、大枣、木香、生谷稻芽、陈皮等。

加减应用：全方益气补血，健脾调经。若大病、久病伤血以致使营血亏虚，则常伴有眼花、头晕、心悸、脉细、舌淡等证，可加白芍、熟地；若禀赋素弱、多产（包括多次人工流产）以致肾气不足、精亏血少之肾虚证，可加山萸肉、枸杞、杜仲等。

4. 肾阴虚证

主证：斑色深暗。月经量少、月经先期；手足心热；失眠；便干。舌质红，脉细数。

辨证分析：《外科正宗》云："黧黑斑者，水亏不能制火、血弱不能华肉，以致火燥结成斑黑，色枯不泽。"是指由于肾阴亏虚，肾水不足，水亏不能制火，虚火上炎，颜面不荣而致病发。

治法：补肾养血，调经祛斑。

方药：归肾丸合六味地黄丸加减：菟丝子、杜仲、枸杞、山萸肉、当归、川芎、熟地、山药、茯苓等。

方解及加减应用：本方重在益精养血。菟丝子、杜仲补益肾气；熟地、山萸肉、枸杞滋肾养肝；山药、茯苓健脾和中；当归、川芎养血调经，治肾而兼顾肝脾，使冲任得养、经水自调。阴虚火旺者，可去杜仲、菟丝子，加丹皮、知母。

5. 肾阳虚证

主证：斑色黑褐、灰暗。经血暗黑；小腹冷痛；腰脊酸痛；畏寒、肢冷；夜尿频；带下清稀。舌质淡暗，脉沉迟。

辨证分析：肾之元阳不足，阴寒内盛，使气血生化不足，运行无力，而出现瘀滞成斑。

治法：温肾助阳，活血化瘀祛斑。

方药：金匮肾气丸加减：熟地、山药、山萸肉、菟丝子、茯苓、丹参、淡附片、仙茅、仙灵脾、巴戟天、补骨脂、益智仁、细辛等。

方解：全方在金匮肾气丸的基础上使用二仙汤、巴戟天、细辛等温肾助阳。但对于阴阳俱虚，同时伴有阴虚火旺表现的应该慎用细辛、菟丝子等。

三、黧黑斑治疗的临床经验和体会

我总结临床治疗黧黑斑，伴有月经不调的女患者为多，但除此之外，其病因从临床看还有以下很多因素：

1. 口服避孕药　这种患者治疗起来相当困难，疗程较长，即使已经停止服用，也不是能很快能在1～2年内可以治愈的。

2. 遗传因素　黧黑斑有特定的好发人群，在临床上常见到姊妹、母女同患此病的，此类患者治疗起来疗程相对较长。

3. 紫外线照射　可促使病情加重，许多经过治疗痊愈的患者若不注意，经日晒后仍会复发。

4. 化妆品　有些化妆品可诱发黧黑斑，可能与化妆品中含有的重金属、香料等有关。

总之，黧黑斑由于病因复杂，治疗起来疗程较长，收效较慢，医者需问诊详尽，辨证精准，合理用药；患者要注意皮肤防晒、保护等，医患相互配合、积极合作才会取得疗效。

四、瘾疹（慢性荨麻疹）的临床辨治体会

荨麻疹中医称之为“瘾疹”，为临床上较为常见的一种皮肤病，中医认为本病多因禀赋不受，又食鱼虾等腥荤动风之物，或体虚卫表不固，复感风邪，郁于皮毛肌腠之间而发病；病程日久，灼伤阴血，而反复发作。由于其病因较为复杂，多方面诱因，故有时疗效较差。

根据我多年的临床观察，瘾疹（慢性荨麻疹）除具有不同程度的瘙痒，皮疹形态比较单一，为大小不等、形状不同的风团，且风团持续时间短则几分钟，长则不超过 24 小时，随起随消、此起彼落，消退后不留痕迹等一般特点外，还具有以下临床特点：

1. 瘙痒程度一般较轻　临床上多数患者瘙痒的程度较急性荨麻疹轻，甚至有些瘾疹（慢性荨麻疹）患者虽有风团发出，但并无明显的瘙痒。一般认为，瘾疹的瘙痒特点是痒无定处、遍身作痒，符合中医“风痒”的特征，引起瘙痒的原因主要是风邪。我认为瘾疹（慢性荨麻疹）患者瘙痒的程度轻，正说明在表的风邪不重，风邪只是发病的诱因，主要病因是卫气不充、腠理不密。

2. 发作定时　部分瘾疹（慢性荨麻疹）患者瘙痒和风团的发生与加重有着明显的固定时间，多在午后和夜间加重，少数患者晨起时加重。按照中医气血运行的规律，白天阳气运行于外，发挥各种生理功能，晚上收敛于内，潜藏于阴分并得到

阴血的滋养。阴虚的患者当夜晚阳气潜藏于阴分时，阴虚、阴不配阳的表现就更加突出；相反阳虚的患者，当晨起时，阳气还未完全发动，没有及时循行到体表发挥卫外的强大功能，更容易受到风邪的侵袭。因此，瘾疹（慢性荨麻疹）患者，阴血虚者皮疹和症状多午后加重；卫阳虚者皮疹和症状多晨起明显。

3. 皮损颜色反应气血虚实　瘾疹（慢性荨麻疹）患者遇冷或遇热加重、风团颜色发白或发红，不仅反映出感受外邪的性质，也反映出体内气血的虚实。风为百病之长，常兼夹其他邪气合而侵犯人体。根据风性开泄、易伤阳气和风为阳邪、易伤阴液的特点，瘾疹（慢性荨麻疹）患者多有卫气或阴血的虚损。根据上述中医理论，我认为慢性荨麻疹遇热诱发或加重、风团颜色发红者，往往反映出是风热外袭、阴虚有热；遇冷诱发或加重、风团颜色发白者，往往反映出是风寒外袭、卫阳不振。

4. 发作无规律者难治　瘾疹（慢性荨麻疹）发作无明显时间规律、遇冷遇热加重特点不突出者往往比较难治。我在临床上发现这样的规律，根据中医理论我认为发作无明显时间规律、遇冷遇热均会加重者，多属于卫气和阴血均不足的气血两虚或气血失和、阴阳不调之象，不仅辨证困难，临床治疗用药的选择也比较棘手，相对疗程较长。

5. 小儿患病多于脾胃相关　患瘾疹（慢性荨麻疹）的儿童多伴有脾胃失和。小儿乃稚阴稚阳之体，适应四时气候的能力差，且生活自理能力差，最易出现饥饱不调、衣被增减不适的情况。饥饱不调，脾胃易伤，稚阳之体腠理难以固密；衣被增减不适，更易受外界风邪的侵袭。因此，儿童患病时，临床多伴随皮疹和症状轻重变化而出现纳食不香，脘腹胀、痛，大便异常等症状，治疗上尤其要重视调理脾胃。

典型病例分析：

病例一：肖某，男性，12 岁。

主诉：周身反复起风团数年，加重 8 月余。

现病史：患者出生不久即出现周身时起风团，时轻时重，未予治疗，近 8 月病情逐渐加重。刻下症见周身红色风团；纳食好，夜寐安，二便调。

既往史：过敏性鼻炎史，无传染病史。

药敏史：多种食物过敏史。

舌脉：舌质淡红，苔白，脉沉。

皮科情况：躯干四肢散在红色风团，皮肤划痕（+）。

我认为此患者出生不久即发病，且过敏源检测多种食物过敏，属于中医称的“禀赋不受”；风团时退时起，退后不留痕迹，为典型的风邪“主动”、“善行”、“数变“所致；病久不愈，阴血受伤所致。故根据患者的症状、体征，辨证为阴血不足，风邪束表证。

处方：生芪 10g，防风 6g，荆芥 6g，白术 10g，当归 6g，川芎 3g，麻黄 1g，杏仁 6g，茯苓 10g，神曲 10g，白鲜皮 10g，地肤子 10g，海桐皮 10g，地骨皮 10g，乌梅 10g，甘草 3g。14 剂水煎服。服药一月余，病情明显好转。

方解：方中用生芪、防风、白术来固护卫表；麻黄、荆芥等散在表之风邪；当归、川芎养阴血护正；麻黄、乌梅、甘草、防风是临床经验方“抗敏合剂”的主要成分，现代药理学研究证明其有抗过敏的作用，我在中医辨证论治的基础上，结合现代医学的研究成果，运用于临床，取得了很好的疗效。同时，方中运用了多种皮，如白鲜皮、海桐皮、地骨皮，符合中医取象比类之意，“以皮达皮”以疏风和血引经，对症治疗皮肤痒症。

我治疗这位病程较长的小患者，不但应用了中医的传统辨证，还将现代医学抗过敏的方法应用其中，做到辨证准确、用药合理、中西结合，故取得了较好的临床疗效。

病例二：更年期妇女

近年来我曾治疗两例妇女，均为更年期发病，病史数月，曾用中药及西药，均未能抑制，仍然风团时发，剧痒难忍。在治疗中我认为本病患者时间长，剧痒难忍，伴性情急躁、易汗出，而且以往所服中药，亦为此辨证常用药味，至此我改变思路，考虑两位女性患者均为 50 岁上下，处于更年期，且有更年期综合征的表现，遂调整治法，以重镇安神、疏肝解郁、清泄心火立法，主要药味有柴胡、茯苓、白术、白芍、香附、郁金、煅龙骨、煅牡蛎、浮小麦、麦冬、淡竹叶、地骨皮、白蒺藜、何首乌、荆芥穗、甘草等，取得满意疗效，经治两位女性患者皆痊愈。

五、从《黄帝内经》谈养生与美容

我虽然已过耄耋之年，目前还能以饱满的精神完成每天半日门诊，每次诊治 35～40 位病人的门诊量；自觉思维还不糊涂，走路速度也不慢，视力虽差，提笔写字还算流利；皮肤虽有皱纹但不算多，肤色白净而不晦暗，也还没有老年斑；以我 94 岁的年龄来说，可以算是养生有方、保养得当的人了。因此，很多人都十分关注我养生长寿、保养肌肤的方法，希望能够借鉴。其实，我的养生保健的观念和做法，都是遵循中医的理论，从中医的整体观出发，强调人体自身、人与自然、人与社会的和谐统一。那么，我就结合《黄帝内经》的论述，谈谈我的养生与美容。

1. 保持平和的心态，热爱生活　我的养生体会是养生先养心。中医特别强调精神、情绪等心理因素对人体健康、健美的影响，修身养性、保持平和的心态历来是中医养生的重要内容。

所谓平和心态，就是要像《黄帝内经·素问·上古天真论》中所云："适嗜欲于世俗之间，无恚嗔之心，行不离于世，举不欲观于俗，外不劳形于事，内无思想之患，以恬愉为务，以自得为功，形体不敝，精神不散"；养心的最高境界正如《黄帝内经·素问·上古天真论》中所说："恬淡虚无，真气从之，精神内守，病安从来。是以志闲而少欲，心安而不惧，形劳而不倦，气从以顺，各从其所欲，皆得其所愿。故美其食，任其服，乐其俗，高下不相慕，其民故曰朴。是以嗜欲不能劳其目，淫邪不能惑其心，愚智贤不肖不惧于物，故合于道。所以能年皆百岁而动作不衰者，以其德全不危也。"这段论述说明中医认为道德、精神的修养是养生的重要内容。心态平和，道德高尚，精神内守，不追逐名利，不好高骛远，在社会交往中，不慕高贵，不鄙卑微，真诚质朴，才能使心安、气顺，脏腑、气血协调平衡，从而身体健康，"年皆百岁"，使形体保持活力，"动作不衰"。

中医强调人与社会环境相适应。追求人与社会融为一体、和谐统一的修身养性的养生观点和方法，是符合今天人们对健康的认识和审美的意识的。随着人类社会的发展，人们对健康追求不仅仅是躯体没有疾病和不适，审美评价也不仅仅是形体容貌的外在美，而更重视心理上和社会上的完满，更重视人智慧、品德等内在的气质美。没有内在精神上的美，就不可能有真正的外在的美。古人说"只有俗人只看外形，不察精神"，反对"求之以貌，责之以妍"。

人只有适应社会，才能保持心神的安定，思维的敏捷，融于社会，淡泊名利，平静怡和，处事圆满，从而具有气质之美，才会具有人格魅力。每个人的生活都很难做到永远一帆风顺。我在过去的几十年中也经历了许许多多人生的坎坷、曲折、委屈，甚至是生离死别……。但无论是顺境还是逆境，我们只能平静地去面对，因为许多境遇不是我可以选择的。而且无论是鲜花、掌声，还是泪水、痛苦都终将成为过去，所以要正视现实，平静地去面对。

现在我生活在日益强大繁荣的祖国，老百姓的日子也越过越好，我对生活感到很幸福、很满足，更加热爱生活。我知道个人的命运与国家的命运是联系在一起的，所以我非常关心国内外的大事，注意关注国际动态。每天电视的“新闻联播”和“今日关注”是我的必修课。我也热爱我的工作，每当患者病情好转或痊愈，我会发自内心地感到喜悦。我也尊重和同情我的患者，理解他们的痛苦。对家境困难而渴望读书的孩子们我也很关心，会向他们伸出援助之手。我也爱小动物，小猫、小狗我都喜爱，我悉心照料和精心抚养的几只小猫，就如同对待我的子女。我还为街边的流浪猫营造一间小木屋，让它们躲避风雨，每天准时为它们提供食物。我还爱好体育，上学时各种球类、田径运动项目我都喜欢，至今我还保持着每天要进行锻炼的习惯。对电视转播的体育比赛我也爱看，每当我们取得比赛胜利，五星红旗冉冉升起的时候，我常会陪着运动员热泪盈眶。我喜欢音乐，爱听过去的老歌，会让我回忆起过去年轻的时代。我喜欢浏览各种刊物，医学的、文学的、体育的……我都爱看，开拓了我的视野、丰富了我的精神生活。正因为我对生活充满了乐趣和爱好，所以我每天感觉时间过得太快，时间紧张得不够用。

我拥有幸福的家庭，子女们对我生活和健康的关心无微不至。虽然不是天天见面，但每日必有电话问候。现在，我在家庭生活中已不能完全独立，常年需要有打工的“外来妹”来照顾我。我把“外来妹”视同子女，处处关心和爱护她们，彼此相处得像一家人一样。

60 多年的工作中，我历来不争名、不攀比、不嫉妒，更不会有报复之心。生活中我也会遇到不如意，但是，多想些生活中的高兴事，就会满意、就会幸福。少去羡慕他人，只要自已做好就行了。生活的幸福与否是由自己如何去看待决定的。心态要平和、要知足，要热爱生活。正如《春秋繁露》中指出的：仁人之所以多寿，外无贪而内清净，心平和而不失中正。取天地之美以养其身。用《黄帝内经》的说法就是“阴平阳秘，精神乃治”。

2. 平衡膳食结构，科学进食　俗话说“民以食为天”，饮食是人体生命、活动能量的来源，因此，无论是养生保健还是养颜美容，科学的营养是基础。

《黄帝内经·素问·宣明五气》篇中指出：“酸入肝，辛入肺，苦入心，咸入肾，甘入脾”，说明饮食五味各养五脏。《黄帝内经·素问·脏气法时论》中更详细说明了五味调养五脏的方法是：“肝色青，宜食甘……心色赤，宜食酸……肺色白，宜食苦……脾色黄，宜食咸……肾色黑，宜食辛……”，并提出“五谷为养，五果为助，五畜为益，五菜为充，气味合而服之，以补精益气”，这些论述充分说明了要维持五脏精气的充盛，保持身体的健美，饮食必须做到平衡、全面。《黄帝内经·素问·五脏生成》篇中所云“……多食咸，则脉凝泣而变色；多食苦，则皮槁而毛拔；多食辛，则筋急而爪枯；多食酸，则肉胝而唇揭；多食甘，则骨痛而发落，此五味之所伤也”，阐述了饮食偏嗜对人体毛发、筋骨、肌肤、爪甲的荣润色泽的伤害，此外，“饮食自倍，肠胃乃伤”，亦是饮食不节之害的记述，因此要做到“饮食有节”，要“已饥方食，未饱先止，散步逍遥，勿令腹空”。在物质迅速丰富的今天，尤其要注意五谷杂粮和蔬菜水果的摄取，要忌烟戒酒，少吃肥甘厚味的食物，既不要禁不住美食的诱惑嗜食无度，也不要追求“骨感美”而禁绝水谷。

世界卫生组织提出健康的四大基石，首先就是合理的膳食。许多人总是关心我每天都吃些什么，说明大家也都认识到了饮食与健康、饮食与美容的密切关系。我也体会到养生驻颜必须从每日的饮食入手。多年来，我对自己的每日膳食是这样安排的：

早餐：一碗牛奶麦片，一块小点心，半个苹果；每周吃两个鸡蛋。

午餐：略为丰富些。以菠菜、芹菜、盖菜、油菜等时令绿色蔬菜和西红柿、山药、豆芽、豆腐为主，配少量鱼肉、米饭。我不吃肉，但每日都要吃些鱼，米饭一般只吃一两左右。

晚餐：以杂粮粥为主。用各种杂粮如小米、红豆、大米、小麦、紫米、薏米、芸豆等，有时加上些红枣、莲子、白果熬成粥，佐以蔬菜和少量的鱼肉。

每晚临睡前我一定要吃些水果，每晚一个橙子是必吃的，再加上一些其他市场上供应的时令水果。但高糖的水果我是不吃的，如荔枝、桂圆、芒果等。

多少年来，我都一直保持上述饮食习惯和膳食结构。膳食中还注意五色的摄入，这已被现代营养学所认同。那些鲍鱼、鱼翅等营养食品，与我无缘。我的血糖、血脂、胆固醇等指标始终保持正常，身体还算健康。除了膳食营养的搭配，我对饮食的五味和进食的多少也注意控制。酸、苦、甘、辛、咸五味中，我不吃辛辣，少吃咸，甜食也吃得很少。从不吸烟、从不饮酒。在进食中，我按照中国古代医圣、长寿老人孙思邈所说的，做到食不宜过饱，食不宜过烫、过凉。每餐无论是多么诱人的美馔佳肴，吃到八分饱就可以了，决不再贪吃。这样的进食习惯我已坚持多年，为了保持我的进食习惯，我不愿参加宴会。现在我除了血压略高外，别无他病，每天以饱满的精神迎接工作。

3. 持之以恒地坚持锻炼，适度运动　《黄帝内经》中早有“流水不腐，户枢不蠹”的论述，说的是只有坚持适当的运动和劳动，以促使气血的流动，关节的疏利，五脏的收藏和六腑的传导，使人体脏腑、气血、经络在运动中趋于协调和统一，才能够“法于阴阳，和于术数，起居有常，不妄作劳，故能形与神俱，而终其天年”。

人体的运动是人体各方面的矛盾的统一，比如肌肉的收缩与舒张，人体热量的产生与散发，血液的流动与充斥，神经的兴奋与抑制，气息的呼出与吸入等，通过合理运动保持阴阳平衡。人体的生命活动永远处于矛盾的运动与统一之中，从不平衡趋于平衡，反反复复、周而复始，新陈代谢。

我年轻的时候就喜欢体育运动。从小学一直到大学，篮球、排球、垒球、乒乓球等各种球类运动项目和田径，始终是我所喜爱的。现在年事高了，做不了剧烈的运动了，但我还坚持做适合自己的锻炼活动。每天早上6点半，我要打两遍简易式太极拳；每晚餐后快步行走3000步，速度是每分钟100步。这已成为习惯，每日必练，每日必走，当然步行是很枯燥乏味的，但我可以利用耳朵同时听《新闻联播》和《焦点访谈》，十多年来一直坚持下来，所以目前我走路的速度仍然不慢，并且还可以走很远的路，虽然我已94岁，连续走3～4公里路是没问题的。通过这样持之以恒的锻炼，自觉动作还比较敏捷和协调，也增强了长寿的信心。夕阳无限好，黄昏又奈何？每次锻炼之后，感到一身轻松，心情舒畅，肌肉松弛，面色红润。

4. 注意劳逸结合，起居有常　适度的运动有助于保持人体的健康和形体的健美，但同时要注意劳逸结合，不使烦劳过度，否则就会对人体产生危害。如《黄帝内经·素问·宣明五气》篇中指出“五劳”所伤：“久视伤血，久卧伤气，久坐伤肉，久立伤骨，久行伤筋”，过度的劳作会损伤人体的正气，即所谓“劳则气耗”，导致神疲力衰，精神萎靡，气血耗伤，面色无华，运化乏力，反应迟钝等。不但影响人体健康，更会影响人体之美。

在生活起居上，人要顺应自然的变化，与自然保持协调统一的关系。《黄帝内经·灵枢·本神》篇说：“智者之养生也，必顺四时而适寒暑，和喜怒而安居处，节阴阳而调刚柔”，说明人以五脏为主体，外应四时五行，要融于自然，天人合一。《黄帝内经·素问·四气调神大论》中说：“夫四时阴阳者，万物之根本也，所以圣人春夏养阳，秋冬养阴，以从其根……逆其根则伐其本，坏其真矣。”进一步阐述了人体必须顺应四时变化的养生方法。例如，春三月是万物发陈之机，应“夜卧早起，广步于庭，被发缓形，以使志生”，使自己的情志与春天的生发之机相适应，切勿抑郁。这些论述体现了中医顺应自然四季寒暑变化，调和情志、平衡阴阳的“顺时调神”、“人与天调”的养生原则。正如《金匮要略》所说：“人与天地相参，与日月相应”，人体只有顺应自然，与自然保持协调统一的关系，才能健康地生长发育。

多年来我的生活作息很有规律。一般早上 6 点起床，晚上 11 点入睡。无论春夏秋冬，还是节假日，常年都是坚持一致的。我的年纪已高，睡眠时间比青年人减少了，夜间 7 个小时的睡眠对我来说已经足够了，每天中午还要休息半小时到 1 小时，充足的睡眠对健康和皮肤保养很重要。通过睡眠使体力和精神得到很好的恢复，充足的睡眠对于保持颜面皮肤的颜色、光泽有很大帮助。凡是夜睡不足的人，都会使皮肤失去弹性，面色晦暗，皮肤的皱纹就来得早来得快。睡眠少了还会影响消化功能，造成饮食无味，长期下去势必影响到人体气血，出现面色萎黄而无光泽，精神疲惫，未老先衰。所以睡眠对健康长寿、护肤美容非常重要。中医就特别强调：起居有常，不妄作劳，方能形与神俱，度百岁乃去。

以上所介绍的是我个人养生的体会和经验。我认为除此之外，值得一提的还有精神文明和文明素质的修养，这也是美的内涵。一个人的言行举止正是其内涵素质的反映。为此我们应在生活中加强修养，树立正确的荣辱观。

六、五脏六腑生理、病理与皮肤病

我在中医临床实践和教学中，始终强调中医的整体观，重视人与自然、气候、环境、四时的协调统一关系，重视皮肤与脏腑、经络、气血的内在联系。

《灵枢·顺气一日分为四时》篇中说：“肝为牡脏，其色青……；心为牡脏，其色赤……；脾为牝脏，其色黄……；肺为牝脏，其色白……；肾为牝脏，其色黑”，在五色分属五脏的基础上，《素问·脉要精微论》中进一步指出：“夫精明五色者，气之华也，赤欲如白裹朱，不欲如赭；白欲如鹅羽，不欲如盐；青欲如苍璧之泽，不欲如蓝；黄欲如罗裹雄黄，不欲如黄土；黑欲如重漆色，不欲如地苍”，说明了肌肤的色泽相合与五脏精气的旺盛、气血的充盈有着密切的联系。

《素问·五脏生成》篇云：“心之合脉也，其荣色也……肺之合皮也，其荣毛也……肝之合筋也，其荣爪也……脾之合肉也，其荣唇也……肾之合骨也，其荣发也……”，《素问·六节脏象论》又云：“心者……其华在面，其充在血脉”；“肺者……其华在毛，其充在皮”；“肾者……其华在发，其充在骨”；“肝者……其华在爪，其充在筋”；“脾胃大小肠三焦者……其华在唇四白，其充在肌”，说明脏腑的功能与人体的面色、毛发、爪甲、皮肤、四肢、肌肉的健康有密切的联系。

经络系统内连脏腑，外属筋肉、皮肤、五官，特别是手三阳经止于头面，足三阳经起于头面，故有“头者，诸阳之会”之说；《灵枢·邪气脏腑病形》篇中又说：“十二经脉三百六十五络，其气血皆上于面而走空窍”，“其气之津液皆上熏于面”，这些论述充分说明经络将人体脏腑、筋脉、肌肉、皮肤紧密联系在一起。脏腑精气和气血通过经络与十二筋脉、十二皮部的联系、输送作用，使关节舒利、肌肉丰满、皮肤润泽。相反，脏腑、气血、经络功能的失调必然会影响到人体肌肤、毛发、形体的协调美观。

人体是统一的整体，五脏六腑是人体生命活动的中心。脏腑与肢体、五官有着所主与归属、开窍的关系。脏腑、气血、经络的生理功能协调一致是健康的基础。皮肤与五脏六腑有着密切的联系，因此，皮肤病不仅仅是皮毛之疾，而是脏腑、气血的生理、病理在皮肤上的反映，即“有诸内必形诸外”、“没有内患不得外乱”。

根据我多年的临床实践，按照中医的理论，我认为皮肤病是五脏六腑病理变化的外在表现。

1. 心与小肠　心主血脉，其华在面；心主神明，开窍于舌。小肠的主要功能是分别清浊，吸收营养，下输水液于膀胱。心主血脉，血液的循行有赖心气的推动，心气旺盛则面部红润光泽。若心气虚则面色皖白，失去健康的面色，甚至出现青紫的病色。心主神志，若情志抑郁化火，或过食辛热、炙煿，使心火炽盛，则常导致口舌生疮、糜烂；或皮肤红斑成片，灼热而痒，心烦不宁。若心移热于小肠，熏蒸水液，常导致尿少、热赤，皮肤肿胀、水疱等。

皮肤疖肿、毛囊炎，急性湿疹、皮炎等急性化脓性、瘙痒性皮肤病多与心经火热有关。

2. 肺与大肠　肺主气，司呼吸，主宣发肃降，外合皮毛，开窍于鼻。肺的宣发功能使水谷精微输布于皮毛，滋养周身的皮肤、毛发、肌肉。若肺气虚，或外邪入侵，由皮毛而犯肺，宣发不力，使水谷精微不能输布、营养肌肤，则皮毛憔悴、枯槁。肺经起于胸中，上行过胸，开窍于鼻，若肺经热盛，常循经上扰，可致胸、面皮肤红斑、脱屑、灼痒。肺与大肠相表里，肺失宣降，或肺经风热常会影响大肠传导糟粕的功能，出现大便秘结，热毒无以排泄，走窜肌肤。

临床上，面部的痤疮、酒渣鼻、脂溢性皮炎、口周皮炎、皮肤疖肿等多与肺经的风热有关。荨麻疹、血管性水肿以及具有结节性损害的皮肤病等，多与肺失宣降、气机不畅、痰湿凝结有关。

3. 脾与胃　脾主运化，脾统血，主肌肉四肢，开窍于口，其华在唇。胃主受纳、腐熟水谷。饮食的正常受纳，水谷精微物质的吸收、输布，水湿的运化、排泄均有赖于脾胃功能的旺健，故有脾为后天之本之说。若脾胃功能失常，则全身肌肤失去水谷精微的滋养，肌肤枯槁无泽、萎黄干燥；爪甲苍黄不荣；毛发干枯、脱落。若水湿运化不力，停留体内，内困脾脏，外淫肌肤，则皮肤肿满，糜烂渗出。若脾气虚，无力统血，则可见血不循经，游溢脉外的皮下紫癜。

湿疹、天疱疮、带状疱疹等水疱性、糜烂渗出性皮肤病多与脾虚湿盛相关，异位性皮炎、神经性皮炎、瘙痒病、色素性皮肤病以及鱼鳞病等干燥、瘙痒性皮肤病则多因脾虚运化不力的“藜藿之亏”，肌肤失于水谷精微的荣养。皮肤紫癜、牙龈出血等血溢脉外之病常是脾虚脾不统血之故。特别是皮科大夫，湿疹是最常见病，也最缠绵，除掌握脾胃的生理、病理外，更要重视脾胃病的治疗、方药的应用。

4. 肝与胆　肝主藏血，主疏泄，肝主筋，其华在爪，开窍于目。胆为“中精”之府，主决断，参与人的精神活动。肝胆互为表里。对于肌肤、毛发来说，肝藏血的功能正常，肝调理疏泄气机的功能正常，对维持气血的顺畅运行，保证肌肤、筋脉得到充足的血液荣养是十分重要的。若肝藏血不足，则肌肤得不到阴血的滋养，常致肌肤甲错、粗糙，毛发枯槁、脱落；若肝的疏泄功能失常，导致气机紊乱，气血悖逆，则皮肤斑驳、无华；肝不藏血，血不荣筋，则使筋失所养，筋气外发，爪甲失荣。若气机郁滞，郁而化火，常致肝经热盛，肝风内动，常引起神志、情绪的变化，在皮肤则常引起皮肤急性泛发性的红斑、瘙痒等症。

临床上，凡急性、泛发性的皮炎、湿疹，或疱疹性疾病，多与肝经的风热或湿热有关；而色素性、肥厚性、结节性皮肤病如黄褐斑、扁平疣、甲营养不良等，又多与肝失疏泄、气滞血瘀；或肝不藏血、阴虚血燥致筋脉、肌肤失养有关。

5. 肾与膀胱　肾主藏精，主骨生髓通于脑，又主纳气、主水，开窍于耳及二阴，其华在发。膀胱州都之官，主津液，为胞之府，气化乃能出，可化气行水之功。肾主藏先天之精，精能化气，精血互生，是人体生长发育的原动力，因此，肾又称为“先天之本”。人从父母禀赋来的先天之精的多寡、性质，常常决定人一生的生长、发育和疾病的发生、转归。肾精充盛，肾气就充实。否则，肾气亏虚，肾的功能活动低下，常常导致生长、发育的迟缓；或膀胱气化不利，开阖失司；在肌肤则出现皮肤暗黑不润，毛发细弱稀疏等。

许多具有遗传性质的皮肤病大多与肾精不足或禀赋不足有关。一般先天性、色素性、遗传性皮肤病常由于肾阴虚或肾阳虚所致，如雀斑、黄褐斑、色痣等；自身免疫性皮肤病如红斑狼疮、皮肌炎等，亦多与肾精的亏损，肾阴、肾阳的虚衰有关。

虽然五脏是人体生命活动的中心，但五脏中起更重要作用的是肾、脾二脏。因为肾主藏精，主骨，生髓，是五脏六腑精气之所在，肾气的盛衰决定着人的生长、发育和衰老。《素问·上古天真论》对此有详细的论述：由于“肾气盛”、“肾气实”而“齿更发长”、“而天癸至”、“精气泻溢”、“故有子”；由于“肾气平均”而“筋骨劲强，真牙生而长极”、“发长极，身体盛壮”、“肌肉满壮”；由于“肾气衰”，而“发堕齿槁”、“面焦，发鬓颁白”、“天癸竭，地道不通”、“精少”、“形坏而无子”；“肾脏衰，形体皆极”。充分说明了肾气与毛发的茂盛、筋骨的健壮、牙齿的坚固、皮肤的润泽、形体的健美有密切关系。脾主运化，运化功能正常与否关系到人的饮食水谷等营养物质的消化、吸收和输布，是气血化生之源。人体之所以有生机、有活力，全赖脾胃的滋养和健运，脾胃的盛衰与人体健康休戚相关，故中医素有“阳明胃脉荣于面”的论述，脾气的盛衰对面部气血起着决定性作用。肾精秉承于父母，又需要脾运化的水谷精微的不断化生和滋养；脾运化水谷精微又需要肾中阳气的温煦，正如明代大医张景岳所说：“人始生，本乎精血之源；人之既生，由乎水谷之养”，指出人的生命的孕育，身体的成长、发育、衰老，与脾、肾二脏关系尤为密切。所以中医说肾是人的先天之本，生命之根；脾为人的后天之本，气血生化之源。肾主骨、生髓，开窍于耳，其华在发；脾统血，主肌肉、四肢，开窍于口，其华在唇。脾、肾的生理功能对维持人的形体、五官和肌肤的正常生长、发育，保持青春的活力而不衰老起着举足轻重的作用。所以，我在临床实践中，特别重视对肾精、肾气的填补和对胃气的保护。

七、“大黄”的临床应用

我认为现在人们生活条件相对较好，衣食无忧，往往嗜食膏粱厚味，以致积滞实证、湿热、实火及热性之证居多，故每遇是证我必用大黄以荡涤肠胃、清热泻火解毒、活血祛瘀、清导湿热。

大黄又称西大黄、将军、锦军。为蓼科植物掌叶大黄、唐古特大黄或药用大黄的干燥根及根茎。味苦，性寒。归胃、脾、大肠、肝、心包经。《本草纲目·卷十七·大黄》引李杲云：大黄“推陈致新，如戡定祸乱，以致太平，所以有将军之号”，此药似救民于水火的将帅，可见其疗效之好。

《神农本草经》记载大黄“荡涤肠胃，推陈致新，下瘀血，通利水谷，调中化食，安和五脏”。

神医华佗治病，用药不过几种，针灸取穴也不过几处，但疗效极高。在《中藏经》一书中，共载方62张，其中应用大黄的就有15张，约占遗方的24%，可见华佗对大黄的重视。

唐“一代药王”孙思邈知识渊博，懂药识药，为我国的医药学作出了重大的贡献。他在继承张仲景处方的基础上又进一步扩大了大黄治病的范围。如他用大黄来治疗不育症、月经紊乱、消渴（糖尿病）、乳痈、耳聋齿痛、痔疮等等，还创立了许多外用大黄方剂如洗汤方等。他对大黄的炮制方法也有研究，首次将大黄炙成大黄炭来治病，还将大黄作为预防疾病的药物来应用，如用大黄、防风等配制成屠苏药酒，预防时疫。

宋代王怀隐编著的《太平圣惠方》中有很多含大黄的复方及单味大黄治病的方法，在中医药史上第一次提出不论阴黄或阳黄都可用单味大黄治疗。宋代名医张之河提出了“养生当论全补，治病当论药攻”，通下才可以补虚的观点，并指出“阴虚则补之以大黄、硝石……”。

明代李时珍所著的《本草纲目》特别强调大黄是一味入血分的降火要药，是“泻血分伏火之药”、“凡病在五经血分者宜用之”。

明末传染病学家吴又可在治疗传染病的丰富实践中，充分认识到大黄的重要性，明确地指出张仲景所创立的承气汤“其功效皆在大黄，余皆治标之品”，大黄是一味可使“一窍通诸窍皆通，大关通而百关皆通的要药”，而且他在实践中总结出：“瘟疫可下者约三十余证，不必悉具，但见舌心黄，腹痞满，便于达原饮加大黄下之”。他治疫强调逐邪为第一要义，认为“客邪贵乎早逐”、“邪不去则病不愈”。其祛邪之法，重视攻下，尤其推重大黄，主张“急证急攻”，“勿拘于下不厌迟之说”，并明确指出大黄乃为逐邪之要药，并非专为解除结粪，并告诫医者“注意逐邪，勿拘结粪”，“凡下不以计数，有是证则投是药，勿中道生疑，不敢再用，以致留邪生变”。这种有邪必逐、除寇务尽的观点，也是符合科学道理的。

清代名医叶天士第一次提出了应用大黄的重要体征之一是“最紧要者莫过于验舌”，“或黄苔或如沉香色或灰黄色或中有断纹”者均可用大黄，叶氏认为“湿热病者不论表邪罢与不罢，但兼是症，即可用大黄泻之”。清代名医吴鞠通认为只要脉息沉数有力也可作为应用大黄的指征。

张锡纯的《医学衷中参西录》对大黄也有较深的研究，发展了大黄清热解毒的药性，认为大黄善解疮疡热毒，治毒尤有特效：“疔毒甚剧他药不效者，当重用大黄以通其大便自愈”，“大黄之力虽猛，然有病则病当之，恒有多用不妨者”。

我通过多年的临床经验总结出大黄治病的范围极为广泛：首先其有清热解毒的作用，善解疮疡热毒，攻毒尤有特效；主下瘀血，行气消胀；下肠胃宿食，利肝胆之热；止吐衄，化无形之痞满。是一味可使“一窍通诸窍皆通，大关通而百关皆通的要药”，为逐邪之要药。上能止呕，下可止痢，可缓可峻，能温能清，泻下攻积泻火；清化湿热利水；并能消脂活血化瘀。

使用时需要注意，大黄峻烈、攻下破瘀力强，易伤正气，故表证未解、气血虚弱、脾胃虚寒、无实热瘀结者及老年人、孕产妇应慎用或忌服。

八、“白英”在皮科的使用

“白英”这味药，皮科应用较少，但我临床常常将其应用于银屑病、顽固性痤疮患者的治疗中，取其清热解毒、祛风利湿之功。

白英，始见于《本经》，原名蜀羊泉，别名白毛藤、白草、毛风藤等。是茄科多年生蔓性草本植物白英的全草。其味苦、性微寒、有小毒，归肝、胆经。

《本经》云："主头疮恶疮热气，疥瘙痂癣虫"；陶弘景：叶作羹饮，甚疗劳；《本草拾遗》记载："主烦热，风疹，丹毒，疟瘴，寒热，小儿结热"；《开宝本草》曰：别本注，茎叶煮粥极解热毒；《百草镜》记载："治黄疸初起：白英、神仙对坐草、大茵陈、三白草、车前草各等分。白酒煎服"，除骨节风湿痛；王安卿《采药志》：活血追风生血，治鬼箭有效；《本草纲目拾遗·卷七·白毛藤》记载："止血淋，疟，疝气。汁滴耳中，止脓不干……清湿热，治黄疸水肿，小儿蛔结腹痛"；《药材学》：清热解毒，治恶疮、漆疮。

白英可清热解毒，适用于痈肿疮疡、乳痈、风疹等证，内服、外用均可，常配伍野菊花、蒲公英、丹皮等；治宫颈癌、膀胱癌、肝癌等恶性肿瘤，常与龙葵、蛇莓、白花蛇舌草等配伍。其祛风利湿的作用，可用于风湿痹痛，可配五加皮、秦艽、羌活等；治疗湿热黄疸及白带，如《百草镜》中以其配伍茵陈、金钱草、三白草煎服，治黄疸初起。治湿热带下与黄柏、车前草等同用。

我认为银屑病及顽固性痤疮同为慢性复发性皮肤病，均属初期或重症者均有毒热内盛、风湿蕴阻之证，故治疗上取白英，苦以降火、寒以清热，既能清热解毒，又能祛风利湿之效。

九、粉刺从"热"论治

我认为粉刺（痤疮）主要是热邪作祟。

中医的经典著作《内经》中说："诸痛痒疮皆属于心"，《医宗金鉴·痈疽总论歌》说："痈疽原是火毒生"。

气候的变暖，使六淫之中热邪易袭人体，如风热、暑热、湿热等；生活水平的提高带来饮食结构中肥甘厚味和腥热香辛食物摄入的增加，也使火热从内而生；社会变革的动荡，生活节奏快，工作压力大，导致精神的紧张、压抑等，按照中医“五志皆可化火”的理论，也使火热之邪成为颜面炎症性皮肤病的主要致病邪气。

另外，粉刺（痤疮）的发病还与人体本身的素质有关。我们把容易上火，经常长粉刺、长疖疮的人，通常称为“素体热盛”，是由于父母赋予他们身体里的阳热物质太多的原因。“热者寒之”，我用清热解毒药、清热燥湿药、清热泻火药及清热凉血药来清解肺胃及肝经湿热。临床上也有少数病人并非是阳热偏盛或感受火热邪气，而是由于体内阴分不足，不能与人体阳气匹配，也就是中医所说的“阴不配阳”，使人体阴阳失去平衡，阳气相对“过剩”，表现为热盛、上火，即中医所说的“虚火”。因此在传统的清热解毒、清热燥湿、清热泻火药及清热凉血药的基础上，加用养阴药，起到“壮水之主，以制阳光”的作用。

临床观察大多数粉刺（痤疮）患者病程较长，且反复发作，迁延不愈，久病多瘀，久病入络，故不拘泥于单纯“气滞血瘀”证，用活血散瘀方法，使气血通达，从而取得祛瘀生新的效果。此外，活血化瘀药可有效改善皮肤血液循环，使血流量增加，促进细胞新陈代谢，有助于皮损消除后色素沉着斑的消退。在临床问诊中，我发现女性粉刺（痤疮）病人常常伴有月经的不正常，或周期不准，或痛经，尤其是过了青春期的女性患者；而男性患者舌诊时往往被发现暗舌、舌下脉络曲张等血瘀证象。

我临床喜用枇杷清肺饮、黄芩清肺饮内服，配合颠倒散外用，该法出自于明代申斗垣的《外科启玄》：“粉刺属肺……总皆血热郁滞不散，内服枇杷叶丸，黄芩清肺饮”以及清代吴谦的《医宗金鉴》："肺风粉刺，此证由肺经血热而成，宜内服枇杷清肺饮，外敷颠倒散，缓缓自收功也。"

总之，粉刺主要病机为热毒、气滞、瘀血；病位在肝、胃、肺、脾四经；治疗当以清热解毒燥湿、活血化瘀并举，同时养阴理气。常以清热药居首位，活血调经药、补阴药和理气药使用次之，另外活血化瘀之品贯穿治疗的始终。药物性味以苦味药、甘味药、寒性药、辛味药为主。用苦以清热泻火、燥湿、通便；用甘以解毒；用寒即"热者寒之"之理，用辛以发散、行气、行血。加减药味中兼顾全局，尽可能一药多用。药物归经以归肝经、胃经、肺经为主。

十、论"脾胃学说"

根据我六十多年的临床体会，对脾胃学说的理解和应用，对治疗所有皮肤病都具有非常重要的指导作用，不论是简单常见的丘疹性荨麻疹、久治不愈的银屑病、影响美容的酒渣鼻、寻常痤疮，还是湿疹，以及与免疫有关的结缔组织病、狼疮、硬皮病、白塞氏病和大疱性皮肤病，在治疗上无不与脾胃有关，正如文献的记载："胃虚则脏腑经络皆无以受气而俱病。"因此深入理解各家对脾胃学说理论的释明、发挥处方的应用，是非常重要的，比如常见的具有季节性的小儿丘疹样荨麻疹，治疗除以疏风外，调理脾胃加益气，不仅可以治疗，而且还可以起到预防的作用。再有多年不愈的银屑病，双小腿对称性大片肥厚、鳞屑堆积的久治不见效，调理脾胃，治疗可取得满意疗效。赵老生前也是如此，并说湿性趋下，非调理脾湿不可，确实是宝贵经验。我治疗酒渣鼻也着眼于脾胃的调理而取效。

脾胃学说已经被历代医家所重视，对于脾的论述很多，处方、用药也很详尽。我的体会不论内科、妇科、儿科或皮外科，脾胃学说在临床上均有指导作用。临床上常见到的脾胃失和、心脾两虚、土木失和、脾肾两虚、木郁乘土、肝脾不和证等的辨证都与脾胃有关，正如李东垣所说："脾胃之气既伤，而元气亦不能充，而诸病之所内生也。"这仅仅是我个人的体会，也可能是片面的。

十一、带状疱疹后遗神经痛的扶正法则

带状疱疹后遗神经痛临床上一般定义为患病1月后仍有神经痛或复发性疼痛，也有认为最好界定为带状疱疹后3个月。约13％的带状疱疹患者发生后遗神经痛，多见于老年人或免疫力低下的患者，并可持续数月、数年之久。其疼痛的程度可因人而异，年老体弱者多疼痛剧烈，甚至难以忍受，尤其是在晚上睡眠时疼痛程度更加明显，严重者影响患者的睡眠、饮食和工作，导致患者的生活质量下降。

目前治疗本病的西医疗法主要为营养神经、止痛等，但疗效欠佳。我认为此病为余邪未清，阻滞气血运行，导致气滞血瘀，即所谓的"不通则痛"，若邪存日久，容易损伤正气，正气不足，运行气血力弱，气血不得通达而致病，即所谓的"不荣则痛"。所以在治疗方面，不仅要行气活血，更要注重"补"法的应用。

我临床上常将带状疱疹后遗神经痛辨证分为三型。①湿热未清、气滞血瘀型多出现于疾病发展后期，皮损基本消退，局部仍疼痛不止，且时作刺痛，此证多发生于青壮年患者。伴有口苦口干，大便干结。治以活血化瘀，行气止痛，清解余毒为法，常用龙胆泻肝汤合活血散瘀汤。②火热伤阴、余热未清型重点在于阴分损伤，所以要在滋阴补血以养肝的基础上，疏调气机、通络止痛，从而标本兼治。常用滋阴疏肝之一贯煎合桃

红四物汤加减。③气血两虚，经络阻滞型多发生于年老体弱患者，属“因虚致瘀”，除有邪气炽盛，兼有正气不足。因病久积虚积瘀，久病入络，所以益气补血、活血化瘀、理气通络为治疗法则，常用补阳还五汤加减，以补气活血通络止痛扶正祛邪。

总之，带状疱疹后遗神经痛患者往往年事已高，正气不足，复因患病日久，邪正交争，正气受损，气虚血弱，遵循中医“气为血之帅，血为气之母”的理论，气血均不足，致气血运行不通，不荣则痛。脾胃为气血生化之源，肺主皮毛，宣散卫气布达皮毛，故我常以黄芪、白术、太子参补益肺脾之气，令气旺血行，瘀去络通而疼痛止。本为因虚致瘀，故主张以当归、生地、白芍、养血活血；桃仁、红花活血化瘀；地龙、伸筋草、路路通通经活络；老年人脾胃虚弱，喜用炒稻芽、炒谷芽消导开胃、健运中焦，且能助水谷运化、药力发挥。元胡、川楝子理气止痛。以上诸药合用，共奏补益气血、活血化瘀、理气通络之功。尚有患者出现麻木感，我以为麻为气不运，木为血不通，均为气血虚所致，故会以白芍、丹参以养血活血。

我治疗带状疱疹后遗神经痛，一方面重视活血破瘀、行气止痛，甚至运用虫蚁之药如地龙、穿山甲等通络止痛；一方面对久病或年老患者更重视益气养血、扶正固本。

十二、行医感慨

我从事皮外科工作 65 年，虽然对中医经典知识有了一定的掌握，在皮外科方面继承了哈赵二老的学术经验及技法，但多年来在临床中，体会到皮肤病的发病基础多为内因，外因仅仅是条件而已，所以只会外用药是不行的，但内因又不能离开内、妇、儿、针灸的理论与经验。

比如慢性湿疹常常多年反反复复，此病往往多与胃肠功能障碍有关。如治疗黄褐斑又与月经周期、经量的多与少有关。外阴白斑又与经络密切相关。婴儿湿疹除外过敏体质外又与哺乳、消化、脾胃有关。

我在临床上遇到上述情况，在遣方用药时总感到不能得心应手，仅仅是循规蹈矩离不开教材的处方，我常常自责，为什么在北京中医医院有这么好的条件，不抓紧时间找老大夫抄抄方，吸取经验，他们都有各自多年积累的经验方。以往我曾向内科王大经大夫咨询探讨过，他介绍我降血沉之方，应用起来效果明显。

我现在是心有余而力不足矣，这是我一生的遗憾，在此也想告诉我的同行们，要做一名优秀的皮肤科医生，必须全面掌握各科知识，要汲取他人的经验，记住三人行必有我师，不要把皮科病看成为仅仅是皮毛而已。

附上王大经大夫介绍降血沉的验方：

1. 大黄　凡遇大便干、血沉快者都可使用，如有腹痛可佐甘草。

2. 降血沉百部酒　杏仁 15g，江米 15g，石见穿 15g，黄药子 15g，穿山龙 15g，百部 15～30g，人工牛黄 2g。上药用白酒一斤，浸泡一周，每日饮 15ml，一个月喝完，有祛热、通络、利关节、降血沉的功效。

十三、经验外用方

1. 介绍一个治疣的外用方，对扁平疣、跖疣均有效。金毛狗脊 30g，地肤子 30g，木贼草 20g，明矾 10g。上方水煎到 200ml，装入瓶内冷藏，用时将纱布包一棉球，将药水轻轻倒入棉球中，涂擦患处，用纱布包的目的是纱布质地粗，涂药时借助粗面可能将表面擦破，药水徐徐渗入，每日两次。

对跖疣应用此药时，将上药物布包煎水，温度合适时将跖疣浸泡在药水中，30 分钟即可，每日一次。此包药浸泡三天后，另换新方，往往浸泡一个月跖疣痊愈。

2. 介绍一个足癣的外用方　大枫子 30g，黄柏 15g，丁香 15g，川椒 15g。上方布包煎水浸泡足癣，每次泡 20 分钟，促进水疱吸收、消肿止痒，皲裂部逐渐趋于光滑，连续浸泡一个月左右。

十四、医嘱的重要性

看完门诊，大家整理诊台，一边收拾，有位学生问：为什么印制这么多治疗痤疮与黄褐斑的医嘱？一般不都是口头嘱咐就可以了吗？我说：我的患者这两个病种病人多，有时忙忘记讲医嘱，或是三言两语病人听不清没记住，所以印出来发给她，告诉她仔细看，这样彼此都放心、明白。

打印医嘱这件事，是有渊源的，给你们谈谈。那是“文革”时期，中医医院外科包括普外、皮科及肛肠，日门诊量非常大，忙起来有时一位大夫一天看百位以上病人，每日还要学习毛主席语录，班前早请示、班后晚汇报。一天肛肠科王老（嘉麟）汇报时说：今日有这么一件事，早晨来了一位复诊的患者，是昨日做的内痔手术，患者面带痛苦走路艰难，我连忙问，您怎么这么痛苦啊？该患者说：王大夫，昨晚疼了我一夜没睡觉，今早赶紧来找您。王大夫又问：您没吃些止痛药吗？患者说，您没开止痛药，开的是敷的药，一边指着大腿说，我现在还敷着呢。王大夫恍然大悟，欲笑不能，说：老先生那是口服止痛药，名叫加当，不是让您敷在裆里，那怎能止疼啊。患者说，哎，不懂啊，哪知道是吃的药，这一夜白受罪了。王大夫讲完自责地说，少说了几句话，让病人受罪了。

这件事深深印在我脑中，医嘱有多么重要。我们的患者来自五湖四海，各阶层的人都有，医嘱搞不清楚会事倍功半。由此，我就想到把多发病的医嘱印出来，并叮嘱患者仔细看，这样，治疗的效果会更好。

十五、与老大夫闲谈中获益

二十多年前，记得和名医董德懋老大夫（施今墨的高徒）饭余饮茶时，我说："董老，这么多患咳嗽的人来请您治疗，而且您也以治咳出名，能给我介绍点经验吗？"董老听了特别高兴，咽下一口茶说："我的经验也是从老师那里学来的（指施老）。咳嗽是常见病，当然有外感和内伤两类了，咱们多见的是外感咳嗽，不外乎由风寒、风热、风燥等，服的药也多是疏风散寒、疏风清热，或疏风润燥之类的药。什么止咳散、桑菊饮、桑杏汤等等，大同小异。但是服了咳嗽仍不好，这时怎么办呢？告诉你，稍稍加点麻黄，不用多，就 3g，止咳会立竿见影，遇到这种情况，您试看。"之后，我在临床治疗咳嗽时，遇到久咳不止，但属于外感风寒引起的咳嗽，我就加了 3g 麻黄，果然效果明显，咳嗽逐渐减轻痊愈。

还记得名老中医魏龙骧老。此位老大夫是位儒医，不仅医学理论深、而且文采好、知识渊博，还写得一笔好字。他曾亲笔写一条幅送我——"一片冰心"，至今我仍珍贵保存着。魏老十分善谈，一次诊余聊天时，魏老非常认真而又谦虚地跟我说："陈大姐，我跟您谈关于便秘的问题。便秘是常见病，有的三五日、六七日难得一便，有的干如羊屎，但也有不干的，依然便不出。文献记载治疗本病的方药很多，但源者何在？在脾胃。脾胃之药，主要是白术，而且要重用才能有效。然后再分阴阳，佐以他药。”看我认真在听，魏老接着说，最近有这么一个病例，有位高龄的国家领导，步履艰难、长期卧床、便秘严重，非常痛苦，邀请我去治疗。我看到此患者舌质偏淡、苔灰黑腻、脉细，感到这是命门火衰、脾失健运，就开了一方，用生白术二两为主药，又加肉桂一钱、厚朴二钱，结果服药的第二天大便就通了，继续服此方，解除了便秘的痛苦。魏老强调了一句：类似这样的患者很多。此段谈话我记忆犹新，遇到长期便秘者，就想到魏老的忠言：源者在脾胃。我也曾重用生白术，再佐以他药，果然奏效。

在我任北京市中医学会秘书长时，常常召集本市包括郊区的一些老中医座谈，商讨如何让老大夫的经验发挥作用。一次会后，郊区的杨润芳老大夫和我聊天，杨老谦虚地说，我虽然工作了几十年，但经验不多，拿不到讲堂上去，有个病例值得提一提。记得我年轻时，看到我外祖母喜吃肥肉、大油，身体肥胖，我外祖父是医生，擅治妇科，当时在乡里很有名，就给外祖母开了处方。当时吃的药是：生山楂五钱、茯苓二钱、陈皮三钱、泽泻五钱、甘草一钱、荷梗三钱，一日一付。过了几年，外祖母完全变了样子，体型正常，精神也很好。我也是学医的，就向外祖父请教。外祖父说胖人痰湿过盛，再多吃肥肉等高脂食品，当然更加湿盛生痰，我用二陈化痰祛湿、山楂消内积、泽泻淡渗利湿，荷梗也是滑利之品，常服即可收效，你外祖母自然会消瘦，体型不会那么肥胖、臃肿了。杨大夫接着说，后来我也给肥胖者基本按此方治疗，只是加上生薏米一两，把荷梗改为荷叶五钱，因为薏米也祛湿，荷叶走络能利水，结果确实有效。近年来，我遇到需要减脂祛油的病症，如治疗寻常痤疮、脂溢性脱发时，有时不用苍术，而加上荷叶、泽泻等，也确实可减少局部油脂，效果不错。

回忆在曹希平任院长时，我曾征求他意见，是否拿出点时间，把医院的几位老大夫组织一下，每周找个下午，大家坐一起，喝喝茶，聊聊天，交流交流经验。曹院长当即同意，并说他们都跟你关系不错，你找他们征求征求意见，确定一下时间。我随即找了几位老大夫，有赵炳南、许公岩、丁化民、关幼波、王鸿士、冯泉福等人，说明意义，他们也都同意，并说，平时见面，只是点个头，没机会说说话，能坐在一起聊聊，难得啊！之后，每周安排一个下午，几老坐在一起，开始是天南海北、无拘无束地闲聊，待提出主题后，大家便围绕主题，想到哪儿，说到哪儿，聊天记录经过整理后，作为大家的经验体会存到资料室。

我记得一次聊天座谈时王鸿士大夫提到一个病例，说是个少见病，没见过的病，大家则聚精会神地听，王大夫接着说："这个病人舌头尝不出酸、甜、苦、辣、咸味，去了几家医院，均查不出问题在哪儿。到了协和，曾用强烈刺激治疗，也不见效。病人无法，来求中医治疗。我也从未见过，不知这是什么病，查舌苔及脉象也看不出问题。沉思良久，想到内经'舌为心之外候'、'心和则舌能知五味'，我有了根据，按心经开药。不知味道，食欲当然不好，一定影响脾胃，脾胃又是'仓廪之官、五味出焉'，我的处方则治心经兼顾脾胃。病人吃了大概十多剂药，没想到病好了，知道酸甜苦辣了！病人高兴，我更高兴，但到现在，我也不知道这是什么病。"

以上仅凭记忆中的零金碎玉，展现给大家，望看后会有所收益，古人云，"三人行必有我师"，我笃信此语。同样也告诉我们，经文还是要常常翻阅，每阅读一次则领会深入一次。

十六、忆儿科名家——周慕新

我在北京中医进修学校任教务主任时，经常有听课的机会，给我印象很深的，有不少是老前辈，其中我记忆犹新的是享誉京城的儿科大夫——周慕新。他口齿清楚，秉性爽朗，声音洪亮，最突出的特点，是他讲到临床治则时所引证的经文背诵如流，与临床所见诸证丝丝入扣，使人听之条理清晰，明了易记。

周老以治疗小儿肺炎享名，当然他要分清表里、寒热、气血，在治疗各种类型的肺炎，非常善用苏葶丸，不论是哪种类型，在治疗肺炎初起时，有表证又有里热者，应用表里双解，除以麻杏石甘汤和泻白散治疗之外，但是周老最欣赏苏葶丸，即苏子和葶苈。周老说，苏子有降气之功，气降水也降，所以能祛痰定喘，葶苈也是行水逐饮、泻肺定喘的药，所以在治肺炎时离不开苏葶丸。他又重申《医宗金鉴》讲道："痰饮壅逆因作喘，痰饮苏草滚痰从，停饮喘急不得卧，饮降逆用苏葶功"，这是周老采用苏葶的理论根据，而且我听周老讲了几个类型的肺炎的经验中，都有苏葶二味，同时还有一味莱菔子，也是各类型肺炎都用的，周老说莱菔子可以化食定喘，当时我也曾带着孙女找周老治疗，几付药则药到病除，每日患者盈门，经周老治愈者不计其数。

再有周老治疗湿温时，喜用三仁汤清利湿热，特别推崇此方是宣通气机而清利湿热，杏仁开肺气，气化湿亦化，蔻仁醒脾，芳香化湿，行气宽中，薏米淡渗利湿，疏利下焦而健脾，三仁相辅，宣上畅中渗下，气畅而湿行。周老非常推崇三仁汤，记得孙伯杨大夫和我闲谈时，亦谈及三仁汤的疗效，我也从中受益，遇到患者有湿邪时，常以三仁汤宣上畅中渗下治疗，如慢性荨麻疹夹湿者。

在我记忆中，周老对《小儿药证直诀》、《幼幼集成》、《医宗金鉴》、《伤寒论》、《温病条辨》、《陈修园万密斋》等著作是经常应用的，对条文理解深刻，应用对证，效果突出，这是名医的经验、理论与实践相结合。

十七、谈“治病必求其本”

我也想谈谈“治病必求其本”。有人说“治病必求其本”是来自《内经》：“阴阳者，天地之道也，万物之纲纪，变化之父母，生杀之本始，神明之府也，治病必求其本”，所谓的“本”，指的是阴阳，这是《内经》告诉我们做医要懂阴阳的变化，抓住这个“本”，才能顺利地治好病。人能活着，病能治好，都要看阴阳的变化，一定要在阴阳变化中找阴阳。

也有人说“人以胃气为本”，治病就“顾护胃气”，也有人主张治病要治“原发”，是根据疾病发生全过程的先后次序来确定疾病的标本先后，原发为本，继发为标，即使标病十分突出的情况下也要先治其本，后治其标，或者标本兼治。

我们皮肤科临床治病，着重要看标。看皮损的形态是很重要的，还要注意病程、注重观察人体的形态、面色、精气神，舌质舌苔，脉象等，然后询问五脏六腑变化，急症则以治标为主，慢性病则又以治脏腑功能的改变为主，一般都是标本兼治。皮肤科的疾病，特别重视肉眼可见的局部形态，比如黄褐斑，本病多为中年妇女，是个慢性病，与月经有关，月经又与肝、脾、肾有关，在辨证用药时是十分重视阴与阳的变化，这就是治本。如果患者为染发皮炎、颜面丹毒，发病急、来势凶猛，发热、痒、疼，局部的治疗要及时，措施要恰当，否则会耽误病情，但本也要治，此症标本皆重要，必须标本兼治。但在治疗中，又比如足癣、体癣、股癣、跖疣等，在此种情况下治标即可，只要用药得当，也可治愈。因此我说，有的病必先求本，有的病则标本兼治，也有的病仅治标即可，以上是我对“治病必求其本”的点滴看法。

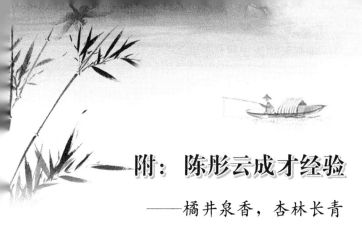

附：陈彤云成才经验

——橘井泉香，杏林长青

首都医科大学附属北京中医医院“陈彤云临床经验、学术思想研究”课题组

陈彤云（1921～），女，回族，首都医科大学附属北京中医医院主任医师，全国名老中医药专家学术经验继承工作指导老师，国家级名老中医。陈老治学严谨，医术精湛，从事中医教育及临床六十余载，擅长治疗皮科颜面损容性疾病及疑难病症，特别是痤疮、黄褐斑、湿疹、银屑病、神经性皮炎等病证。

一、医事传记

1. 个人经历　陈彤云，女，现年 95 岁，首都医科大学附属北京中医医院主任医师，国家级名老中医。陈彤云 1921 年 12 月 25 日出生于北京东四八条。青少年时期，在父亲陈树人授徒时，她常在旁聆听，中学、大学寒暑假还时常协助父亲抄写处方。1940 年她考入了著名的辅仁大学。1942 年，陈彤云与哈玉民先生正式成婚。婚后得到公公——京津皮外科名医哈锐川亲授真传。1950 年陈彤云考取了行医执照，正式独立执业行医。1951 年协助丈夫哈玉民先生筹建北京市中医进修学校。1950 年 3 月协助哈玉民先生与北京名中医赵树屏、董德懋、魏龙骧、赵锡武等，共同筹建了北京中医学会。1953 年，曾到东单三条儿童医院学习，在徐政闻院长和王玉蓉主任的指导下，认真学习了儿科常见病的治疗。1954 年至 1960 年师从秦伯未、任应秋、陈慎吾、赵绍琴、宗维新等名家。1956 年 4 月与哈玉民先生筹建北京中医学院（现更名为北京中医药大学）。1966 年调到北京中医医院，深得皮外科名医赵炳南传授临床经验。1981 年退休。2003 年被确定为全国名老中医药专家学术经验继承工作指导老师。2007 年正式成立“陈彤云名老中医工作室”。2010 年被确定为全国名老中医药传承工作室。

陈老曾历任《北京中医》第二届编委会副主编，中医杂志第二、三届编委会委员及顾问，中华全国中医学会第二届理事会理事、副理事长，北京中医药学会秘书长、副会长、理事，中国中医药学会外科分会副主委，《中医杂志》编委，国家自然科学基金会评审委员，北京中医学院名誉教授，北京市鼓楼中医院技术顾问，《中华老年多器官疾病杂志》第二届顾问编委，北京中医学会第七、八届理事会顾问，北京中医医院专家咨询委员会委员，北京市卫生局药品审评委员会委员，中国中医药文化博览会专家委员会中医外科组委员，马王堆汉墓出土医书研究课题评审委员，现代中医临床免疫研究所临床免疫学术委员，中央人民广播电台医学宣传顾问，中华医学会医疗事故技术鉴定专家库成员、香港保健协会教授。

2. 学医过程　陈老幼年曾请私塾读书 5 年，贝满女中读书 6 年，1940 年考入了著名的辅仁大学。幼承家学，在父亲、翁公及丈夫的影响及引导下，加之自己的刻苦努力，以及学校的正规教育，逐渐使陈老走上了一条热爱中医、治病救人、传播中医、普救苍生的中医之路。

（1）严父苦心，中西濡染：陈彤云的父亲是一位中医，似乎她天生就该继承“衣（医）钵”。但她小时候的理想却并不是去做医生。

陈彤云的祖父是晚清时期的官员，住在北京东城的东四八条，这条街里不少是显赫人家、达官贵人。本来陈氏家族走的是官宦仕途，家资殷实，但陈彤云的父亲陈树人在念高中时父亲就去世了，从此家道中落。年轻的陈树人决定拜师学医，以一技之长为安身立命之本。那时的人成家都早，直到结婚时陈树人还没有完全出师。1921 年 12 月 25 日，陈彤云出生在北京东四八条老宅。

陈家从祖辈起就重男轻女，崇尚苦读诗书博取功名，“人要有名，树要留影”，是这个大户人家的信条。陈彤云还没懂事时，《三字经》和《百家姓》就像歌谣一样灌满了她的耳朵。父亲陈树人视彤云如掌上明珠，却也只是把她当个女娇娃，仍寄望于将来有个儿子来复兴家族事业。

在陈彤云十一二岁时，有一次父亲让徒弟背诵“汤头歌诀”以检查功课。那徒弟磕磕巴巴怎么也背不全，旁边玩耍的小彤云却像唱歌一样把那小师哥背不出来的断句提醒给他。此事使陈树人惊讶之余很是欣喜，开始另有打算，决定把陈彤云当作男孩来培养。

陈彤云的母亲王辅人是一位不识字的贤惠妇女，陈树人就聘请了一位秀才做塾师，来家给陈彤云母女俩一起上课，读“女四书”、“孟子”等，接受了许多中国传统礼仪教化。陈彤云说，那几年的家塾教育，对自己后来的儒学修养起到很大作用。

塾师要求陈彤云每天练习书法，每周要交大字和小楷作业。一到塾师放假，父亲就让彤云在自己诊室里随诊，用毛笔帮自己抄药方，并常以小女娟秀的书法示人为荣。同时期，父亲还让她背诵《医学三字经》、《药性赋》、《汤头歌诀》等入门医籍，小小的陈彤云开始懂得了一些药性。那时候，她就显露出善于学习和吸收知识的天性。她母亲患有咳喘病，经常吃药，大多由她去药铺抓药。旧时的药铺包药都很讲究，每味药均要单独包，每一小包又都附有药签或插图和说明。每次抓药回来，陈彤云最喜欢的事就是将一包一包的单味药打开，与药签核对，再仔细阅读那些插图和说明。就这样在年复一年地检查药味时，她从中既认识了各种草药的形状，又记住了不少药的性味和功用，中医学的一些基础理论和概念在不知不觉中灌进了她的脑子里。她晚年回忆说："连翘、金银花、茯苓、半夏的用法，可以说从那时起就打下了基础。"

而真正对中医学产生强烈的兴趣和认同，却缘于陈彤云12岁时发生的一件事。

1933年，父亲已经是北平一位有名气的中医内科医生了。当时的察哈尔省主席叫刘翼飞，他五岁的独生子患猩红热，发高烧昏迷不醒，嗓子已经肿得连水都无法下咽。猩红热在当时是不治之症，那时青霉素尚未问世，西医也没什么办法，染上猩红热无异于被判了死刑，刘家上下为孩子的病惊慌失措，他们慕名请陈树人做最后的努力。

陈树人属温病学派，一番诊视后，见病儿高热谵妄已是危象，但还不是无药可救。他略作沉吟，心里已经有数。一方开出，几副药下，一周后那小公子烧退人醒，不久竟痊愈如初。刘家大喜过望，这不仅是救命还是子嗣传宗啊，因此举行了一个非常隆重的感恩仪式。军乐队开道，鼓号声震天，众卫兵步伐威武，列队簇拥，刘翼飞全副戎装，亲自登临陈树人的诊所鞠躬致谢，送上一块写有"功高保育"的巨幅匾额。直到近九十岁时陈彤云还清晰地记得，那巨大的匾额高过她的个子，鲜红的底色，四个大字用金粉书写，挂上去几乎占满了一面后墙，颜色鲜明夺目。

因为要人亲临，车马浩荡，鼓乐齐鸣，所以这件事不仅在陈家街坊中引起轰动，连陈彤云所在小学的校长、老师都来相问，让她在学校里讲这个故事的始末。

那样隆重的场面和周围人们的反应，对少年陈彤云产生了一生的影响。她看到，由于治病救人，父亲受到了社会的尊重，她意识到，中医很了不起，中医事业是个高尚、伟大的事业。

陈彤云说：我从那时起，特别敬佩父亲，对中医学有了信任感，心里种下了热爱中医的“种子”。

按说这样的家庭背景和濡染，陈树人肯定要让女儿学医。但在20世纪二三十年代陈彤云刚懂事的那个时期，中医学正遭受着一次巨大的冲击，当政的南京国民政府内有人提出要“废止中医”。从父亲与朋友的谈话中，陈彤云已经感觉到中医师们处境的艰难，中医的社会地位低下，很多中医师到南京国民政府去请愿。

在这风雨飘摇时期，父亲怎能让爱女去从事岌岌可危的中医呢。陈树人眼界开阔且不保守，既请塾师来家，又送陈彤云到西式学校去读书，该上中学时他为女儿选择了北平最有名的教会学校贝满女中，学费虽然极昂贵，但那里有严谨的校风、一流的教育以及德才兼备的师长。

陈彤云回忆说：贝满的校训是“敬业乐群”，我的六年中学是在校训中成长起来的，打下了扎实的文化知识基础，陶冶了品行，培养了向上的精神，敬业乐群成为自己一生学与行的规范。

青少年时期的陈彤云很有自己的想法。当时既然不能随父从医，她就选择了学习当时很新潮的“社会经济学”，1940年她考入了著名的辅仁大学。这一时期，陈彤云的丈夫哈玉民走入了她的生活。

（2）嫁入哈门，踏进外科：说到陈彤云的从医之路，不仅要谈到她的丈夫哈玉民，还必须先提及她的翁公哈锐川。

哈锐川，回族，生于1891年。哈锐川的父亲哈文瑞家境清寒，虔信伊斯兰教，他素喜医道，常为回族同胞诊治疾病。哈锐川在父亲指导下，13岁已攻读诸多医家名著，1907年哈锐川16岁时拜在中医外科名家丁庆三先生门下。丁庆三也是回族人，在北京花市大街开设有“德善医室”，人称“外科小楼丁”。丁庆三门下弟子有哈锐川和后来以治疗皮肤病著称的赵炳南等。

据弟子回忆，哈锐川尊仰老师，侍诊十年。丁公感其忠诚勤勉，将毕生心得及炼丹配药技术倾囊传授，高年后将德善医室的全部事务委托哈锐川代理，足见对其人品的信任和倚重。1917 年丁庆三病逝后，哈锐川才在北平王府井大街南口正式悬壶开业。

到 20 世纪 30 年代，因疗效卓著，哈锐川已名噪京华。哈锐川有几个儿子，但他感觉能够接续他医术的只有二儿子哈玉民。

哈玉民 1918 年 6 月出生，他也像陈彤云一样，幼承家学，在四书五经和杏林岐黄的熏陶下长大。哈玉民自小在父亲的医楼里进出，耳濡目染，懂得了不少医道。他不仅聪颖，更难得少年沉稳，坐得住，肯钻研，所以哈锐川特别寄希望于他。20 世纪 30 年代初，哈玉民中学毕业后，考入施今墨创办的华北国医学院，既学中医传统理论，也学西医学基础课程。无课时他就随父临诊抄方，亲手配药，所以临床能力和药物知识非一般同学能比。1937 年毕业后，哈玉民就在父亲的医馆里行医，他的医术很快也获得患者赞扬。

哈锐川与陈树人在北平城的中医界里，一内科一外科，相交甚笃。在双方家长的撮合下，陈彤云与哈玉民于 1939 年举行了正式的订婚仪式。20 世纪 40 年代抗战时期，局势动荡，人心惶惶。在双方父母催促和安排下，1942 年，陈彤云在大学三年级时与哈玉民正式成婚。内外科两大医家联姻，成为京城中医界的一大盛事。婚后陈彤云照旧去学校上课。

沦陷时期，社会上一片混乱，民不聊生，大学生毕业就是失业，陈彤云对未来的去向颇为踌躇。最终，她决定今后学医，帮助丈夫和翁公料理医务和家事。

陈彤云的从医之路是在边阅读《医宗金鉴》、《外科大成》、

《外科准绳》等入门书籍，边参加医疗实践中开始的。最初，每日里由哈锐川主诊处方，哈玉民进行外科治疗操作，陈彤云帮助做些辅助诊务工作。那时的中医外科与西医外科很不同，分类没有那么细，所有的脓疮疔疱、淋巴结核、妇女乳腺炎、肛瘘、痔疮等各种外伤感染和急性创伤、各种皮肤病等等，均属外科之列。

外用药物和制剂是哈锐川的看家本领。哈氏医馆当时的外用药物已达上百种，剂型又分为大小薄贴、掺药、丹、散、软膏、油、酒、水调剂，治法上又分为熏、熨、洗多种，均为哈氏医馆自制。病人多，用药量大，繁忙的实践使陈彤云对中医外用药物有了直接的认识。哈锐川对痈疔疮疡等阳证，不仅仅用外科手法处置，他更重视患者体内正气与病邪之间的辩证关系，在内服药方面也很有见地。他说，不能因《医宗金鉴》所谓“痈疽原是火毒生”，就动辄以大剂苦寒之药，单纯追求清热解毒，那样会损伤脾胃。古人治之，重在大补气血，而哈锐川则重在滋补肝肾。所以每每临证，他必先审邪正关系，常在清解方中配以健脾益气诸药。

哈锐川的不同凡响之处还在于，他行外科治疗是以中医内科的辨证诊断为基础，可以说他是当时中医外科医生外病内治、内外兼治的一个代表性人物。

哈氏这些内外兼治的思路和用药技巧，对陈彤云后来治疗颜面皮肤病有至关重要的影响，因此，她一直把自己列入哈锐川的中医外科门下，即外病内治。

哈锐川的慈善之心和奉献义举，深深影响了陈彤云。哈氏家门有个规矩：每日门诊必保留十个门诊号免费给无钱的患者，哈锐川在早八点之前先给这些贫苦病人看。据哈氏弟子回忆，对需针刀或烙法治疗者，术前必询问其是否进食，以防意外。若遇贫穷无钱进餐者，赠其饭金，吃饱后才行治疗。哈氏医馆里常备西洋参粉及白糖，术前常免费给空腹或衣食无着患者冲服。

在后来的行医生涯中，陈彤云都是像父亲和翁公一样，本着只问病情不思回报的态度对待患者，极具亲和力，因此深得病家赞赏。

1945 年 10 月，哈锐川因劳累而病倒，他也有心锻炼下一代，就放手让小夫妻行医，改为由哈玉民主诊，陈彤云进行外科处理。

亲手进行大量的外科操作，使陈彤云临床能力大长。她广泛接触了各类型病人，比如妇女乳腺炎、淋巴结炎、腮腺炎、皮肤结核、痈、丹毒、疖，以及痔疮、肛瘘等，陈彤云都能辨证治疗，特别是仅用中药内服外敷就能把许多严重的感染和炎症控制住，取得满意疗效。夫妇俩继承哈锐川的中医外科治疗体系，又引入一些西医外科的技术和新式设备，哈玉民既干练又细致，加上陈彤云的温和亲切，小夫妻把哈氏医馆经营得红红火火。

1950 年初，哈锐川患脑溢血去世，终年 57 岁。亲爱的父亲和恩师过早故去，使哈玉民和陈彤云夫妇万分伤痛。悲戚之余，他们开始挑起哈氏医馆的大梁。

（3）舍家闭馆，为国办学：陈彤云经过数年临床磨砺，已是独当一面的外科好手。1949 年前因战乱她无法拿到医生执照，新中国成立后一切走入正轨，1950 年陈彤云考取了中华人民共和国的行医执照，成为名正言顺的外科中医师。

哈玉民和陈彤云秉承父亲哈锐川的外科治疗理念，也像父亲一样十分重视正气与病邪的辩证关系。认为痈、疔、疮、疡虽是局部的病变，但必须先着眼于整体。体表的病变其根本在于体内的阴阳失调，因此，要审视脏腑虚实、气血盛衰、津液盈亏，以及病证的轻、重、顺、逆等。

在用药中，哈玉民极为重视气血在病机变化中的作用，以整体观念应用消、托、补三大法。例如，一般补法常施用于疮疡后期，以助扶正、收敛疮口。然哈玉民不拘于文献的治则，亦施用于痈疡的早期。如黄芪为补气升阳、托毒生肌之药，他亦往往用于阳证早期。

这些成功病案和具有独特性的用药技巧，陈彤云都默记于心。在与哈玉民共同行医中，她对哈氏外科学的许多治则方略，有了更深刻的理解和体验。她虽是侧重于女性患者，但对男性各类外科疾病也时有治疗，且能手到病除。

那时由于卫生条件差，得感染性疾病的人很多，虽然国际上已出现了抗生素，但应用还不普及，更因价格昂贵，中国的很多乳腺炎、背痈、淋巴结炎、淋巴结核病人根本用不起。陈彤云在学习和继承哈氏经验的基础上，研究出一种防止乳腺炎化脓的排乳手法，避免由于积乳而造成化脓，证明中医药对感染性疾病也确有很好效果。

哈锐川去世后，哈氏医馆不但没有低落，陈彤云的加入又吸引了一大批女患者，因此在京城的声誉一点不亚于父亲哈锐川在世时，哈氏外科进入全盛时期。哈玉民、陈彤云的影响从这样一件事上也可以看出：人民政府十分看重哈氏医学经验及为人，中华人民共和国召开的全国第一届卫生工作会议，邀请了哈玉民作为北京中医界的代表出席。从此，夫妻俩的医学生涯又开拓出更广阔的天地。

在卫生部的直接领导下，1950 年 3 月，哈玉民与北京名中医赵树屏、董德懋、魏龙骧、赵锡武等，受命共同筹建了北京中医学会，哈玉民被选举为北京中医学会副会长。适值中华人民共和国建国初期，百废待兴，中医学会没有办公经费，开展学术活动也没有会址，哈玉民与陈彤云商量后毅然决定，将自家医馆一楼的一百多平方米提供给学会作为办公场地。

那时学会刚刚成立，中医师们空前团结，纷纷参加学会活动，每天下午为会员们聚集时间。长时间的这些活动自然影响了医馆的正常营业，减少了营业收入，但陈彤云却积极支持丈夫的举动。哈玉民每日奔忙于学会工作，医馆下午的治疗由陈彤云主持。

为了支持国家抗美援朝，哈玉民把每星期日上午的所有诊费捐献出来，陈彤云则把订婚的贵重首饰，如珍珠胸花、翡翠耳坠、宝石戒指、黄金手镯等捐献给国家，价值相当于当时购买一辆汽车。她作为社会名流应邀参加了北京市的许多妇女活动，还被推举为市妇联执行委员。

1951 年，卫生部为使旧社会过来的中医师继续提高业务水平，发展中医药事业，北京市卫生局成立了市中医进修学校。当时哈玉民才三十出头，受命创办此校并担任校长。虽然哈氏医馆业务繁忙，患者盈门，处于最好的运行时期，但哈玉民与陈彤云又做出一个惊人决定：停办医馆，一心为国办学。这意味着，他们的收入要减少一大半还多。曾有不少人为之惋惜。更有不少患者恳请他们一周留出几天出诊，但是他们夫妻决心已定，打算全身心投入到筹建北京市中医进修学校中。

北京市中医进修学校先后举办了多届中医进修班、北京市第一届西医离职学习中医班、西医学习中医针灸班、中医研究班、中医师资班等。后来进修学校还开办了中医专业本科班。陈彤云担任进修学校的教务长，所有的教材编写、教师聘任等教务工作，均由她来具体操持。经过这个学校进修的医生和学生，大都成为 20 世纪后期北京中医学界医疗、教学、科研方面的栋梁骨干、国内外知名学者。

这一时期，他们夫妇已经有了两女一子，两人工作都极为繁忙，几乎无暇照顾孩子。陈彤云说，他们像很多知识分子那样一心向党，忠心耿耿地完成党和政府交办的各项任务。夫妇俩迈出自己的医馆，以极大的爱国爱党之情，投身于国家中医药学的发展上。

陈彤云是个非常贤惠的妻子，始终承担着大量的教学事务和家务。而哈玉民素有肝病，由于对医学教育的极度投入，已开始出现肝硬化，有时累得大量呕血，血止后又立即投入工作。

1956年4月，哈玉民又接到新的任务——受卫生部委托，筹建北京中医学院（现更名为北京中医药大学）。在一无教材、二无校舍、三缺师资的困难条件下，夫妇俩又是以忘我的精神多方奔走。哈玉民不顾肝硬化的身体拼命工作，终于在同年9月以北京市中医进修学校为基地，招收了北京中医学院首届新生，并按期正式开课。后人称他为创建北京中医学院立下汗马功劳。

（4）兴教办学，勤勉求学：陈彤云当年担任北京中医学院教务主任，主管教学组织工作。课程设置主要是中医经典和临床各科，教师都由陈彤云负责聘请，请来的均为当时国内最著名的中医专家，如蒲辅周、秦伯未、任应秋、王伯岳、余无言、方鸣谦、刘渡舟、赵绍琴、岳美中、陈慎吾等。作为教务主任和三个孩子的妈妈，陈彤云其实只专心做好教学组织工作就很不容易了，但她不愿意放弃这么好的学习机会，每周她仔细地分配自己的时间，抽空系统听了中医理论课和西医的解剖、生理、病理、微生物、寄生虫等基础医学所有课程，甚至晚上还要蹬自行车去协和医院礼堂参加每周一次的病理讨论会，同时还在市中医进修学校附属的第三中医门诊部参加每周两次下午的门诊，一直未脱离临床。

早在1953年，她就曾获得机会到东单三条儿童医院学习，在徐政闻院长和王玉蓉主任的领导下，认真学习了儿科常见病的治疗。这段系统学习经历，直接接触国内中西医界最著名的医家，使陈彤云在继承家传中医的基础上，又夯实了中、西医学深厚的理论功底。陈彤云说："我以前只是看到了中医的疗效，后来通过学习中医理论和西医，对疾病又有了进一步的认识，学了西医我并没有忘记中医，仍想在中医现代化中发扬中医，为中医走向世界做些工作。"

那几年里，陈彤云每周要穿梭于京城内外，从东城的本校到西郊的北京医学院，或王府井的协和医院、东单三条儿童医院。从过去生活优裕的主妇，到自己骑自行车上下班，拿工资，吃小米，穿制服，边工作边进修，虽然辛苦，内心却感觉特别充实。1958 年，陈彤云当选为北京市东城区的妇女先进工作者。

1952 年到 1966 年的这段医学教育生涯，对陈彤云是充实的，也是沉重的。

（5）历尽坎坷，忍辱负重：陈彤云与哈玉民，在生活中既是夫妻，在医疗业务上又似师兄妹，在医学教育战线上是同事和战友。两人相亲相爱，相辅相助，正是年富力强为国效力的最好年华。当时，哈玉民除担任北京市中医进修学校校长外，还先后被推选为北京中医学会副会长、中医研究院学术委员会委员、中华医学会理事，并担任北京市政协委员，北京市红十字会委员等职务。他长期埋头工作，过度辛劳，终因肝硬化大吐血，于 1960 年 6 月 16 日逝世，年仅 42 岁。哈玉民素来作风淳朴，深受同道爱戴，业内人士无不为这位“中医界的名医”和“医学教育家”的英年早逝深感痛惜，认为是“中医界之巨大损失”。

此时的陈彤云才 39 岁，拖着三个幼小的子女，可以想见陈彤云当时的心情和境地。她悲痛欲绝，如天塌地陷。过去一直有父母和丈夫的悉心呵护，她也一直把自己放在辅佐丈夫、养育儿女的从属地位，今后，她的下半生该怎么走？面对残酷的现实，陈彤云挺住了！她的念头很简单：努力工作；教育好孩子；好好地活下去。

1966 年，“文革”开始，陈彤云离开了中医教育岗位，被调到北京中医医院，与当时的外科赵炳南主任等一起接受劳动改造。

已故的哈锐川先生和赵炳南早年共同师从于丁庆三，哈锐川是大师哥，带过年仅十余岁的赵炳南一段，两人是名副其实的大师兄小师弟。因此，从辈分上讲，陈彤云应该称赵炳南为师叔。赵炳南精通中医理论，对皮肤科、外科顽癣恶疮等疾患有独特的认识和治疗方法。直到1968年，陈彤云才被允许到门诊上班，她小心翼翼地做着一个普通外科医生的工作。每日门诊量很大，上下午多达一百多人，病人对她的信任和爱戴给了她极大的安慰。

如果说丧夫之痛对陈彤云是情感的重创和砥砺，而“文革”中遭受的种种不幸和磨练，反而使她从心理上彻底坚强起来。把一切悲哀荣辱皆置身度外，做一个像父亲所说的“良医”，让自己全身心地沉浸在医学的海洋里，繁忙的医疗工作充填着她的头脑，病人的苦乐驱赶着她内心的悲伤，人生再大的苦难，还有什么不能扛过去的呢！

1973年，北京中医医院正式成立了皮肤科，从此，陈彤云得以专心致志从事中医皮肤病的诊疗、研究工作。

（6）用心察证，缜密辨证：中医治病的特点就是辨证论治，因此要取得满意的疗效，前提是辨证必须准确。而准确辨证的基础是运用望、闻、问、切四种诊察疾病的方法，客观、全面地收集患者的各种证候资料。陈彤云在诊病的时候总是非常仔细地综合运用望、闻、问、切四种诊察方法，详细收集有关疾病的信息，并进行综合分析、比较，从而对病证的性质得出正确的判断，即“四诊合参”。

陈彤云多年来在为病人诊治疾病时，问诊都非常仔细，总是不厌其烦。她的学生曲剑华在跟随老师临诊学习的几年中对此深有感触。其实依据老师多年的经验，有些常见皮肤病即使看上一眼就已经对疾病的起因、症状掌握到八九不离十了，但她仍然要详细询问患者的起病、症状等情况，以求辨证的准确。比如问女性患者的月经情况，要仔细到问清月经的颜色、质地、有无血块等，因为，同样是月经提前，如果是经血量多、质地黏稠、颜色鲜红，多半是热迫血行；如果是经血量少、质地清稀、颜色淡，则多半是脾虚不能统摄血液。在治疗上采用的方法和药物就大相径庭。陈彤云尽管已经有60余年的行医经验，但临诊从不会为了炫耀自己的经验，而不问患者的病情，甚至不听患者的诉说，故意表现自己只凭诊脉就能断出病人的症状。她常对自己的学生说：医生询问患者的病情要做到耐心、细心。她总是告诫学生，了解患者的工作、生活环境，日常起居、饮食习惯，人际关系，性格情绪，妇女的月经、带下情况，以往的病史和用药情况，对于寻找病因，对症治疗，是十分重要的，是取得疗效的基础。另外，细致地询问病史，耐心地倾听患者的倾诉，也可以使患者感到医生对其病情的重视，能赢得患者对医生的信赖，取得患者的配合。

皮肤病多发于皮肤表面，特别是痤疮、黄褐斑、脂溢性皮炎等损容性皮肤病，多发生在面部，疾病的病灶一眼望去就可尽收眼底。所以有些皮肤科医生，特别是具有多年临床经验的医生常常戏称皮肤科医生诊断疾病靠的是“一眼”的功夫。但临床经验非常丰富的陈彤云却从来不是随便地看上一眼，总要靠近患者仔细观察，甚至还要经常动手去亲自触摸，即使这样她有时还担心自己年纪大了，眼力不如以前，招呼她的学生过来帮她再确认一下。她常对自己的学生说，皮外科疾病的病灶一般发生在体表，肉眼可见、触手可及，可以肉眼直观其颜色、边界、干湿，可以通过触摸了解其温度、软硬、深浅，为医生判断病情、准确辨证提供了非常真实可靠的依据，相对于内科医生而言，这是中医皮外科医生在辨证上具有的天然优势，所以认准皮损是一个合格的皮外科医生的基本功。虽说皮科大夫在诊断上要练就“一眼”的功夫，但这一眼绝不是简单地看一眼，而是要通过仔细地观察和辨认，做到：“一眼”就能认准。

（7）创制效方，收效卓著：近年来，她专注于临床治疗寻常痤疮、黄褐斑、脂溢性皮炎、神经性皮炎、玫瑰痤疮（酒渣鼻）、激素皮炎、扁平疣等损容性皮肤病，并有其独到之处。此外，她还应用现代科学技术成功地研制了系列功能性化妆品，因高效安全而得到广大患者的赞誉，为中医药治疗皮肤病作出了卓越的贡献。

20世纪70年代开始，陈彤云在辨证论治的基础上，结合西医病理学和中草药药理研究成果，以中草药治疗痤疮与黄褐斑系列形成了一套独特的思想体系和临床特色。晚年又将自己多年临床成功的组方与美容化妆品科学地结合在一起，创造出独特的亚健康美容护肤及治疗性产品十余个系列。陈彤云以其深厚的中医理论，丰富的临床经验，在治疗皮肤疾病方面，不仅享誉全国，而且受到港澳及海外患者的高度赞誉。慕名求医者络绎不绝，更有不少海外患者，漂洋过海，登门求医。1993年由其组方研制的中药“祛斑增白面膜”获北京市中医管理局科技成果一等奖。

（8）临证带教，诲人不倦：陈彤云在2003年被确定为全国名老中医药专家学术经验继承工作指导老师以后，先后带徒两批，第三批徒弟：曲剑华、陈勇，第四批：马一兵、刘清。虽近九十高龄，临床带教一丝不苟，坚持每周三个半日带徒授课，定期批改徒弟们的作业、月记、心得及病例等。

陈彤云不仅自己身体力行地始终在临床实践中坚持整体观和辨证论治的中医特色，而且也严格地要求她的学生必须这样去做。她正式接收的学生就清楚地记得，当请求老师收自己做学生时，老师问的第一句话就是，你能坚持走中医的道路吗？在学生保证今后一定坚定地走中医道路，保持中医特色之后，她才答应收下学生。数年之后，尽管学生已经结业了，她仍然关注着学生临床治疗的情况，当她看到她的学生仍然严谨地按照中医的整体观研究和辨识皮肤病，以辨证论治的方法用中药治疗皮肤病时，她总是备感欣慰，并经常鼓励学生说：“我最近看到你的病历了，你还是坚持中医的特色，我很高兴。”

3. 学术特长与成就　陈老从医60余年，基础理论功底扎实，临床实践经验丰富，她强调中医药的生命在于临床疗效，而临床疗效则来自于整体辨证和精准用药。因此，在几十年的临床实践中，陈老常常思考的问题就是辨病辨证和临证用药。一方面温习经典，深研经方，又旁及诸家，由理论到实践，再把实践中的经验提升到理论的高度。她崇尚古今中医药大家有张仲景、孙思邈、张景岳、叶天士、张锡纯、吴鞠通等，涉猎的医学经典有《内经》、《伤寒论》、《金匮要略》、《温病条辨》、《千金方》、《景岳全书》、《脾胃论》、《本草纲目》、《外科正宗》、《医方集解》、《叶天士医案》、《医学衷中参西录》等。最欣赏的格言是勤求古训，博采众方，博极医源，精勤不倦。而陈老也是在中医治疗各种皮肤疾病的崎岖坎坷之道路上努力攀登着。陈老对皮科各种皮肤病及颜面损容性疾病的治疗有着独到的见解和丰富的临床经验，尤其对粉刺（痤疮）、黧黑斑（黄褐斑）、摄领疮（神经性皮炎）、湿疮（湿疹）、面游风（脂溢性皮炎）、蛇串疮（带状疱疹）、酒渣鼻、白疕（银屑病）、隐疹（荨麻疹）及过敏性皮肤病等的诊治，有独到的体会。

（1）辨证识病，颇多创见：在国内知名的中医专家里，像陈彤云这样行医六十余年、经验丰富的女医生并不多见。可能是女性心细的特质，她在诊察病情时非常的用心和细致，这使得她在许多常见皮肤病上往往有自己独到的认识。比如黄褐斑，她通过多年仔细地问诊和细致地观察，除了书本上介绍的那些临床特点外，还总结出其他一些特点：一是女性患者多伴有月经失调，并按照中医理论分析认为，月经的主要成分是血，来源于血海，并定期疏泄。保持肾的阴阳平衡、脾的运化健旺、肝的柔顺条达，才能保持血海的按时满溢和疏泄，月经才能正常，而黄褐斑主要是由于肝、脾、肾三脏功能失调，故患者多伴有月经的失调。二是有家族性好发人群，临床上姊妹、母女同患此病的很常见。她认为，先天禀赋的缺陷以及家庭的生活环境和生活习惯造成的后天失养，形成了该病有家族性的好发人群。三是除妊娠和口服避孕药是黄褐斑的诱因外，有多次的人工流产及患有乳腺增生、子宫肌瘤等疾病的妇女也容易发生黄褐斑；四是化妆品诱发的黄褐斑日益增多，主要是其中含有的重金属、香料长期刺激皮肤导致的色素沉着；五是情志因素成为诱发本病的重要内因，因为情志的抑郁，会导致和加重气机的逆乱，从而引起气血悖逆、气血瘀滞而诱发或加重黄褐斑。

再比如痤疮，她注意到现在的痤疮与二十年前相比有两个显著变化，一是年轻人的痤疮不仅粉刺重，而且多数感染，红肿明显，皮肤油脂多，皮肤晦暗得像总也洗不干净，舌苔也比较厚。二是痤疮的发病年龄有延长的趋势，不仅年轻时长痤疮到三十多岁也不减少，而且有些年轻时不怎么长痤疮的人到三十多岁反而开始长痤疮了，并且痤疮的颜色紫暗，皮疹肿硬，女性患者还多伴有月经失调。她按照中医的理论分析，年轻人的痤疮符合湿盛的特点，结合近年来国内生活水平迅速提高，膳食结构中肉食、油脂类食品大幅度增加，家庭对独生子女在营养上的刻意强化等社会现状，她认为，饮食结构上肥甘厚味的过多摄入，导致体内蕴湿，因此现在许多年轻人的痤疮已经不再是以前书本上总结的肺经风热证，而多属于肺胃湿热证和脾虚湿盛证，必须在清热解毒的同时，增加清利湿热的药物。据此她研制的分别针对肺胃湿热证和脾虚湿盛证痤疮的内服中药制剂痤疮清热合剂和痤疮除湿合剂取得了良好的疗效。对于三十多岁仍然不断发生痤疮，她根据病人皮疹特点和月经不调等其他证候，结合这个年龄阶段的人由于在社会生活和工作环境中承担的压力大，常常精神紧张、情绪抑郁等特点，认为这些痤疮多属于肝郁气滞证，她通常采用柴胡疏肝散或加味逍遥散为主进行治疗，也取得了很好的疗效。

酒渣鼻过去一般认为多是长期饮酒，使体内湿热蕴积、上蒸头面引起。陈彤云经过多年细心的观察后，却提出了不同的见解。她发现酒渣鼻患者中长期酗酒者并不多见，反倒是很多病人都有肠胃病、长期消化不良的病史，而且面部皮肤对外界的寒冷、湿热以及日光照晒等刺激异常敏感，稍遇到一点儿刺激立刻就充血发红，时间一长局部的毛细血管扩张，会出现难以消除的红血丝。她根据这些临床特点，认为酒渣鼻的成因不仅是因为饮食不节、过多饮酒嗜辛辣，而且也有因为脾胃虚弱、运化不利导致的脾虚蕴湿。因此她在治疗酒渣鼻时，不再一味地清热利湿，而是注重对脾胃功能的调理，根据患者的具体证候使用健脾除湿、清脾利湿的方法治疗；针对面部的红斑，除了凉血消斑外，也根据病人皮损情况，如果是外受寒邪、血遇寒凝导致的紫红色斑或红血丝，则注意通过养血活血来消除红斑。

陈彤云诊察病情的细心和缜密，辨识病证的用心和认真，给她的学生留下了深刻的印象，她的学生刘清大夫至今还清楚地记得这样一个病例：

有位女性患者在丈夫的陪同下来找陈彤云治病，病人痛苦而急切地诉说自己的皮肤奇痒难忍，痛苦异常，数月来跑遍了北京各大医院，都说是荨麻疹，各种抗过敏药物都吃遍了，但病情毫无减轻。病人边说边撩起衣服把布满抓痕的皮肤展露给医生看，说到情急处她一把解开上衣让身边的丈夫替她抓痒。陈彤云一边安抚病人坐下为她诊脉，一边仔细观察她身上的抓痕，之后安慰病人说，你的病不是荨麻疹而是瘙痒病，给你开几副中药调理一下，是可以治好的。接着，她给病人开出了以经典名方归脾汤为基本方的 7 剂汤药。七天之后，病人来复诊，一进门就高兴地对陈彤云说：我可舒服多了，能睡觉了，痒也轻多了。陈彤云也高兴地说，“我说你很快就能好嘛，再给你开 7 剂药巩固巩固疗效就可以了。”病人走后，学生们都很诧异陈老怎么就能这么准确地诊断，而且 7 剂中药下去就能治好病人几个月都治不好的瘙痒。陈彤云耐心地给学生讲解说：病人第一次来，见她与其丈夫衣着考究得体，再结合她的谈吐，觉得她应该是一个比较有文化、有修养的人。但当她诉说病情时，忽然情绪激动，且当着诊室那么多人就解开上衣让丈夫替他抓痒，其举止与她的身份有着强烈的反差。这一是说明她的病确实痒得难忍，二是说明她的精神有异常，焦虑、烦躁，对久治不愈的皮肤病失去了信心和耐心。《内经》中说“诸痛痒疮皆属于心”。考虑到病人 50 岁左右的年纪正处于更年期，再结合病人的舌象、脉象、饮食、二便等情况，当属于心脾两虚，心失所养，不能藏神的证候。至于其他医院确诊的荨麻疹，我注意到她的皮肤虽布满抓痕，但当她丈夫为她抓痒时，并没有见到划痕隆起，也没有见到风团，同时我也做了划痕试验进一步验证，这足以断定她不属于荨麻疹，而符合瘙痒病的特点。所以，在用药上我选用健脾养心的归脾汤为基本方，加上重用珍珠母、生龙骨、生牡蛎等潜镇安神的药物。脾胃健运使气血得到补充，改善了对肌肤和心的荣养，心能够藏神了，病人的情绪就稳定了，皮肤得到气血的荣养瘙痒也就减轻了。老师的一番讲解，不仅解开了学生的困惑，而且老师诊察病情之仔细、辨证思维之缜密、处方用药之精准，更让学生们十分钦佩。

(2) 辨识疾病，整体辨证：陈彤云的从医之路，可以说是在年少时接受了父亲的启蒙，嫁入哈家之后，则主要是学习和继承了哈家在中医皮外科领域的丰富经验。早年京城百姓的生活条件和卫生条件比较差，疮疡、痈、疽等外科感染性疾病很多。陈彤云的翁公哈锐川治疗外科病，在重视外用药物治疗的同时，秉承中医理论，更重视人体脏腑、气血的调理，认为疮疡、痈、疽等病虽外发于体表，但体内脏腑、气血功能失调是发病的主因。陈彤云继承哈锐川老大夫的经验，在治疗乳腺炎、背痈、淋巴结炎、淋巴结核等感染性疾病中，从整体观出发，根据脏腑、气血辨证，创造了一套以散结消肿为主，辅以扶正的治疗方法，在当时没有抗生素的情况下，取得了满意的效果。

新中国成立初期到20世纪60年代初，陈彤云与丈夫哈玉民一起参与创办北京市中医进修学校，在担任教务主任组织教学工作的同时，又抓住难得的学习机会，聆听了蒲辅周、秦伯未、任应秋、王伯岳、余无言、方鸣谦、岳美中、陈慎吾、赵绍琴等当时国内中医名家的课程，系统学习了中医经典理论，也深刻理解了中医整体观的核心就是重视人与自然气候、环境、四时和社会的协调统一，具体到皮外科就是重视疾病的发生、发展与转归和人体脏腑、经络、气血功能和自然、社会环境的内在联系。

60年代以后，随着生活条件和卫生条件的改善，传统中医外科的疾病谱发生了很大变化，痈、疽等感染性疾病日益减少，疮、疥、癣、风、丹等皮肤病逐步成为门诊的常见病种，并且人们对皮肤保健和美容也越来越重视。1973年，老中医赵炳南在北京中医医院正式成立了全国中医界第一个皮肤科，从此皮肤病从传统中医外科中分离出来，成为重点研究的领域。从那时起，正是在赵柄南的指导下，陈彤云也逐步形成了以治疗损容性皮肤病为主的临床特色。赵炳南在分析皮肤病时，总是强调“有诸内必形诸外，没有内患不得外乱”。陈彤云继承了哈老和赵老重视皮外科疾病的内因，强调外病内治的临床经验，始终坚持以中医的整体观来辨识和治疗皮外科疾病，成为她多年行医生涯中最突出的临床特色之一。

根据中医理论，陈彤云认为，五脏六腑是人体生命活动的中心，脏腑与肢体、五官有着所主、所属、开窍的关系。因此，皮肤病的发生、发展与五脏六腑的病理变化有着密切的联系。

心主血脉，其华在面；心主神明，开窍于舌。心与小肠相表里，小肠的主要功能是分别清浊，吸收营养，下输水液于膀胱。心主血脉，血液的循行有赖心气的推动，心气旺盛则面部红润光泽，若心气虚则面色皖白，失去健康的面色，甚至出现青紫的病色。心主神志，若情志抑郁化火，或过食辛热、炙煿，使心火炽盛，则常导致口舌生疮、糜烂，或皮肤红斑成片，灼热而痒，心烦不宁。若心移热于小肠，熏蒸水液，常导致尿少、热赤，皮肤肿胀、水疱等。因此，陈彤云认为皮肤疖肿、毛囊炎，急性湿疹、皮炎等急性化脓性、瘙痒性皮肤病多与心经火热有关。

肺主气，司呼吸，主宣发肃降，外合皮毛，开窍于鼻。肺的宣发功能使水谷精微输布于皮毛，滋养周身的皮肤、毛发、肌肉。若肺气虚，或外邪入侵，由皮毛而犯肺，宣发不力，使水谷精微不能输布、营养肌肤，则皮毛憔悴、枯槁。肺经起于胸中，上行过胸，开窍于鼻。若肺经热盛，常循经上扰，致胸、面皮肤红斑、脱屑、灼痒。肺与大肠相表里，肺失宣降，或肺经风热常会影响大肠传导糟粕的功能，出现大便秘结，热毒无以排泄，走窜肌肤。因此陈彤云认为，面部的痤疮、酒渣鼻、脂溢性皮炎、口周皮炎、皮肤疖肿等多与肺经的风热有关；而荨麻疹、血管神经性水肿以及具有结节性损害的皮肤病等，多与肺失宣降、气机不畅、痰湿凝结有关。

脾主运化，脾统血，主肌肉四肢，开窍于口，其华在唇。胃主受纳、腐熟水谷。饮食的正常受纳，水谷精微物质的吸收、输布，水湿的运化、排泄均有赖于脾胃功能的健旺，故有脾为后天之本之说。若脾胃功能失常，则全身肌肤失去水谷精微的滋养，肌肤枯槁无泽、萎黄干燥；爪甲苍黄不荣；毛发干枯、脱落。若水湿运化不力，停留体内，内困脾脏，外淫肌肤，则皮肤肿满，糜烂渗出。若脾气虚，无力统血，则可见血不循经，游溢脉外的皮下紫癜。对于湿疹、天疱疮、带状疱疹等水疱性、糜烂渗出性皮肤病，陈彤云认为多与脾虚湿盛相关；异位性皮炎、神经性皮炎、瘙痒病、色素性皮肤病以及鱼鳞病等干燥、瘙痒性皮肤病则多与脾虚运化不力的“藜藿之亏”，肌肤失于水谷精微的营养有关；而皮肤紫癜、牙龈出血等血溢脉外之病则常是脾虚、脾不统血之故。

肝主藏血，主疏泄，肝主筋，其华在爪，开窍于目。胆为“中精之府”，主决断，参与人的精神活动。肝胆互为表里。对于肌肤毛发来说，肝藏血的功能正常，肝调理疏泄气机的功能，对维持气血的顺畅运行，保证肌肤、筋脉得到充足的血液营养是十分重要的。若肝藏血不足，则肌肤得不到阴血的滋养，常致肌肤甲错、粗糙，毛发枯槁、脱落；若肝的疏泄功能失常，导致气机紊乱，气血悖逆，则皮肤斑驳、无华；肝不藏血，血不荣筋，则使筋失所养，筋气外发，爪甲失荣。若气机郁滞，郁而化火，常致肝经热盛，肝风内动，常引起神志、情绪的变化，在皮肤则常引起皮肤急性泛发性的红斑、瘙痒等症。陈彤云对于急性、泛发性的皮炎、湿疹，或疱疹性疾病，多认为与肝经的风热或湿热有关；而色素性、肥厚性、结节性皮肤病，如黄褐斑、扁平疣、甲营养不良等，又多与肝失疏泄，气滞血瘀，或肝不藏血，阴虚血燥，筋脉、肌肤失养有关。

肾主藏精，主骨生髓通于脑，又主纳气、主水，开窍于耳及二阴，其华在发。肾主藏先天之精，精能化气，精血互生，是人体生长发育的原动力，因此，肾又称为“先天之本”。人从父母禀赋来的先天之精的多寡、性质，常常决定人一生的生长、发育和疾病的发生、转归。肾精充盛，肾气就充实。否则，肾气就虚，肾的功能活动低下，常常导致生长发育的迟缓；或膀胱气化不利，开阖失司；在肌肤则出现皮肤暗黑不润，毛发细弱稀疏等。许多具有遗传性质的皮肤病大多与肾精不足或禀赋不足有关。所以陈彤云认为，先天性、色素性、慢性皮肤病，如雀斑、黄褐斑、色痣等，多属于肾阴虚或肾阳虚；而自身免疫性皮肤病，如红斑狼疮、皮肌炎等，则亦多与肾精的亏损，肾阴、肾阳的虚衰有关。

气血是构成人体的基本物质，依赖脏腑功能活动而产生。气是维持人体生命活动的根本动力，气的推动作用、温煦作用、防御作用、固摄作用、气化作用对维持皮肤的正常生理功能非常重要；血循行脉中，内至脏腑，外达皮肉筋骨，对全身组织器官起着营养和滋润的作用，对于保持肌肤的健康起着重要的作用。人体经络内连脏腑，外属筋肉、皮肤、五官，将人体脏腑、筋脉、肌肉、皮肤紧密联系在一起。脏腑精气和气血通过经络与十二筋脉、十二皮部的联系、输送作用，使关节舒利、肌肉丰满、皮肤润泽。因此，陈彤云认为，脏腑、气血、经络功能的失调必然会引起人体肌肤、毛发的病理变化。

按照中医的整体观，陈彤云在分析皮肤病的病因病机时还关注自然和社会环境的变化以及人的心理因素对人体的影响。比如，她认为近年来全球气候的变暖，使六淫之中热邪更多的侵袭人体；生活水平的提高带来饮食结构中肥甘厚味和腥热香辛食物摄入的增加，也使人容易受到热邪的侵袭；社会的变革，生活节奏的加快，工作压力的增加，导致人们精神的紧张、压抑等，按照中医五志皆可化火的理论，使火热之邪成为颜面炎症性皮肤病的主要致病邪气。

（3）中西治学，师古创新：陈彤云有着父亲的启蒙、翁公的家传，但她从不墨守成规和满足现状，无论是中医的还是西医的新知识、新技术，她总是迫不及待地要学习、了解和掌握，并且在临床实践中不断探索、创新。

20世纪90年代中期，互联网在国内刚开始兴起，陈彤云已经是近80岁的老人了，硬是学会了使用计算机、学会了上网，为的就是能及时了解更多的新知识。平时学生们在闲谈中说起皮肤科又有了什么新药物、新疗法，她听到了马上就要学生讲给她听、拿给看。她常对学生们说：我要求你们研读中医经典，保持中医整体观和辨证论治的特色，坚持走中医的道路，但我不反对你们学习西医的知识，无论什么方法和药物，只要对治疗疾病有好处，我们都要学习。曾任北京中医医院皮肤科主任的王萍就曾感慨地说：陈老可是一点儿不保守，对西医最前卫的知识都有了解。

陈彤云在学术上这种既学习中医经典、坚持中医特色，又不分中西、兼收并蓄、不断学习、不断创新的特点，一方面是由于她青年时期受到过良好教育，另一方面是受家庭学习的影响。她是在北京贝满女中上中学，毕业于辅仁大学，现代教育培养了她终生学习的良好习惯和自学能力，至今她仍然可以用在学校掌握的英语与来自海外的患者进行交流。同时，无论是她的翁公还是丈夫，都是善于接受新知识、新技术来不断完善和丰富自己的治疗方法的中医大夫。她的翁公在北京中医皮外科界是较早采用西洋的凡士林取代中医传统的猪油、香蜡做外用药膏基质的中医大夫之一；她的丈夫哈玉民更是一生追求变革的医生。虽然出生于中医世家，尊崇传统，但绝不拘泥于典籍。在对待中医与西医的关系上，受施今墨老师的影响，青年时期的哈玉民就持开明的态度，主张西为中用。新中国成立初期在北京中医进修学校他就组织校友学术研究会，聘请西医专家来校办讲座。他认为只有虚心学习西医的长处，才能有利于发展中医、提高中医。这些都极大地影响了陈彤云的治学态度，使她在60余年的行医生涯中既坚持中医传统，又广泛学习一切医学新知识，以此来不断丰富和完善自己的临床经验，在学术上形成了“师古而不泥古，师古更要创新”的特色。

近年来，陈彤云坚持中医的整体观和辨证论治，注重从内脏调理治疗痤疮、黄褐斑、酒渣鼻、扁平疣、颜面激素依赖性皮炎等有碍面部美容的皮肤病。她在坚持中医特色治疗的同时，也关注西医的研究进展，并不断吸收、利用，来完善自己的治疗方案，提高临床疗效。比如，受其父温病学派思想的影响，陈彤云对痤疮等颜面炎症性皮肤病的治疗，借鉴中医温病学的理论和方法，擅长以清热解毒为主，佐以凉血、除湿、理气、软坚的方法治疗，常以中医经典中的方剂茵陈蒿汤、银翘散、泻心汤、黄连解毒汤、龙胆泻肝汤、枇杷清肺饮等为基本方加减治疗。但当她看到西医研究证实在痤疮的发生、发展中，痤疮丙酸杆菌的感染是其中重要的原因时，她就在根据中医理论辨证施治治疗痤疮的基础上，在加减药物的选择上注意选用经中药实验研究证实具有抗痤疮丙酸杆菌作用的药物，如丹参、连翘、虎杖、黄柏、山豆根、大黄、黄连和茵陈等。

现代医学研究发现，痤疮的严重程度与患者血清中雄激素水平呈正相关。一些迟发型和持续型女性痤疮，往往是源于肾上腺的雄激素过多。陈彤云在治疗痤疮时，通过望诊发现，一些女性患者上唇的毳毛粗重，并伴有体毛浓密，面部皮肤毛孔粗大，油脂分泌旺盛，月经量少或月经后期并常有痛经，结合她对西医性激素与痤疮的相关知识的了解，她知道这是患者体内雄激素水平偏高的表现。在辨证治疗痤疮时就注意选用益母草、泽兰、当归等可提高女性雌激素活性的活血化瘀药物治疗。而对那些迟发型的痤疮患者，她发现患者多由于生活、工作压力大而精神紧张、情绪急躁易怒，通过辨证给予疏肝理气的逍遥散或柴胡疏肝散加减治疗，从而减少了因精神因素通过“垂体—肾上腺”轴导致的雄激素过多。对现代医学研究成果的学习和掌握，为她丰富辨证思路、探索提高疗效提供了有益的帮助。

又如，当她了解到现代医学研究证实黄褐斑的色素沉着与局部酪氨酸酶活性增强有关，她就注意翻阅资料，在不违反黄褐斑辨证治疗原则的基础上，在内服、外用药物中选择经过研究证实具有抑制酪氨酸酶活性作用的中药，像当归、白芷、白附子、白及、僵蚕、茯苓、丹参、蔓荆子、山茱萸、夏枯草、川芎、柴胡等。

（4）顺应时代，推陈出新：皮质类固醇激素是20世纪50年代才被发明并广泛应用于临床的。由于激素具有强效抗炎、抗过敏的作用，外用激素类药膏可以迅速缓解皮肤病的不适症状，近年来一些患者甚至有些医生有滥用激素的现象。其结果是像痤疮、脂溢性皮炎等一些本不该使用激素的皮肤病非但不能治愈，反而不断反复、加重，而且长期使用激素还引发皮肤色素沉着、皮肤萎缩、毛细血管扩张等诸多副作用，形成了所谓“激素依赖性皮炎”。这种近来新出现的皮肤病即使在许多西医的皮肤科专著上也没有记载。陈彤云在临床诊疗工作中，通过细致的问诊了解到许多反复发生面部皮炎的患者都有长期使用激素的历史，并总结出这类患者的临床特点是：当使用激素后面部的皮损迅速消退，瘙痒等不适感也消失，可一旦停用激素，原来的皮疹和不适感又迅速复发，而且加重，迫使患者再次使用激素。这样一用激素就好、一停激素就复发和加重，反反复复地使用激素，形成了对激素的依赖。面对新出现的疾病，她按照中医的理论，首先将这种由于药物使用不当造成的皮肤病，归属于中医“中药毒”的范畴。再根据一些口服激素药物的病人，常会出现话多兴奋、消谷善饥、口渴引饮、血压升高等症状，特别是看到长期外用激素会造成皮肤肿胀发红、毛细血管扩张等损害，认为激素更应该具有“温热药”的药性特点。通过分析激素的药性特点，结合激素依赖性皮炎的临床表现，她分析出这种新发现的皮肤病主要的病因病机就是毒热内侵，湿热上蒸，并提出了清热除湿凉血的治疗原则。以龙胆泻肝汤加减化裁而来的清热除湿汤为基本方进行治疗，取得了很好的疗效。她在激素依赖性皮炎这一新出现的皮肤病上能够迅速找到治疗的思路和办法，一是得益于她坚持按中医辨证论治的思路去分析、确定治疗的原则和方案，二是得益于她平时注意对西医、西药的掌握和了解，得以不断丰富自己分析问题的思路和能力。

（5）改进剂型，独步杏林：早年哈氏父子应诊，陈彤云伺其左右，学到了不少内服、外用秘方，掌握了很多外用药物配伍、调制的技术。但中医皮外科外用药膏，虽然摆脱了猪油、香蜡等传统基质，采用了延展性好、不易腐败、容易保存的凡士林基质，可由于凡士林的油性大，油污了衣物很难洗涤，而且中药不仅颜色深、味道往往又重又难闻，如今的患者一般难以接受，特别是那些面部损容性皮肤病的患者，更不愿意涂在脸上。针对这些情况，她从20世纪80年代末开始就一直大力提倡对中医外用药物的剂型进行改革。近20年来，她发挥自己对外用中药配伍、调制上多年积累的经验，主动与掌握现代日用化学工业技术的专业人员合作，吸取现代技术，大胆进行剂型改革和研究。通过不断调整中药的配伍，改进中药的调制，使外用中药在保证药效的前提下，尽可能脱去颜色、矫正气味，制作成更为精细、洁净的乳膏剂型、凝胶剂型、涂膜剂型等。她研制的“祛斑增白面膜”、“祛斑霜”、“痤疮面膜”、“痤疮霜”以及“消痤嫩肤全效组合精华”等许多新型外用中药制剂，使传统中药外用制剂既改变了粗糙、油污、色深、味重的缺点，又保持了中药特有的疗效。1993年她研制的“祛斑增白面膜”获得了北京市中医管理局科技成果一等奖。如今，像“化毒散”、“颠倒散”、“黄连膏”等许多中医皮外科沿用多年的传统外用药，她也已经或正在积极研究、实验，将它们改进成油性小、味道轻、颜色浅的霜剂、凝胶剂，这些历经多年临床检验有确切疗效的传统外用中药制剂，将重新焕发青春。

（6）继承发展，理论创新：陈彤云临证所见，北方之痤疮病患者，多有肺胃热盛，部分兼有脾胃不足、痰湿内阻之象：面色多黄或白而无华，舌多胖大而有齿印，苔常白或黄腻。总为肺胃热盛、肝郁脾虚证之表现。因此在五行学说、脏象学说的基础上，提出以脾胃为中心的“五脏相关”理论。对于皮肤疾病的认识，强调肺胃肝脾相关理论。将五脏相关理论引入皮肤病的诊疗，基于临床实际，从广义相关角度创新性提出痤疮病“肺胃肝脾证治”理论。

陈彤云在五行学说、脏象学说的基础上，将五脏相关理论引入皮肤病的诊疗，基于临床实际，从广义相关角度创新性提出痤疮病“肺胃肝脾证治”理论。该理论认为痤疮病的发病以“肺胃热”或“脾虚”为始动环节，因热生毒，因虚生痰，以热、湿为先，热毒痰瘀互结，扰乱气血而发为粉刺（痤疮病）。肺胃相关表现在气血津液方面的病机和证候即是“肺胃热盛”证；肝脾相关表现在气血津液方面的病机和证候即是“脾虚肝郁”证。肺胃肝脾相关理论阐述了痤疮病从肺、脾→胃、肝，从热、湿→毒、瘀的发生发展过程，强调对肺胃肝脾、对热毒湿瘀进行诊治。

痤疮病无论干预手段或发病缓急分型的不同，终要回到维持治疗痤疮病的常态，其共性核心病机为肺胃肝脾相关、热毒湿瘀渐积。随疾病的发生发展，证治重点从“热毒”、“脾虚”到“热瘀”、“湿瘀”再到“湿热”转变。同时强调“热毒湿瘀相关，以毒湿为先”。毒和湿相比，毒为热邪，湿为阴邪，痤疮病患者之热毒往往出现较早，其后影响及气血，方成湿瘀互结之局，从二者的因果关系来看，常常热毒湿浊在前，为因；而湿热郁结在后，为果。针对痤疮病共性核心病机“热毒湿瘀”，制定相应的干预治则——调肺胃肝脾法。

黄褐斑是中青年妇女常见的皮肤病，中医称为“肝斑”或“黧黑斑”。陈彤云按照《内经》脏象学说“五色归五脏”的理论，脾主黄，肾主黑，肝主青，认为黄褐斑等色素性增加的皮肤病的病因病机，主要与肝、脾、肾三脏有关。根据中医理论，肾主藏精，精生血，脾统血，肝藏血，肝、脾、肾三脏的功能失调均会导致气血悖逆、气血瘀滞，或气虚血亏、运行滞涩的病理表现。因此，黄褐斑的病机主要是气滞血瘀或运行滞涩，导致气血不能上荣于面，颜面失于荣养，提出了“无瘀不成斑，有斑必有瘀”、“久病入络”、“久病必瘀”的中医病机学说。

（7）平等待人，奉献爱心：陈彤云坚持中医的整体观，采用辨证论治的方法，重视皮肤病的“外病内治”，在治疗痤疮、黄褐斑等影响美容的“面子病”上逐步形成了自己的特色，树立起了品牌。同时，伴随改革开放以来国家经济的快速发展和人民群众生活水平的迅速提高，人们对美的追求也日益迫切了，慕名找陈彤云治疗皮肤病的患者也越来越多。在她的病人里，既有万里迢迢从海外前来求医的外国人，也有国家领导、政府要员，更有许多寻常百姓。无论面对的患者地位高低、财产贫富、年龄长幼，她都一视同仁，一贯耐心细致地认真对待每一位病人。所有跟随陈彤云临诊抄方学习的学生都有一个共同的感受，就是她在与患者的交流中，总是轻声细语；即使是面对一位年轻的小姑娘，她也一如既往地用“您”来称呼对方。陈彤云平时从不化妆，但出诊之前她却总要梳理好自己的头发，涂抹上一点淡淡的口红，她说在病人面前注意自己的仪表是对患者的尊重。

正是出于对患者的尊重，陈彤云在临床诊疗工作中，能够细心地体谅患者的内心感受，对患者的疾苦抱有深切的同情。她经常对自己的学生说：皮肤病暴露于外，特别是长在脸上，不仅瘙痒、疼痛给病人生理上带来痛苦，更给患者心理带来很大压力，所以医生耐心地疏导，细致地关怀，温暖体贴的态度，对于患者有时胜似良药。

曾经有一位妈妈带着她十五岁的女儿走进陈彤云的诊室。那个女孩儿一进门就始终低垂着头，下垂的头发遮掩着半边脸，坐定之后既不抬头也不说话。妈妈只得无奈地替女儿叙述开了：孩子脸上因为长期长痘，已经形成了瘢痕，不愿见人，甚至不想上学……妈妈说着就去撩起女儿的头发帘，想让医生看清楚。谁想女儿一把甩开妈妈的手，满脸的不耐烦。见此情景，陈彤云体谅地对尴尬地站在那里的妈妈说："女孩子脸上出了问题，心里都会着急、烦躁的，您别着急，让我和您的女儿单独谈谈"。

等妈妈出去后，陈彤云用耳语般轻柔的声音对女孩儿说："平时有什么不舒服，你现在可以悄悄告诉我，我不会同别人讲的。"在这样一个安静、宽松的环境下，面对这样一位慈祥、体贴的医生，女孩儿紧皱的眉头渐渐舒展了，低声细气地讲起了自己的病情。"你的胃口怎么样？平时爱吃什么东西？月经正常吗？大便干吗？"陈彤云见她打开了话头，就势开始仔细问诊……等到妈妈再回到诊室的时候，看到女儿的脸上已经露出了久违的笑容。在陈彤云嘱咐如何用药、如何注意饮食、如何注意保证睡眠等事情的时候，女孩儿一个劲儿地点头。最后母女俩拉着手、道着谢离开了诊室。

病人走后陈彤云给她的学生分析说："看病一定要细致观察患者的心理，体谅患者的心情。孩子有病家长心疼，对孩子就难免娇惯些，这女孩儿一看就是被骄纵惯了的孩子。脸上长痘又使孩子自卑，情绪悲观，心理闭塞，心里着急无处发泄，就把怨气都撒在妈妈身上。我既同情妈妈的不容易，也同情孩子病得可怜。这时应该首先让孩子放松下来，消除她的自卑感，帮她建立起治好病的信心，她才愿意讲话，才能说出病情；我再耐心地告诉她应该怎么去治疗，平时应该怎样注意清洁皮肤、选择饮食，她才能听得进去。"

前两年，北京中医医院住院部收治了一位"异位性皮炎"患者，原本芳龄20岁的漂亮姑娘，因全身泛发皮炎瘙痒难忍，抓得全身红斑、脱屑，一个晚上抓得皮屑满床，抓破的地方由于感染流水、流脓，即使用上了激素等免疫抑制剂也无法控制，病情十分严重。家属十分着急，指名要求陈彤云大夫来治疗。当她听到患者的病情，体谅患者家属的心情，亲自到病房指导对患者的治疗。她根据患者的病情，提出虽然“异位性皮炎”相当于中医的“四弯风”，属于脾虚湿蕴、肌肤失养，理应通过健脾润肤、养血疏风来治疗。但这个患者目前急性发作且泛发全身，周身皮肤发红，肿胀流水化脓，属于湿热感毒。因此，治疗上应该急则治标、缓则治本。先清热利湿、凉血解毒，待病情控制后，再健脾润肤、养血疏风。按照这样的辨证论治思路，陈彤云给患者开出黄连解毒汤为主的内服中药，又加用中药全身浸泡做药浴，配合使用滋润保护皮肤的霜膏涂抹全身。一周以后，患者全身的脓疮逐渐收敛、消失了，两周以后患者的瘙痒也大大减轻了，其后陈彤云又加用养阴润肤的中药进行调理，全身的皮损慢慢消退了，甜甜的笑容又重现在姑娘的脸庞。

陈彤云在 94 岁的年纪，仍坚持每周一至周五出五个半天门诊，每次门诊要看三四十位病人。家里的儿女、亲朋都劝她注意保养身体，少出几次门诊，别太劳累。但陈彤云总是放不下她的病人。她说，每天都有那么多病人等着我，希望我给他们治好病，为了挂上我的号，常常要通宵达旦地排队，我怎么休息得了呢。

其实，了解陈彤云的人都知道，早年她在贝满女中上学的时候，心里就埋下了“博爱”的种子。嫁入哈家随哈氏父子应诊的时候，哈氏医馆体恤贫苦人的疾苦，扶贫救弱的医德家风，又进一步培养了陈彤云同情弱者、关爱生命的情操。陈彤云不仅对患者关爱有加，在生活中她也是关心他人、对弱者极富同情心的人。当年“非典”肆虐京城的时候，她虽然没有机会到临床一线去救治病人，但她主动向身边的人宣传预防“非典”的常识，拿起小铲子清除地面的痰迹，并劝阻随地吐痰的行为，控制“非典”的传播；她听说奋斗在临床一线的医务人员因为在炎热的天气里穿着密不透风的隔离服，许多人身上长了痱子，她马上拿出自己掌握的配方，花五万块钱委托日化工厂加工了五百公斤共计一万袋的“草本爽身痱子粉”，免费送给医务人员；多少年来，无论是哪里发生雪灾、洪水、地震等自然灾害，只要她从电视上看到了，就默默地去捐款、捐物；北京郊区有一些考入初中、但家庭困难无力供其上学的学生，她就通过希望工程，每月定期给予资助，直到他们初中毕业。

陈彤云能够成为一位学贯中西、受人敬重的京城名医，不仅因为她在中医学术上虚心好学、师古创新、经验丰富、疗效神奇，更因为她处世谦和、待人友爱，具有高尚的道德情操。

（8）精神内守，健康养生：所有见过陈彤云的人，第一印象都会是：她能有 94 岁？这么精神！紧接着的感觉就是：94 岁的老人还能这么漂亮！那么耐看！

如今的陈彤云依然面部白皙细腻，还微微透出一贴粉红，就像年轻人的肤色。其实，她只是稍稍涂了一点口红，染了头发，每周固定去吹一次头发，就显得唇红齿白发黑，很有精气神。她说：稍微修饰一下自己，会使病人感觉医生很精神，很庄重，尊重患者，增加他们看病的信心。

作为颜面疾病和皮肤美容方面的著名专家，人们很自然会对陈彤云自己的美容秘诀非常感兴趣，几乎每天在门诊都有患者问陈彤云请教养生护肤的秘诀，特别是那些年轻姑娘们。陈彤云总开玩笑说：“秘诀就是，我的生活不如你，粗茶淡饭。”

陈彤云无烟、酒、茶、咖啡嗜好，饮食清淡，每日必食蔬菜水果和五谷杂粮。她的饮食，总有绿叶蔬菜、豆腐、菇类这几样，或玉米面的贴饼子，必喝一小碗杂豆粥。据说她唯一讲究的是要经常吃新鲜水果和蔬菜，认为这有利于补充维生素和纤维素，有助于皮肤的营养，保持水分和弹性，促进肠胃的消化，排出大肠的废物。比如价廉物美的西红柿是她最爱吃也是每天要吃的。每日几乎都有一小盘凉拌芹菜，是为了利于大肠蠕动。

除去早餐吃苹果外，每晚 9 点前后陈彤云还要吃一次水果，以柑橘、猕猴桃为主。陈彤云的食谱和入量都是从营养均衡出发，虽然她也爱吃海鲜，但总能节制食用。对于辛辣或味道厚重的甜食不吃，也经常劝别人为了健康，饮食一定要加以选择。

陈彤云的美容观使年轻人大受启发："我们所说的皮肤好，并不借助于化妆涂出来，而应该是来自健康，健康皮肤自会有光泽，眼睛会炯炯有神，头发黑密，耳聪目明，说明五脏六腑的功能都很协调、平衡，有了内脏的健康，面容的美自然就有了。这些才说明你具备了健康的根本，健康的肤色才是真正的美，美是蕴于健康之中的。"所以陈彤云提出评价美的标准首先是：人的身体是否健康。

而怎样才能具备内脏的协调呢？陈彤云说，中医许多经典论述都说明，五脏精气的旺盛与人体的面色、肌肤、毛发、爪甲、四肢、肌肉的健康、完美有密切的联系。其中先天肾气的推动作用、温煦作用、防御作用、固摄作用、气化作用和后天脾气的运化，对维持人的容貌和体态美，起着决定性影响。反之，脏腑、气血、经络功能的失调，必然会影响到人体肌肤、毛发、形体的协调美观，这就是"有诸内必形诸外"。

她说，现在不论男女老少都希望自己容颜亮丽，而若想保持青春，首先要保护好自己的肾气。一般人 35 岁后皮肤开始憔悴，就是因为肾气已经不足，皮肤也走下坡路了。如果想青春常驻，就要保住肾气。肾气足了，内分泌协调了，皮肤才光润，骨骼才强壮，牙齿才能整齐坚固不脱落，头发茂密不稀疏。其次就是保护好后天脾胃。吃得好，吃得香，消化、吸收好，会把营养输送到各个部位，当然满面红光了。这样的人一定是精神焕发，生气勃勃的。所以陈彤云具体提出这样四点：

第一，就是调节情志。保持心态平和，也就是"养心"。

第二，在饮食方面，陈彤云主张甜食要少进。要做到"饮食有节”，要根据自己的体质科学地安排膳食。

第三就是运动，要因人、因年龄而异。

第四是睡眠。充足的睡眠是皮肤健康的保障。陈彤云时时向大众宣讲，要想皮肤好，必须注意心态、饮食、锻炼和睡眠。“人与天地相参，与日月相应”，人应顺应自然四季寒暑变化，调和情志、平衡阴阳的“顺时调神”，此为养生之原则。

很多接触过陈彤云的人甚至认为，陈彤云越老越漂亮，比年轻时愈显其韵致，更富于魅力。见过她的人都这样形容她：精神矍铄，面庞红润，肌肤细腻，耳聪目明，思维敏捷，心胸豁达，谈吐儒雅。

确实，陈彤云走起路来背不驼，腰不弯，每一步履都很稳健。听到电话声她马上从沙发上起身就接，起坐自如。身材真像歌曲中唱的“不胖也不瘦”，没有一点中老年妇女常见的臃肿之态。身着的衣物也很光鲜，有时是缎面的唐装，有时会是一件粉红色的羊绒衫，或配上一件时尚的马甲，简约合体。再衬上细钻的耳环，红宝石的戒指，不事张扬却不同凡响。给人的印象是雍容慈祥，深谙审美、颇富教养的知识女性。

陈彤云作为一名女性，在七八十岁的高龄，获得了社会民众给予的普遍认可和敬仰，迎来人生最辉煌的崇高声誉，其实不仅在于她顺应自然规律的科学养生，更在于她内心境界的充实，思想力的饱满，精神力的坚强，以及头脑永远处于接受新知识的活跃状态。

她说，我越学越觉得自己的知识太少，该学的东西太多，现在就是苦于时间太不够用。进入 21 世纪，陈彤云年已过八旬，还学会了使用电脑，经常上网浏览，发送邮件，每晚她都要看书，上网，学习和了解一些新的知识。

已过 90 岁的陈彤云比以前还要忙，要带徒，要写书，要会诊……她说：被列入全国老中医药专家学术经验继承工作指导老师，鞭策我必须认真对待学生，又重新复习中医经典，否则就对不起他们。

2009年3月初，北京市政府隆重召开了“首都中医药发展大会”，出席的有市委、市卫生局、市中医管理局的领导，陈彤云作为传承指导老师也应邀参加了大会。当她听到北京市中医药发展新规划的具体内容后，心情振奋异常，她说：“党和政府如此重视和扶持中医药，现在就等待我们去做，使中医药事业得到发展，得到创新。”她表态除要做好传承工作，还要把行之有效的系列外用制剂处方献给皮肤科。她说到并且已经做到了将配方毫无保留地交给了大弟子曲剑华。

二、读书心要

学习中医，就要多读书，读好书，多临证，勤思考。陈老数十年来养成了一个习惯，即每日坚持学习，特别是读书学习，且常年坚持记录卡片。她常告诫学生“业精于勤”。兹就陈老60余年行医的读书学习经历，谈一谈心得体会：

1. 广读博览，记诵精华　传统中医学是研究运用中医基本理论指导中药治疗疾病的一门科学。数千年的历史，积淀了丰富的知识内涵，想学好、掌握好绝非易事，无论初学入门及入门以后都需要不断地学习和积累，阅读大量相关书籍，从中汲取精华，才能务实基础，开拓思路。泛读是指要博览医著经典，广阅杂志期刊。无论是古代经典医籍、百家著作和现代中西医学杂志均要有重点的选择阅览，方能打好基础，博采众长，融古知今。没有广博知识，则临床实践有如无源之水。陈老认为泛读经典医籍包括《内经》、《伤寒论》、《金匮要略》、《千金方》、《景岳全书》、《本草纲目》等及诸子百家，并对自己皮外科专业的西医书籍也有浏览，掌握了现代医学知识，能够更好地做好临床工作。对后世历代名著，要进行泛览。陈老多年通过记录卡片，不断学习、摘录经典、论著及论文的精义，记诵精华，提取要义。陈老强调为医者必须打下扎实的基础，要探源穷本，接受历代医学精华。要继承，就得下功夫认真读书，接受了前人广博的理论和经验。中医需要在继承的基础上发展与创新！

2. 精读经典，分类眉批　精读就是在浏览全书的基础上，抓住重点及主要部分，反复阅读，抓住要点，深入研究。只有精读，深入思考，并分类眉批才能有所收获。陈老认为《内经》、《伤寒论》、《金匮要略》、《温病条辨》、《千金方》、《外台秘要》、《类经》、《临证指南》、《外科正宗》、《医学衷中参西录》等，应该精读，并分类眉批。因“四大经典”乃中医之基础，要求精读。中医学是一门具有哲学思想的科学，贵在心领神会，融会贯通，切忌固守及拘泥不化，故陈老常在精读书中，寻求精华，分类眉批，研求医理。陈老非常重视从经典中挖掘前人的经验，如《内经》虽仅 10 万余字，但义理精深，内蕴广博，还有很多还未阐明其义。可以先从李中梓的《内经知要》，后再阅读张景岳的《类经》等，这样可以更好地去理解《内经》无穷内涵。

3. 察机辨证，见微知著　陈老强调在读书过程中要勤于独立思考，做到融会贯通，举一反三，触类旁通，切忌生搬硬套，死板固守，墨守成规。陈老喜读《内经》、《伤寒论》、《温病条辨》、《叶天士医案》、《诸病原候论》、《刘涓子鬼遗方》等，其对临诊颇有帮助，她推荐古代医书为《内经》、《伤寒论》、《温病条辨》等，《内经》是中医基础理论，《伤寒论》是临床应用的典范，是中医辨证论治理论体系的奠基之作，是一部临床经验的结晶的著作。仲景把理论和实践紧密结合起来，融理论于实践之中，以实践体现理论的，它揭示了疾病变化规律，把理、法、方、药一线贯穿，六经证治的实质，主要总结了对疾病按照经络、脏腑定位和按照表里虚实寒热阴阳定性以及在这两个基础之上确定的治疗大法。《温病条辨》是温病学术研究和临床总结的力作，以三焦辨证为主干，前后贯穿，释解温病全过程辨治，同时参以仲景六经辨证、刘河间温热病机、叶天士卫气营血辨证及吴又可《温疫论》等诸说，析理至微，病机甚明，而治之有方。荨麻疹是常见的皮肤过敏性疾病，中医称“隐疹”、“赤白游风”。《诸病原候论·风瘙身体隐疹候》指出：“邪气客于皮肤，复逢风寒相折，则起风瘙隐疹。”陈彤云认为本病总由风邪郁于皮毛腠理之间所致。因禀赋不耐，又食鱼虾等腥荤动风之品；或素体虚弱，卫表不固，又感风热、风寒之邪。临床如见荨麻疹起病急骤，皮疹色赤，剧痒灼热者，陈老辨为风热袭表，治以辛凉透表、宣肺清热，方以银翘散加减；如皮疹色淡，遇风冷加重，得热则轻。则证属风寒束表，当辛温解表、宣肺散寒，以麻黄汤、桂枝汤加减。麻黄汤、桂枝汤、银翘散均为治疗外感发热的名方，三方作用的共同点是疏散表邪，正是抓住了这一关键，陈彤云大胆“拿来”，将这三方用于治疗荨麻疹。正如她所说：“不拘时方经方，只要对证即可应用。”

三、临证要诀

陈老常说“中医临床重在疗效”，而好的临床疗效是每位医生永远追求的目标。任何一名医生的成功，都是在失败或成功的基础上积累起来的。中医要成为名医，绝对不能脱离临床实践。只有在临床实践中不断锻炼总结，才能不断提高临证水平。陈老几十年如一日的坚持临床，直至现在 94 岁高龄的她仍坚持每周门诊带徒。以下几点是陈老临证中特别强调的。

1. 辨证论治，方遵经典　陈彤云在皮肤病的辨识上坚持中医的整体观，重视人体脏腑、气血、经络生理功能和自然（气候、环境、四时）和社会因素对皮肤病的发生、发展与转归的影响。在皮肤病的治疗方面，则坚持按照中医理论辨证论治，注重外病内治，通过内服药调整脏腑阴阳气血的方法治疗皮肤病，在遣方用药时以中医各家的经典名方，特别是《温病条辨》、《金匮要略》和《伤寒论》中的经方为基础进行加减，形成自己的用药特色。

中医针对不同种类的疾病、疾病的不同阶段，采用的辨证方法很多。陈彤云在皮肤病的辨证上，经常采用的辨证方法是八纲辨证、脏腑辨证、卫气营血辨证等。她一般先用八纲辨证的方法对皮肤病的性质（阴、阳、寒、热、虚、实）、病位（表、里）得出初步的判断。比如，一般急性、泛发性、瘙痒剧烈、变化快的皮肤病，多伴有口干渴、小便黄、大便秘、心烦、发热、面红等，脉多浮、洪、滑、数、有力，舌质多红或舌尖红，舌苔多黄白腻等。陈彤云认为，这些多属阳证、表证、热证、实证。反之，一般慢性、湿润性、肥厚性、自觉症状轻或不明显的皮肤病，多伴有口黏淡、纳呆、大便不干或溏泄、腹胀满，脉多沉缓、沉细或迟，舌质多淡，舌体胖大，或有齿痕，舌苔白滑或白腻等。陈彤云认为，这些多属于阴证、里证、虚证、寒证。

在八纲辨证的基础上，在治疗皮肤病时，陈彤云运用得最多、最广泛的辨证方法就是脏腑辨证。这是基于她对皮肤病的认识总是从中医的整体观出发，认为五脏六腑是人体生命活动的中心，脏腑与肢体、五官有着所主与归属、开窍的关系，脏腑、气血功能与皮肤的生理功能和皮肤病的发生、发展有密切的联系。因此，她通常根据病人的临床表现，采用脏腑辨证为主，结合气血津液辨证和卫气营血辨证等方法，在准确辨证的基础上，选用中医经典中的方剂为基本方来调理脏腑气血功能治疗皮肤病。

陈彤云坚持中医辨证论治的原则，重视调理脏腑气血功能的“外病内治”，选方用药遵从经典名方治疗皮肤病的特色，这些可以从她对黄褐斑的治疗经验中一窥究竟。

她运用中医脏腑辨证的方法，根据黄褐斑的临床表现分五种证型加以治疗：

如果病人情绪烦躁、易怒，精神抑郁，月经前后不定期（月经提前或错后均在七天以上，且连续三至四个月）并月经前常伴有双乳胀痛，舌质暗红，舌苔薄白或薄黄，脉弦或弦细，同时面部斑色呈浅褐色或青褐色，则辨证为肝郁气滞证，采用疏肝理气的治疗原则，选用逍遥散为基本方加减治疗。

如果患者面色苍白，头晕，倦怠乏力，少气懒言，月经先期、量多，白带多，舌质淡胖有齿痕，脉滑缓细弱，面部色斑呈黄褐色，则辨证为脾失统摄证，采用补中益气、摄血调经为治疗原则，选用补中益气汤为基本方加减治疗。

如果患者面色萎黄，头晕心悸，神疲嗜睡或失眠多梦，倦怠乏力，纳谷不香，月经后期，量少色淡，或点滴即停，或闭经，舌淡苔白，脉细，面部色斑呈黄褐色，则辨证为脾失健运证，采用健脾益气、养血调经的治疗原则，选用归脾汤为基本方加减治疗。

如果患者月经量少，月经先期，手足心热，虚烦不得眠，目涩便干，舌质红，脉细数，且面部色斑深暗，则辨证为肾阴虚证，采用补肾养血、填精益髓的治疗原则，选用归肾丸、六味地黄丸为基本方加减治疗。

如果患者月经颜色暗黑，伴有小腹冷痛，腰膝酸痛，畏寒、肢冷，夜尿频，带下清稀，舌质淡暗，脉沉迟，面部色斑呈黑褐、灰暗，则辨证为肾阳虚证，采用温肾助阳、化瘀消斑的治疗原则，选用金匮肾气丸为基本方加减治疗。

陈彤云治疗疾病不仅坚持在准确辨证的基础上分型论治，也注意运用中医理论对疾病的病因病机进行深刻的分析，抓住病机的关键加以治疗。还是以黄褐斑为例，她认为，黄褐斑的病机关键是由于肝、脾、肾三脏的功能失调，最终导致气血瘀滞或运行滞涩，气血不能上荣于面，颜面失于荣养。因此她在辨证治疗黄褐斑的基础上，强调“治斑不离血”，无论辨证病在何脏，都注意运用活血化瘀的方法针对病机的关键加以治疗，常在处方加减中使用当归、川芎、红花、桃仁、赤芍、泽兰、坤草、莪术、香附、郁金等行气活血、养血活血的中药，以加强活血消斑的作用。

陈彤云对中医的脏腑理论有着自己独到的认识。她认为虽然五脏是人体生命活动的中心，但肾、脾二脏在人体生长、发育和衰老的过程中所起的作用更突出。肾主藏精，主骨、生髓，是五脏六腑精气之所在，肾气的盛衰决定着人的生长、发育和衰老。脾主运化，运化功能关系到人的饮食水谷等营养物质的消化吸收和输布，是气血化生之源。而人体气血的盛衰常首先在面部表现出来，故中医素有阳明胃脉荣于面的论述。肾精秉承于父母，又需要脾运化水谷精微的不断化生和滋养；脾运化水谷精微又需要肾中阳气的温煦。明代医家张景岳说："人始生，本乎精血之源；人之既生，由乎水谷之养。"所以中医说肾是人的先天之本，生命之根；脾为人的后天之本，生命之源。因此，她在皮肤病的治疗中十分重视对肾精肾气的填补和对胃气的保护，成为她辨证论治皮肤病的一个鲜明特点。临床上她常根据辨证选用女贞子、菟丝子、枸杞子、旱莲草、山萸肉、山药、鹿角霜、仙茅、淫羊藿等填补肾精、肾气，选用白术、茯苓、焦三仙、谷芽、稻芽、厚朴、陈皮、枳壳、砂仁、神曲等培补脾土、顾护胃气。

20世纪80年代以来，随着社会经济飞速发展，人民物质生活日益丰富，人们对皮肤保健和美容也越来越重视。虽然这个时候陈彤云已经退休，但她坚持继续出门诊，不断地探索和实践，从中医的整体观研究和辨识皮肤病，采用辨证论治的方法注重从内脏调理治疗，在痤疮、黄褐斑、酒渣鼻、扁平疣、颜面激素依赖性皮炎等多发于面部、有碍于面部美容的皮肤病的治疗上，逐步探索出一系列行之有效的治疗方法和药物，形成了治疗这些"面子病"的特色品牌，吸引了来自全国各地乃至海外约大批患者，退休之后的陈彤云反而进入了自己人生中空前丰富活跃的阶段。

2. 四诊合参，尤重舌诊　陈彤云诊察疾病十分重视望诊，尤其把望舌作为望、闻、问、切四诊中的重点。她曾经不止一次地嘱咐他的学生，一定要重视中医的舌诊，一则因为舌象比较形象、直观，相对于诊脉来说，望舌的方法医生比较容易掌握，不容易出偏差，二则望舌能比较真实地了解脏腑的变化情况：舌与皮肤黏膜属于同一体系，中医理论认为心开窍于舌，脾开窍于口，通过望舌象可以了解皮肤与内情；舌苔黄腻、黄滑，表明湿热并重；黄腻而燥，则为湿热化燥。察舌质的变化，透过舌质红、绛、光、裂、淡、嫩和燥润可以了解人体热、燥、津伤的程度及脏腑气血的盛衰。

3. 辨病辨证，互为补充　随着现代工业、科技的飞速发展以及环境、资源等问题的日益突出，皮肤病逐渐增多，也出现了一些前人没有遇到过的新问题、新病种，如染发剂造成的皮炎、化妆品皮炎、放射性皮炎、激素依赖性皮炎、艾滋病等。陈彤云认为在辨证的同时还要结合现代病的特点，对疾病做出明确的诊断，辨证与辨病二者同等重要，互为补充。辨证是宏观的、针对疾病的性质而言；辨病则相对是微观的，指疾病的病理形态、病因而言。在临床上陈彤云老师辨证与辨病结合，相辅相成。在治疗上陈彤云老师也很重视辨证论治与中草药的现代药理研究成果相结合，常根据文献报道，改进用药，取长补短，有的放矢。如治疗寻常型痤疮时，她在辨证分型用药的同时，还注意结合应用现代药理研究证实有抗痤疮丙酸杆菌作用的清热解毒的中药。

4. 治病求本，重视脾胃　中医认为脾胃为后天之本、气血生化之源。祖国医学极为重视脾胃在生理病理中的重要意义。陈彤云对《内经》中关于“有胃则生，无胃则死”；“得强则生，失强则死”的理论有深刻的体会。临证十分重视患者的年龄和体质，尤其针对老年和幼儿患者的生理特点，如临床辨证为热盛时，在应用清热苦寒药物的同时，常酌情加入培补脾土、健脾渗湿、燥湿利湿之品，以顾护中焦，扶正祛邪。

5. 分清缓急，标本兼治　陈彤云老师认为，在临床上应根据皮肤病的发病缓急、病程长短及局部表现，灵活运用“急则治标、缓则治本”的原则。陈彤云老师常说：“标与本是相对而言的，从疾病的发生顺序来说，原发病是本，继发病是标。治标与治本，就是对证与对因的治疗原则。治病求本是医者之理想，然病情万变，其本难求。许多慢性皮肤病患者，在长期的治疗过程中，可能会出现复杂的变化，当出现新发病时必须‘急则治标’。在患者万分痛苦之时，病情十分危急之际，不可不思以救急之法。先解除痛苦，缓解病情，再徐图调养之道。”如在治疗急性刺激性接触性皮炎时，由于这些疾病病发迅速，局部红肿糜烂明显，有时控制不及时可波及全身，此时陈彤云老师常用重剂清热凉血解毒之品，独治其标。若皮损肿胀、糜烂、色红、渗出多时，则采用中药煎水冷敷局部以救急，同时积极寻找并去除致敏原。此时可不必顾及其素体的强弱虚实。而有些老年体弱者患带状疱疹，在疱疹消退后常遗有神经痛，陈彤云老师在治疗这些病人时认为：虽然疼痛是由于余毒未清，气虚血滞所致。但其根本原因是老年人体弱气虚，不能祛邪外出，故必以扶正补虚为主，重用补气药，以培中气，缓则治本，往往收到奇效。

6. 内病外治，直达病所　随着人们生活水平的提高，工作的节奏加快，精神压力越来越大，加之环境污染等因素，使有损于颜面美容的皮肤病日益受到重视。多年来，陈彤云老师凭借自己几十年的临床经验，筛选出一批对常见损容性皮肤病有独特疗效的中药，并对外用剂型作了大胆的改革。研制出“祛斑粉”、“祛斑霜”、“祛斑增白面膜”、“痤疮面膜”、“痤疮霜”及中药洗面奶和防晒霜等系列外制品。其中“祛斑增白面膜”获1993年北京市中医管理局科技成果一等奖。这些疗效明显，使用方便，顺应潮流的制剂，深受广大中青年患者的欢迎。正如陈老强调的“外病内医，不忘外调”，外用制剂简单方便实用，可直达病所。内外结合，协调统一，阴阳和，精血充，气血调，经络通。

7. 善用清解，确立八法　陈老在临床实践中认识到，现代人生活水平逐渐提高，饮食结构和习惯也有了很大变化，人们如果饮食不节，酒酪为浆，日久则生痰化热。正如《内经》云："高梁之变，足生大丁，受如持虚。"由此导致的皮肤病早期多为实热证，故陈老善用清热之法。如清热凉血、清热解毒、清热疏风、清热养阴、清热安神、清热渗湿、清热利湿、通腑泻热等，这些都是临床实践中陈老应用较多的方法。常用中药如金银花、连翘、栀子、黄芩、黄连、黄柏、生地、赤芍、牡丹皮、生石膏、知母、白茅根、夏枯草、紫草、茜草、丹参、龙胆草、藿香、佩兰、薏苡仁、茯苓、猪苓、白术、白扁豆、金钱草、滑石、车前子、车前草、白鲜皮、地肤子、茵陈、萹蓄、瞿麦、生大黄等品。陈老喜用生大黄，取其清热泻火、通腑泻下、消脂导积之力，对肺胃积热者，用生大黄可使热毒下泄，开导有形之邪，还可深入血分、活血化瘀以散结消肿。

8. 祛邪扶正，分清虚实　在皮外科疾病中正虚邪实者辨治最难。如对年高体弱的蜂窝组织炎的病人，出现漫肿久不溃破或出脓较少者；气血虚亏的淋巴结核、深部脓肿、下肢溃疡、深静脉炎、雷诺病、硬皮病、硬结性红斑、皮肌炎、慢性湿疹、异位性皮炎等病，陈彤云老师必以扶正为主，祛邪为辅。临症时常告诫我们要注意培补脾土，脾胃健运，中气复旺，四旁得溉，气血阴阳得和，正气足，邪乃去。

临床中病证往往虚实夹杂，尤其是皮肤科一些慢性复发性疾病，对于正虚邪实、老年体弱、久病气血亏虚者，陈老擅于应用补益之法。常用的治法有健脾益气、健脾和胃、益气补血、气血双补、滋阴补肾等。陈老常用药物如：黄芪、党参、白术、茯苓、当归、川芎、白芍、黄精、熟地、山茱萸、山药、枸杞子、鹿角胶、龟板胶、阿胶、何首乌等。

四、传承经验

陈老非常注重中医药学术思想和经验的传承工作，她深刻领会了“有诸内必形诸外”的主张。重点继承了哈锐川赵炳南的辨治经验，并有所发挥，在治疗颜面损容性皮肤病上独树一帜。在陈老的临证实践中得到很好的应用，又很好地传授给了再传弟子。她自己在践行哈赵之主张同时，每收弟子，总是严格要求，鞭策教诲，鼓励弟子不断学习，不断进步，对弟子的要求很高且严。首先要有良好的基础，基础不好的要抓紧学习，复习经典，博览医著，广取众长，拓展思路，融会贯通，推陈出新。其次要有明确的学习目的、明确的学习目标。第三就是要多临证，勤看、勤问、勤记。对有疑问之处，她总是耐心作答，倾心相授，或师徒共同探讨。她和学生曲剑华、陈勇、马一兵、刘清等弟子联系不断，释疑解惑，指点迷津。陈老寄语青年人：“欲为中医，就要热爱中医，相信中医”，欲为良医，必须坚定执着、仁爱谦和、勤奋好学、敏锐感悟、灵活机变。若要早日成才，一是认真读书学习，打下坚实的理论基础；二是理论联系实际，坚持临证实践，掌握治疗技能。更要品行端正，谨守医德，坚持临床，肯吃苦，肯奉献，才能成为一名合格的好中医。

（执笔：曲剑华　周　环　陈　勇）